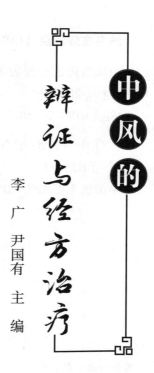

中风的

辨证与经方治疗

李 广　尹国有　主编

U0200107

学苑出版社

图书在版编目（CIP）数据

中风的辨证与经方治疗/李广，尹国有主编．—北京：学苑出版社，2020.9

ISBN 978 – 7 – 5077 – 5991 – 4

Ⅰ.①中…　Ⅱ.①李…②尹…　Ⅲ.①中风 – 辨证论治

Ⅳ.①R255.2

中国版本图书馆 CIP 数据核字（2020）第 157206 号

责任编辑：黄小龙

出版发行：学苑出版社

社　　址：北京市丰台区南方庄 2 号院 1 号楼

邮政编码：100079

网　　址：www. book001. com

电子邮箱：xueyuanpress@ 163. com

销售电话：010 – 67601101（销售部）、010 – 67603091（总编室）

印　刷　厂：北京兰星球彩色印刷有限公司

开本尺寸：880mm×1230mm　1/32

印　　张：11

字　　数：260 千字

版　　次：2020 年 9 月第 1 版

印　　次：2020 年 9 月第 1 次印刷

定　　价：58.00 元

前　言

　　中风是以卒然昏倒，不省人事，伴有口眼㖞斜、语言不利、半身不遂为主要特征的疾病。中风具有发病率高、病死率高、致残率高、复发率高以及并发症多的"四高一多"的特点，是严重威胁中老年人健康长寿的常见病、多发病，由中风引起的智能、言语和肢体功能障碍等后遗症，给家庭和社会带来了沉重的经济负担。因此，普及有关中风的防治知识，提高中风的诊治技能，具有重要和深远的现实意义。

　　辨证论治是中医的特色和精华，西医辨病与中医辨证相结合是治疗中风、提高临床疗效的重要途径。我们长期从事中医内科临床、教学和科研工作，积累了较为丰富的诊治经验，对中风的辨治略有心得。临床中，我们根据中风不同的病情及发病时期，将其分为急性期、恢复期和后遗症期三期，再将每一期分为若干个证型，由此把治疗中风的法则总结为三期十六法，执简驭繁，提纲挈领，切合实用且便于掌握。为了分享治疗中风的临床经验，拓宽读者的视野，扩展辨治思路和提高分析问题、解决问题的能力，我们以唐宋名医工作室搜集的众多资料为基础，并参考有关论文、论著，编写了《中风的辨证与经方治疗》一书。

本书以中医辨证分型治疗中风为重点，采用通俗易懂的语言，系统地介绍了中风的防治知识。全书共分八章，第一、二章从中风的基础知识谈起，介绍中风的概念、分类，中风的病因、诱因，中风的报警信号，中风的临床特点、并发症，以及中风的诊断与预防；第三章从理论渊源、病因病机、治疗原则几方面着手，论述中医对中风的认识；第四、五、六章是本书的中心内容，从中医治疗中风的一般思路、临床疗效欠佳的原因与对策、辨证与辨病结合及辨治的思维模式，到详细讲解如何分三期十六法辨治中风，这当中既有治疗失当的案例与防范措施，又有每一种治法的辨证分型、主证治法、方药方解、临证注意和病案举例等，可谓理论与实践相结合，经验与教训并具，以期临证时少走弯路、提高疗效。第七章介绍治疗中风常用的中药及方剂，以供临床参考。第八章经方辨治中风探析，进一步完善中风的中医辨治体系。

本书内容详尽，通俗易懂，一目了然，可供中医及中西医结合工作者借鉴和参考。需要说明的是，由于患者个体差异和病情轻重不一，加之中风病程缠绵，变化多端，治疗比较棘手，希望在参考本书时，应紧抓中医辨证论治这一根本所在，做到灵活选方用药，以冀提高临床疗效，切忌照本宣科、生搬硬套。

我们在本书的编写过程中，参考了许多公开发表的论文、论著，特向原作者表示衷心的感谢。同时，我们得到了全国名老中医唐宋、毛德西、李发枝等教授的悉心指导，在此一并致谢。由于水平所限，缺漏在所难免，欢迎广大读者批评指正！

编者

2019 年 10 月

目 录

第一章　中风的基础知识　001

第一节　中风的概念及分类　001

一、中风的概念　001

二、中风的分类　002

第二节　中风的病因和诱因　003

一、中风的病因　003

二、中风的诱因　009

第三节　中风的报警信号　014

一、中风先兆的概念　014

二、常见的报警信号　015

第四节　中风的临床特点及常见并发症　017

一、中风的临床特点　017

二、中风常见的并发症　028

第二章　中风的诊断与预防　038

第一节　中风的诊断　038

一、中医诊断　038

二、西医诊断　043

第二节　中风的预防　　　　　　　　　　　049

　　一、积极预防和控制高血压　　　　　　050

　　二、积极防治高脂血症　　　　　　　　056

　　三、及时治疗其他有关的疾病　　　　　059

　　四、消除中风的诱发因素　　　　　　　060

　　五、重视中风先兆的防治　　　　　　　061

　　六、防止中风"杀回马枪"　　　　　　　065

第三章　中医对中风的认识　　　　　　　　070

第一节　理论渊源　　　　　　　　　　　070

　　一、有关中风的记载　　　　　　　　　070

　　二、有关中风的证候　　　　　　　　　071

　　三、中风的病因学说　　　　　　　　　073

　　四、中风的治疗梗概　　　　　　　　　076

　　五、有关中风的预防　　　　　　　　　078

第二节　发病原因　　　　　　　　　　　079

　　一、内外相召　　　　　　　　　　　　080

　　二、积损正衰　　　　　　　　　　　　080

　　三、饮食不节　　　　　　　　　　　　081

　　四、五志过极　　　　　　　　　　　　082

第三节　病机转归　　　　　　　　　　　083

　　一、急性期　　　　　　　　　　　　　083

　　二、恢复期　　　　　　　　　　　　　086

　　三、后遗症期　　　　　　　　　　　　088

第四节　治疗原则　　　　　　　　　　　089

　　一、明辨标本，权衡缓急　　　　　　　089

　　二、动态观察，分段论治　　　　　　　090

三、平调阴阳，整体论治 091

四、医患结合，重视调养 092

第四章 中医治疗中风的一般思路及临床疗效欠佳的原因

和对策 094

第一节 中医治疗中风的一般思路 094

一、辨证与辨病结合 095

二、灵活运用治标与治本 097

三、扶正与祛邪共施 099

四、治证与"治脑"兼顾 101

五、重视滋阴潜阳熄风 103

六、活血化瘀贯穿始终 104

七、牢记豁痰与利窍 105

八、不忘养血与通络 106

九、注意补虚调阴阳 107

十、中西医结合诸法并施 108

第二节 临床疗效欠佳的原因和对策 110

一、治疗失时 110

二、辨治失当 111

三、守治失衡 112

四、疏于康复 113

五、失于配合 114

第三节 治疗失当病案举例及防范措施 115

一、辨病辨证失当 116

二、治法用药失当 125

三、调养护理失当 136

第五章 辨证论治与中医分期分型立法治疗中风 148

第一节 辨病与辨证 148

一、辨证论治 148

二、辨病与辨证的关系 150

三、辨证与辨病相结合 153

第二节 分期处理与分型立法 154

一、分期处理与分型立法的依据原理 154

二、中风之中医证型和治法的确立 155

第三节 中医辨证治疗中风的思维模式 158

一、辨证要点 158

二、辨证论治的思维模式 160

第六章 三期十六法辨治中风 164

第一节 急性期 164

一、祛风养血通络法 165

二、益气活血通络法 168

三、滋阴潜阳、熄风通络法 171

四、清热豁痰、熄风通络法 174

五、清肝熄风、辛凉开窍法 177

六、豁痰熄风、辛温开窍法 182

七、益气回阳、救阴固脱法 185

第二节 恢复期 188

一、益气活血通络法 189

二、滋阴清降、活血通络法 192

三、育阴凉血、化痰通络法 195

四、滋阴潜阳、化痰通瘀法 198

五、化痰熄风、祛瘀通络法 202

第三节　后遗症期　　　　　　　　　　　　　205
一、益气活血通络法　　　　　　　　　　206
二、平肝活血通络法　　　　　　　　　　208
三、化痰活血通络法　　　　　　　　　　212
四、祛风除痰、宣窍通络法　　　　　　　215
五、滋阴补肾利窍法　　　　　　　　　　218
六、祛风除痰通络法　　　　　　　　　　221

第七章　治疗中风常用的中药及方剂　　　　　224
第一节　常用中药　　　　　　　　　　　　224
一、常用单味中药　　　　　　　　　　　224
二、常用中成药　　　　　　　　　　　　261
第二节　常用方剂　　　　　　　　　　　　272

第八章　经方辨治中风探析　　　　　　　　　291
第一节　侯氏黑散　　　　　　　　　　　　291
第二节　风引汤　　　　　　　　　　　　　297
第三节　《古今录验》续命汤（附：小续命汤）　301
第四节　黄芪桂枝五物汤合大黄䗪虫丸　　　307
第五节　桃核承气汤合小承气汤　　　　　　311
第六节　大柴胡汤合桂枝茯苓丸　　　　　　316
第七节　仲景治中风类方　　　　　　　　　322
一、承气类方　　　　　　　　　　　　　322
二、柴胡类方　　　　　　　　　　　　　323
三、抵当类方　　　　　　　　　　　　　324
四、四逆类方　　　　　　　　　　　　　324
五、金匮三方　　　　　　　　　　　　　325

附一　中风的诊断依据、证候分类和疗效评定标准　　327

附二　手足口病的诊断与经方治疗　　329

　　一、概述　　329

　　二、临床表现　　329

　　三、中医经方治疗　　331

　　四、小结　　339

主要参考书目　　340

第一章
中风的基础知识

第一节　中风的概念及分类

一、中风的概念

中风又名"脑卒中"，是中医学的一个病名，也是人们对急性脑血管病的统称和俗称。它是以猝然昏倒，不省人事，伴发口眼㖞斜、语言不利、半身不遂，或无昏倒而突然出现半身不遂为主要症状的一类疾病。多由平素气血亏虚，与心、肝、肾三脏阴阳失调，加之忧思恼怒，或饮酒饱食，或房室劳累，或外邪侵袭等诱因，以致使气血运行受阻，肌肤筋脉失养，或阴亏于下，肝阳暴涨，阳化风动，血随气逆，夹痰夹火，横窜经络，蒙蔽清窍而成。因其起病急骤，来势凶猛，证见多端，变化迅速，与自然界善行而数变之风邪的特征相似，故以中风名之。

在《伤寒论·太阳病》中，有以发热、恶风、汗出、脉浮缓为主要症状的中风，是属外感表虚之证，与本书所称"中风"名同实异，不属本病的范畴。有人把各种原因引起的偏瘫（半身不遂）、口眼㖞斜均称为中风，严格说来这是不确切的，因为脑肿瘤、脑寄生虫病、脑脓肿等均可引起偏瘫，面神经麻痹（属周围性面瘫，俗称吊线风，原归属于中风之中，现已从中风中分列出）主要表现为口眼㖞斜，这些病则不属于中风的范畴。中风包括现代医学的脑血栓、脑栓塞、腔隙性脑梗死、短暂性脑缺血发作、脑出血、蛛网膜下腔出血等，因其发病突然，所以也称之为脑血管意外。

清代陈修园所著的《医学三字经·中风》中说："人百病，首中风；骤然得，八方通。"足见中风发病之急，临床之常见，是人类所患的各种疾病中，首先应引起注意、重视的疾病。中风具有高发病率、高病死率、高致残率、高复发率及并发症多的"四高一多"的特点，是严重危害人民健康的疾病之一。一旦发生中风，病情一般都较严重，即使经过积极抢救而幸存者，也约有半数的患者会出现不同程度的后遗症，如半身不遂、口眼㖞斜、语言不利等。

中风的根源是高血压、脑动脉硬化，病理过程是在血管壁病变的基础上，加上血液成分及血流动力学的改变，造成出血（血管破裂）和缺血（血管痉挛、狭窄或闭塞）两类病证。由于脑血管壁的粥样硬化，致使血管腔变狭窄或形成夹层动脉瘤，在各种诱因如情绪激动、精神紧张、用力过猛、血压升高等的影响下，造成血管破裂或堵塞，使脑血液循环障碍，形成部分脑组织缺血、水肿等病理改变，导致神经功能障碍，从而相应出现一系列的中风病症状。

二、中风的分类

根据各种急性脑血管病发生的病因、病理及不同表现，现代医学一般把中风分为出血性中风和缺血性中风两大类。出血性中风也称出血性脑血管病，包括脑出血和蛛网膜下腔出血；缺血性中风也称缺血性脑血管病，包括腔隙性脑梗死、短暂性脑缺血发作、脑血栓、脑栓塞等。

中风的发生，病情有轻重缓急的差别，轻者仅限于血脉经络，重者常波及有关脏腑，所以中医临床中常将中风分为中经络和中脏腑两大类。中经络一般无神志改变而病轻，中脏腑常有神志改变而病重。在中经络的患者中，有气虚血瘀、阴虚风动、阴阳暴亢等证型存在；在中脏腑的患者中，根据临床表现常分为闭证和脱证两种证型，其中闭证又有阳闭、阴闭之异，需注意鉴别。

中经络与中脏腑均属中风急性期的证候，根据病情及病程的长短，中风可分为急性期、恢复期、后遗症期三期。发病后两周以内或一个月以内（中脏腑病重者）属急性期，发病后两周或一个月至半年为恢复期，发病半年以上者为后遗症期。

第二节 中风的病因和诱因

一、中风的病因

中风是由多种原因引起的脑血液循环障碍造成的，现代研究表明，往往是若干因素同时存在，才导致中风的发生。引起中风的病因众多而复杂，但概括起来主要有以下几个方面。

（一）动脉粥样硬化

动脉粥样硬化是慢性全身性疾病，可以伴随许多内脏器官的动脉硬化病变。脑动脉硬化是全身动脉硬化的一部分，主要发生在脑部的大动脉和中等动脉。约70%的中风患者患有动脉粥样硬化。动脉粥样硬化是中风最主要的病因，而高脂血症是引起动脉粥样硬化的主要原因之一。

在正常情况下，动脉壁的新陈代谢依靠血管内流动着的血液完成，在这一过程中，动脉管壁取得营养及氧的供应，并将代谢后的废物消除。如果循环血液中脂质含量过多，进出管壁中的脂蛋白就可发生滞留，附着于管壁，导致动脉壁正常功能和结构发生改变，同时由于受损后的动脉壁可使脂质更易渗入并沉积在管壁上，最后发展成粥样斑块，使血管硬化，受累的动脉管腔狭窄，血管阻力增加，血流缓慢等而发生中风。动脉粥样硬化的斑块主要是胆固醇等脂肪类物质，它来自于两个方面，一是食物中摄入，另一是体内合成，体内脂质代谢调节紊乱是引起高脂血症的主要原因。一般情况下，高血压常伴有动脉粥样硬化，而动脉粥样硬化不一定有高血压。

（二）高血压

高血压与动脉粥样硬化是"亲兄妹"，常相伴发生，是导致中风的一个公认的、最重要和最常见的病因，无论是出血性中风还是缺血性中风，高血压都是最危险的因素，80%以上的中风均与高血压有关，所以人们习惯把高血压和中风联系在一起。

高血压与中风的发生呈正相关。血压越高，中风的发生率越高，收缩压或舒张压的增高均可增加中风的危险性。有研究表明，收缩压每升高 10mmHg，舒张压每升高 5mmHg，中风发病的危险分别增高 49% 及 46%，血压增高的时间越长，脑成为其靶器官的危险性越大。血压在急剧下降时，脑部会出现供血障碍，如不及时纠正，同样可促发缺血性中风。据统计，脑出血病人中高血压者占 81.5%，脑梗死病人原有高血压者占44.4%，高血压病人的中风发病率比没有高血压者高 2 倍多，不论年龄和性别，血压超过 160/95mmHg 的高血压病人发生中风的危险比血压正常者高 7 倍。长期随访结果表明，中风是高血压患者死亡的首要原因，高血压病人中有 20% ~30% 死于中风，可以说高血压是中风的祸根。

如果说高血压是引起中风的主要危险因素，那么其主要病理基础就是动脉粥样硬化。高血压的主要危害表现为加速加重脑动脉硬化，引起血管和动脉瘤的破裂；引起动脉反复痉挛，以致脑组织点状出血、水肿；造成动脉壁透明变性，形成夹层动脉瘤，然后破裂出血等。

（三）脑血管的先天异常

脑血管的先天异常是蛛网膜下腔出血和脑出血的常见原因，它包括脑动脉瘤、脑血管畸形等，多发性小动脉瘤可以多次反复破裂出血。由脑动脉瘤引发的自发性蛛网膜下腔出血约占蛛网膜下腔出血的 50% ~80%，由颅内动脉畸形、脑底动脉环的变异、一侧颈内动脉或椎动脉的先天性狭窄等所导致的中风在临床中也时常可以见到。

（四）心脏病

许多研究已证明伴有心脏病者，包括风湿性心脏病、缺血性心脏病和二尖瓣脱垂等病变，都可增加中风的危险性，特别是伴发心律失常、心肌梗死，是中风，尤其是缺血性中风的危险因素。国内调查结果显示，患有心脏病者发生中风的相对危险度为无心脏病者的 9.75 倍。有些无症状的心脏异常，仅在体检时发现心脏扩大、心脏杂音等体征或心电图检查时有左心室肥大、传导阻滞、非特异性的 ST 段和 T 波不正常，亦可增加中风的发生概率，其发生中风的可能性是心脏正常者的5.44 倍。

各种原因的心力衰竭、心功能不全时，除了血压偏低的因素外，还有动脉舒缩功能紊乱、静脉回流阻滞及血管壁通透性改变等，都是致使脑缺血发作的因素。至于心肌梗死引起的中风，以缺血性中风为多，其机制比较复杂，可来自伴发的脑血管痉挛、反射性引起脑的循环紊乱、伴发的血液生化改变、附壁血栓的形成和脱落等。而心律失常可以是心腔内栓子形成及脱落等引起脑栓塞的因素，也可以是心脏的搏出量明显降低发生脑供血不足。总之，由心脏病变引起的中风的原因分为两个方面：一方面是心脏瓣膜的炎性赘生物脱落或心脏附壁血栓及栓子脱落，进入血液流入脑血管而发生脑栓塞；另一方面是由于心功能不全引起脑血流量灌注不足，加之患者素有脑动脉硬化、血管管腔狭窄，血液又处于高凝状态等，就非常容易形成脑栓塞。

风湿性心脏病是造成脑栓塞的主要原因，占脑栓塞的40%～90%，且其容易复发。据统计，有30%的患者两年内复发，有半数患者六年内复发，这是由于心脏赘生物可反复脱落进入血液，阻塞脑血管的缘故。而亚急性细菌性心内膜炎也可发生脑栓塞，先天性心脏病患者容易伴有脑血管畸形，随时都有发生出血性中风的可能性。心脏病患者可引起血流动力学的改变，增加了发生中风的危险性，所以心脏病常被认为是引发中风的一个常见原因。

（五）糖尿病

糖尿病是缺血性中风的独立危险因素，临床上反复发作的缺血性中风病人中10%～30%患有糖尿病，糖尿病患者发生中风的危险性比血糖正常者高约1倍。有人做过统计，糖尿病人的动脉粥样硬化发生率比非糖尿病者要多50倍。糖尿病人血管内皮细胞受损，动脉粥样硬化程度比同龄非糖尿病者严重，并可伴发肾病、酸中毒、高渗及脱水状态，由于动脉粥样硬化的发生，特别是脑动脉硬化，加上血液流变学的改变，因此其中风的危险性比血糖正常者要高得多。

有研究表明，糖尿病患者在糖耐量下降时，其中风的发病率明显增高，此外用胰岛素治疗的糖尿病患者比不用胰岛素治疗的患者，其导致脑梗死的危险性也大得多，这可能是糖尿病本身较严重的关系。糖尿病促成的中风以脑栓塞、脑软化居多，少数表现为脑出血，有相当一部分糖尿病患者发生中风前并无明显的临床症状，往往中风发病后才检查发现糖尿病。

（六）低血压

高血压和中风是一对患难兄弟，这种说法人们容易接受，如果把血压过低和中风比作是一对患难姊妹的话，就有非议了，有些人甚至拍着胸膛说：我的血压是处于低血压状态，绝对不会发生中风。其实这种观点真是大错特错，低血压同样能引起中风，低血压的人发生中风的实例不在少数。我们经常遇到一些老年人，平素血压不高也不低，既往也没有过高血压病史，但突然有一天早晨醒来时发现偏瘫、失语了，呈现"半夜卒中"，这是由于晚间睡眠时的血压比白天要低，血液循环缓慢，血液中的血小板、纤维蛋白容易沉积，易出现脑供血不足，以致造成脑血管阻塞，而突然发生中风。

近年来，临床医生普遍注意到随着对高血压的积极防治而脑出血的发病率下降的同时，脑缺血性疾病的发病率似有所上升，在大力降低血压的过程中，出现脑供血不足、血压回升后症状又消失的病例也不少见。也常有高血压患者的血压降低到一定水平时，头晕头痛、注意力涣散等症状反而加重的病例。

低血压对脑缺血发病的影响，是血压过低引起中风的直接原因。

正常人的脑血管在一定的血压范围内有自身调节的功能，当脑血管有病变时，血管的自我调节功能要在较高的血压范围内才能发挥作用，而中风的发生最主要的原因与血管病变有关，所以当血压过低时，脑血管失去正常的调节功能，血管不仅不扩张，甚至发生脑血管痉挛，以致造成脑组织缺血、缺氧、梗死。同时血压过低时，脑血流缓慢，容易发生血小板聚集，使血液黏稠度增高，形成血栓，从而发生中风。

血压过低时发生的中风一般是缺血性的，因此有动脉硬化的人，特别是老年人，应注意避免血压过低，高血压患者在降压治疗时切忌过猛过快，血压过低的中老年人也不要麻痹大意，同样需要采取有效的措施，积极预防中风的发生。

（七）脑血管炎症

脑动脉或静脉壁的炎症是形成血栓或出血的重要原因。某些炎症可侵犯脑膜、脑血管，或单独侵犯脑血管引起脑动脉炎，如化脓性、结核性、霉菌性炎症和风湿病等，均可影响脑部血管而引发中风。在全身感染的过程中，由于脱水及全身毒血症的存在而伴发脑血管疾病者，临床并不少见。脑血管的炎症可引起缺血性中风或出血性中风。

（八）其他因素

外伤、脑瘤、中毒等，可造成血管壁的病损而引发缺血性或出血性中风。结缔组织疾病，如系统性红斑狼疮、肉芽肿性动脉炎等，当侵犯中枢神经系统时，也是以首先侵犯血管壁，造成血液供应障碍，引发中风为特征。严重贫血如镰状细胞贫血，也可以发生弥散性的小血管梗阻或出血，而表现为局灶性出血、蛛网膜下腔出血、一过性脑供血不足等。血小板减少性紫癜是较常见的出血性疾病，可发生出血性中风；急性白血病（淋巴细胞性）80%～90%并发脑出血，这不仅是由于血小板减少和凝血机制的障碍，也是因为血管壁有白血病细胞的浸润，血管壁通透性改变，约20%～25%的急性白血病患者死于颅内出血，少数患者也可表现为脑梗死。

二、中风的诱因

中风的发病方式虽呈急性、突发性，但其病理过程则多是缓慢的。引起中风的病因虽然时时作用于机体，但其发病往往是在诱因的促使下才突然出现。据统计，约有60%的中风患者可以找到各种诱发因素。中医认为，中风是在患者平素内伤积损，气血亏虚，心、肝、肾三脏阴阳失调的基础上，加之忧思恼怒、饮酒饱食、房室劳累，或外邪侵袭等诱因的作用，以致气血运行受阻、逆乱而发中风。当然，有时病因和诱因是难以区分的。

中风的诱发因素有很多，它贯穿于人们的日常工作、生活之中，比如用力过猛、气候改变、体位改变、不良情绪、房室劳累、饮食不节、用脑不当、服药不当，这些诱因与患者的内在病理变化相互影响，促使病情突变而发生中风。

（一）不良情绪

情绪是人类在进化过程中产生的，是人体对外界刺激的突然影响或长期影响所产生的适应性反应。生活实践告诉我们，情绪好坏直接影响到人的生命活动。情绪可分为积极情绪和消极情绪：积极的情绪包括喜悦、欢乐、愉快、喜爱、满意、舒畅等，这些好的情绪能为神经系统充添新的力量，增加人体抵抗疾病和抗疲劳的能力，使人健康长寿；消极情绪包括忧愁、烦躁、愤怒、悲伤、惊慌、恐惧、痛苦及嫉妒等，这些不良情绪会使人失去心理上的平衡，产生呼吸频率紊乱、神经功能失调、内分泌功能紊乱等一系列机能变化，给人体造成一定的危害。

在中风的诱发因素中，情绪激动、紧张焦虑占有重要地位，日常生活中因与人吵架发怒、悲伤以及精神过度紧张等诱发的中风时常可以见到，自我情绪控制能力差的人，诱发中风的机会比一般人群要多得多。临床医学家和心理医学家通过大量实验与临床观察证实，不良情绪可引起大脑皮质及下丘脑兴奋，促使去甲肾上腺素、肾上腺素及儿茶酚胺分泌增加，以致全身小动脉出现收缩，心跳加快，血压升高，使已经变硬变脆的动脉内压力增大，容易在血管薄弱处发生破裂，导致脑出血或血栓形成。学会自我调摄情志，避免不良情绪产生，是预防中风发生的重要措施之一。

（二）气候变化

气候的突然变化可诱发中风。虽然中风一年四季均可发生，但似乎以节气交变时较多，尤其是以入冬骤然变冷，或早春转暖之时发病最多，其发病率在不同的季节也是不相同的。冬季气候寒冷，寒冷的刺激使血管的舒缩功能障碍，血管收缩，血流缓慢或血压骤然升高，易于诱发中风；早春骤然转暖，使收缩的血管骤然舒张，超出人体的自我调节能力，血流动力学突然改变，也可诱使中风发生。有人对住院患者进行统计分析，发现每年的 12 月、1 月、2 月中风的发病率和病死率都较高。夏季中风发病虽然比冬季少一些，但在闷热的日子里，又比一般的日子要多；阴天下雨、气温急剧下降、气压变化大或雷雨时，中风的发生率也增高，这些可能都是因为影响了血管的舒缩功能和引起了血压的波动造成的。

（三）用力过猛

过度的体力劳动，如搬动重物、超量运动、解大便使劲大等用力过猛的动作，均可能使患高血压及动脉硬化的人发生中风。用力过猛不仅能造成肌肉、关节、韧带的劳损，有时还可以发生骨折，但致命的还是对内脏的严重损害，如导致脑血管破裂或脑血管栓塞而诱发中风。

用力过猛可使心跳加快，心脏收缩加强，心搏出量增加，血压升高，对患有高血压、糖尿病、血友病、高脂血症等疾病的患者是一个危险因素。日常生活中因大便干燥用力使劲排大便、突然摔倒出现中风，以及一时搬东西用力过猛诱发脑出血的例子并不少见。

（四）体位改变

各种体位改变对于青年人和健康者来说，不会产生任何不适，但是对于已有脑动脉硬化、高血压等病的中老年人来说，体位突然变化有时也可以诱发中风。

体位变化时可引起脑部血液循环紊乱，使脑细胞得不到足够的血液供应，而脑组织对缺血缺氧特别敏感，脑供血不足时可引起头晕眼花、恶心呕吐甚至晕倒等一系列临床表现。同时血流动力学的改变对已损伤的脑部血管又是一个冲击，对脑组织、脑部血管进一步损害，使脑组织的功能处于抑制或紊乱状态，轻者可出现短暂性脑出血，重者可诱发中风。

因此，当老年人半夜起床小便、低头系鞋带或做日常家务时，动作一定要慢些，体位变化不可过于迅速，以避免因体位变化而发生中风。

（五）用脑不当

一个人工作能力的大小以及在相同的时间里发挥的作用如何，在很大程度上取决于如何用脑。若用脑不当，有时可能促发中风。在中风的好发因素统计中，发现脑力劳动者多于体力劳动者。在脑力劳动的过程中，如长时间地学习、思考问题、研究工作等，有时会感到头昏脑涨、精神疲劳、心烦急躁，甚至出现肢体麻木、偏瘫等。

在用脑过度及劳累时，脑部的需血量增加，全身各器官的代谢加快，生理上的消耗不亚于重体力劳动。不合理的用脑使大脑神经细胞长时间处于高度兴奋状态，使兴奋与抑制失去了生理上的平衡，容易引起脑部血液循环障碍而促发中风。

因此，希望中老年人科学合理地用脑，避免用脑过度，使脑神经细胞的兴奋与抑制相互得以调节，这样有助于减少中风的发生。

（六）房室劳累

在中风的诱发因素中，以过度疲劳最为多见。尤其对年过50岁并患有高血压、冠心病、糖尿病、脑动脉硬化等常见老年病的人，过劳就有可能成为发生中风的诱因。

疲劳能使机体处于虚弱和被动的状态，消耗体力和精力，引起抗病和防御能力下降，免疫功能减弱，引起全身不适，同时还会发生情绪的变化，如烦躁、心情不宁、精神萎靡等，这些均可诱发中风突起。

所谓疲劳，多指在工作、生活、学习、家务劳动中过度繁忙劳累，或在进行一项活动和工作时超过自己所能负担的限度，如经常工作到深夜、睡眠不足、家务或应酬过忙、看电视电影时间过长、旅途疲劳未能得到充分休息等，这些过劳现象均可能导致中风的发生。

房事不节也是引起疲劳、导致中风发生的一个不可忽视的重要因素。现代研究表明，房事不但消耗大量的体力，由于性欲达到高潮兴奋时，双方的生理和情感达到最佳的兴奋和满足状态，这时会出现血压升高，心率加快，每分钟达 110 ~ 180次以上，呼吸急促，对于已有高血压和脑动脉硬化的人来说，更易引起脑血管功能障碍而引发中风。

对于患有高血压、冠心病、糖尿病、高脂血症的中老年人，应该避免过度劳累，节制房事，务必量力而行，不要急于求成，以防中风的发生。

（七）饮食不节

人们时常可以听到，某某因猛吃一碗烩面得了半身不遂，某某因吃饭不注意患了中风，某某酒后突发脑出血死了，等等，饮食不节不仅是引发高血压、脑动脉硬化、糖尿病等的主要因素，暴饮暴食、饮酒不当也是诱发中风的危险因素。

现代研究认为，饮食不节主要是引起血流动力学的改变而诱发中风，特别是使血压升高、心跳加速等，继而导致脑部血管功能障碍。对于一个健康的人来说，适量、间断喝一点低浓度的优质酒有提神、助消化、活血通络、暖胃御寒等作用，但是饮酒无度或经常饮用含乙醇浓度高的烈性酒，尤其是在空腹时饮酒，可引起中枢神经系统兴奋或处于抑制状态，使血压升高、心率加快，一旦促发脑血管破裂或阻塞，就会发生中风。

对于高血压、脑动脉硬化等有发生中风潜在危险性的中老年人来说，暴饮暴食、嗜酒无异于雪上加霜，大大增加了发生中风的危险性。

另外，服药不当如降压药使用不妥、服用避孕药，妊娠，看电视过久，各种疾病如高血压、糖尿病、血友病、心脏病、肥胖症等，也可诱发中风；年龄、性别、职业、生活环境、家族史等，与中风的发生也有极其密切的关系。

引起中风的病因和诱因是复杂多样的，它贯穿于人们的衣食住行等日常生活的始终，针对引起中风的危险因素，时刻注意预防调理，可以减少或防止中风的发生。

第三节　中风的报警信号

一、中风先兆的概念

中风先兆的出现常预示脑卒中发生的高度危险性。中风的发生，其势迅猛异常，猝不及防，但无论如何，在发病前往往亦有很多先兆征象，有一些报警信号，我们要善于从这些细微变化的信号中寻找发病的蛛丝马迹，及早进行防治。

先兆即预兆之意，在医学上是指各种疾病发生前的一些早期信号或信息性症状和征象，也称前驱症或前驱症候群。中风先兆即中风发生前的征象，是指尚未形成中风前所出现的一组综合征，所以也称中风先兆征象，中医学称之为"小中风"，现代医学称之为短暂性脑缺血发作。这些症状或症候群是预示中风可能发生或可能即将来临的先兆，其特点是介于中风显症与潜隐症之间的症状。

中风先兆可分为近期先兆和远期先兆两种：中风近期先兆是指发病前数分钟、数小时或数日内（个别的可达数月内）

出现的先兆症状，据统计，约有 70% 的中风患者发病前或多或少地出现近期先兆症状；远期先兆则是指中风病早期或超早期（萌芽期）出现的症状，如元代医学家罗天益所说的"凡大指、次指麻木或不用者，三年中有中风之患"，就是指的远期先兆。从预防中风发生来说，远期先兆的提示并及早治疗更有意义，不过中风的近期先兆与远期先兆有时并不能截然分开。

当然，约有 30% 的中风患者在发病前几乎没有任何先兆，这是因为先兆是否出现，一方面与病变性质和程度有关，另一方面与患者的感觉及敏感性等因素有关。很多情况是虽然中风先兆信号早已出现，但患者却不能自知或忽视了这些信号。

二、常见的报警信号

中风的先兆症状和体征是多种多样的，但就临床来看，常见的报警信号有以下几种。

（1）肢体麻木、耳鸣或异常乏力：有些患者在发病数小时或数天前就感到一侧面部或上、下肢麻木、刺痛、软弱无力，有时流口水、讲话无力，有时伴有眩晕、耳鸣，这些症状多在早晨起床后最为明显。

（2）短暂性脑缺血发作：严格说来它已是最轻型中风，已出现了一过性偏瘫或单瘫，只是持续时间短暂，多在 24 小时内完全恢复。我们发现，发生短暂性脑缺血后 3～5 年，约有半数以上的人发生缺血性中风。

（3）短暂语言障碍：患者常无任何原因就出现语言不清，说话困难，或听不懂别人的话，有时思维混乱，答非所问。这是由于大脑中动脉供血不足，影响了大脑皮质语言中枢。

（4）眩晕、一过性眼前发黑：头昏眼花、走路不稳、视物旋转、听力下降，有时伴有恶心呕吐，这是由于椎 - 基底动脉供血不足。看不清东西，数秒钟或数分钟即恢复，不伴有呕吐、恶心、头晕、意识障碍。出现眼前一过性发黑，意味着视网膜有短暂性缺血，可能是由于颅内血流动力学改变或微小血栓通过视网膜动脉引起。研究发现，脑动脉硬化中有60%是由颈动脉硬化延续而来，眼动脉是颈内动脉的第一条分支，它对颈动脉的病理改变最敏感，出现症状也最早。

（5）短暂性视力障碍：即视物模糊或视野缺损，多在1小时内自行恢复。有人对出现短暂性视力障碍的10例患者进行了眼底检查和脑血流量测定，发现其中有3例为视网膜中心动脉闭塞，7例为视网膜分支动脉闭塞，同侧脑血流量也相应减少，但尚未出现脑神经征象。

（6）剃须休止征：这是指自己持刀刮面时，头转向一侧，突然感觉手臂无力，剃刀落地，并可能说话不清，1~2分钟完全恢复。类似这类现象的发生，是由于转头扭颈时引起已经硬化的颈动脉扭曲，加重了狭窄，导致颅脑供血不足，诱发了一过性脑缺血症状。

（7）哈欠频繁：中老年人由于脑动脉硬化，管腔变狭窄，导致血流缓慢，使脑组织常处于缺血、缺氧状态。脑缺氧会引起哈欠反射，当脑动脉硬化逐渐加重，管腔越来越窄，脑缺血缺氧加重，特别在缺血性中风前5~10天内，频频打哈欠者可达80%左右。

（8）头痛、头晕及遗忘：若患有高血压，近来血压波动较大或持续性升高，突发头痛、头晕，有时头痛难以忍受，或伴有恶心呕吐。患者突然对近事丧失记忆，或个人习惯、判断力发生改变，但照样可以进行日常活动，发作在短时间内恢复，但对发病当时的情况不能回忆。

中风的先兆症状并无特异性，还有很多其他疾病也可出现类似中风先兆的症状，如耳源性眩晕、低血糖休克、颈椎病、周围性神经炎等，临床上需注意鉴别。大凡突然出现眩晕、呕吐、站立不稳，血压忽高忽低，突然头痛加剧或头痛伴发呕吐，以及突然鼻衄、视物不清、肢体发麻、原因不明的身体不适、口角流涎、口齿不清或伸舌偏斜、单侧肢体无力等，都应考虑是否为中风的报警信号，及时到医院进行诊治，千万不要粗心大意或不在乎，以免耽误治疗。

第四节 中风的临床特点及常见并发症

一、中风的临床特点

中风分为缺血性中风和出血性中风两大类，缺血性中风包括腔隙性脑梗死、短暂性脑缺血发作、脑血栓、脑栓塞等，出血性中风则包括脑出血和蛛网膜下腔出血等类型，它们的临床特点是各不相同的。

（一）短暂性脑缺血发作

短暂性脑缺血发作也叫一过性脑缺血发作、小中风，它的特征是出现短暂性、缺血性、局灶性脑功能障碍。其形成目前尚无统一的意见，一般认为该病与脑动脉硬化有关，在动脉硬化的基础上发生。

微栓塞是短暂性脑缺血发作最常见和最主要的原因。在动脉粥样硬化的主动脉、颈动脉或椎动脉内，动脉粥样硬化斑块脱落，在血流中成为微栓子，或脱落的心源性栓子，随血流到达脑部小动脉而阻塞血管，则出现脑局部供血障碍致脑缺血发作。如果微栓子在脑组织发生不可逆病变前由于体内某些酶的作用被分解自溶或破碎，或侧支循环迅速建立，或栓塞血管扩张使栓子流入更远端小动脉或进入远端末梢血管使局部血液循环恢复，脑缺血的症状便可自行缓解或消失，故脑缺血发作呈一过性。

血流动力学的改变是短暂性脑缺血发作形成的第二个重要因素，当血压降低、心搏出量减少、血液的黏稠度增高、血流缓慢或血流成分改变致使血流动力障碍，而其他代偿功能又不能弥补时，就造成了脑供血不足，出现局灶性脑缺血。

脑血管痉挛是引起短暂性脑缺血发作的第三个原因，当脑血管发生动脉粥样硬化，或有狭窄、迂曲等情况，该处血管处于病理性易激惹状态，在受到强烈刺激下，如大量渗血或造影剂的快速注入、血压突然变化等，均可发生血管痉挛，致使该血管支配的脑区供血不足，导致本病发作。另外，颈椎病变、脑动脉炎等，也均可出现局灶性脑缺血发作而导致短暂性脑缺血发作。

短暂性脑缺血发作的特点是起病急骤，历时短暂，临床症状很快消失，大多数无意识障碍。症状常表现为某种神经功能的突然缺失，但不会从身体的一处扩散至别处，病情相对稳定，病程不呈"进行性"。症状体征仅在本病发作时出现，发作过后体征和症状多在 24 小时内消失而不遗留严重的功能障碍。发作时间由数秒到数小时，一般不超过 24 小时。本病症状出现在一定血管分布的脑区支配的部位，每次发作的症状表现大同小异，呈反复发作性。

临床上椎－基底动脉短暂性缺血发作较颈内动脉系统短暂性缺血发作常见，它们的临床表现有所不同。颈内动脉系统短暂性缺血发作一般表现为单肢无力、遍身无力、偏身感觉障碍、失语、单眼视力障碍等。椎－基底动脉短暂性缺血发作表现为眩晕、眼花、视物成双、恶心呕吐、吞咽困难、走路不稳，头面部症状与肢体症状不在同一侧，呈交叉性或双侧肢体的运动、感觉障碍。短暂性脑缺血发作的频率不等，有的人反复发作数十次尚不发生完全性中风，而有的仅发作 1～2 次便发生完全性中风。

虽然短暂性脑缺血发作是短暂性、一过性的，但是一旦出现就说明脑血管的病损程度已到了危险的边缘，颈内动脉系统或椎－基底动脉系统的狭窄已到了难以代偿的程度，影响了脑部的血液供应，所以出现了相应的神经功能障碍。短暂性脑缺血发作的出现预示有发生完全性中风的高度危险性，有人观察了小中风首次发作到发生完全性中风的时间为 13～27 个月，多数学者认为小中风发作后 1 个月内发生完全性中风的危险性最大，特别是对持续时间较长的短暂性脑缺血发作尤应引起注意。对于短暂性脑缺血发作，应及时给予治疗，否则病变继续发展，乃至血管腔完全闭塞或堵塞等，从而发生完全性中风。祖国医学认为，人年过四旬以后，气血渐衰，肝肾阴精亏虚，气血运行不畅，若经常出现头痛、眩晕、肢麻、肉瞤，以及一时性语言不利等，则多属中风的先兆，应密切注意。

（二）腔隙性脑梗死

腔隙性脑梗死是在高血压、脑动脉硬化的基础上，脑深部的微小动脉发生闭塞，引起的脑组织缺血性软化病变。其病灶范围不超过 20mm，一般在 0.5～20mm，其中以 2～4mm 者最多见。其病灶数目通常呈多个，甚至多达数十个。它是近年来临床较常见的一种多发性脑血管病，是脑梗死的一种特殊类型。

一般认为，脑小穿通动脉或微小动脉硬化闭塞是引起本病的基础，是高血压性脑血管病在病理上最常见的一种病变。它是由于高血压持久作用于小动脉微血管网，引起灌流异常，促发微动脉壁的透明变性和动脉硬化、小动脉的血栓形成或被来自血流上游的栓子所阻断即形成微软化灶，以后变成一个小空腔，多数散在的微小腔隙所形成的病理现象。病变如侵犯深穿通动脉，引起其闭塞后可形成较大的腔隙，如果为微小动脉闭塞，则形成较小的腔隙。一些小腔隙多在脑组织的相对静区，在临床上不易发现。一般认为，腔隙的位置和大小不一定是决定临床症状的主要因素。本病患者多无明显的症状，约有 3/4 的患者无局灶性神经损害症状，或仅有轻微注意力不集中、记忆力下降，或出现短暂性脑缺血发作等。腔隙性脑梗死的诊断主要依据头颅 CT 及磁共振等的检查。

腔隙性脑梗死多见于 50 岁以上的中老年人，常有高血压、脑动脉硬化、心脏病及糖尿病等病史。起病缓慢，逐渐加重；临床症状轻，多无头痛、呕吐及意识障碍等症状；其神经体征多局限，常以单纯运动性偏瘫失语或面、舌瘫，或单纯感觉障碍，或失语等症状为表现。头颅 CT 检查可见 2~20mm 大小的低密度病灶（小于 2mm 者 CT 常不能显示，大于 20mm 则不属于腔隙性病灶）。

腔隙性脑梗死因临床症状轻，体征又不明显，常易被患者及其家属忽视，不能及时发现和治疗，因此易导致广泛性、多灶性的腔隙性梗死，促使脑血流量降低，影响脑细胞功能，引起智力下降，而且智力减退程度与脑血流量减少的程度是一致的。对腔隙性脑梗死应及早进行治疗，否则反复多次发生脑深部小动脉闭塞，病情会进行性加重，呈阶梯式进展，智力进行性衰退，最后导致脑血管性痴呆。

（三）脑血栓

由于各种原因导致脑动脉血管狭窄、闭塞或堵塞，引起部分脑组织供血不足、血流量减少或中断，产生局部脑组织缺血、坏死、软化，出现缺血性中风表现者，称为脑梗死。按不同的病因和发病机制，临床上有动脉血栓形成性脑梗死、栓塞性脑梗死、腔隙性脑梗死（又称微梗死）三个类型。

脑栓塞也称脑栓塞形成，是发病率最高的一种缺血性中风。其最常见的原因是脑动脉硬化，高血压、高脂血症、糖尿病等往往加速动脉硬化的发展，其次的病因为脑动脉炎。脑血栓主要是在高血压及脑动脉硬化的基础上，脑动脉血管壁增厚，管腔狭窄；管壁内膜粗糙不平，血小板易于黏附及聚集，甚至发生凝血；或血液黏稠度增高，血流速度减慢等。当狭窄的脑血管发生完全堵塞，便导致局部脑组织缺血、软化、坏死等病理改变，从而产生一系列的神经功能障碍的症状，如失语、偏瘫、感觉障碍等。另外，血压偏低、高脂血症、血液高凝状态等血流动力学及血液流变学的异常，都可促进脑血栓的形成。

脑血栓的发病年龄一般比脑出血的发病年龄略高，多见于55~65岁的中老年人，男性多于女性，多数患者有短暂性脑缺血发作史及高血压、高脂血症、脑动脉硬化、糖尿病等病史。发病后大多神志清楚，无意识障碍，其起病缓慢，呈逐渐加重之势，多数在安静状态下发病，虽然病死率较其他脑血管病为低，但大面积梗死引起的神经障碍不易恢复，往往遗留较严重的后遗症。由于血管闭塞的部位不同，脑血栓的临床表现特点也不一样，属于颈内动脉系统血栓形成者，以出现对侧偏瘫、感觉障碍或失语等为主要症状；发生在椎－基底动脉系统的血栓形成者，则多见眩晕、恶心、呕吐、复视、交叉性运动或感觉障碍、吞咽困难、饮水发呛等症状。

(四) 脑栓塞

脑栓塞是由来自身体各部分的栓子，如凝血块、动脉粥样硬化斑块脱落的碎斑块、脂肪组织以及气泡等，经颈动脉或椎动脉进入颅内，阻塞脑部血管，造成血流中断，引起的一种急性局部脑组织缺血、缺氧甚至软化、坏死，脑细胞功能障碍的脑血管病。脑栓塞的发病突然，是脑血管病中发病最快的一类，且侧支代偿常不能有效建立，故一旦发病，病情常较危重。脑栓塞易诱发出血性梗死灶，其病灶还倾向于多发，所以对脑栓塞应引起足够的重视。

引起脑栓塞的栓子很多，概括起来主要有心源性和非心源性两大类，其中以风湿性心脏病二尖瓣狭窄所致者最多，约占40%～60%。常见的栓子有心源性栓子、细菌性栓子、动脉硬化斑栓子、脂肪栓子、空气栓子、寄生虫及虫卵、异物等。左侧大脑中动脉为栓子最易进入的血管，栓子堵塞血管引起急性缺血，堵塞小血管时仅引起脑局部症状；大血管栓塞，或多发栓塞，或脑干组织动脉栓塞，可引起全脑症状。栓子堵塞血管时常因刺激作用而发生脑动脉痉挛，使症状加重。若血管痉挛减轻，栓子溶解破裂、变小或移向动脉远端，脑缺血的症状可逐渐缓解。

少部分脑栓塞的病人在局灶性脑症状发生之前有一些前驱症状，如头痛、肢体无力及疼痛或发麻、发凉等，说明是微栓子入脑所引起的，多发生于脑栓塞发作的前1周内。发病急骤，并迅速达到症状的高峰是脑栓塞的一个重要特征。首发症状有肢体无力或失语、头痛、抽搐发作、神志不清、头晕、难以描述的不适感等。脑局灶性损害的体征视栓塞的多少与堵塞的血管而定,大致与脑梗死相同。

脑栓塞的临床表现可以分为两组:一组是以脑组织的局灶性表现为特点,由单个的、阻断一支较大动脉的栓子引起,其表现视栓子的大小及具体侵及某支动脉而定,大脑中动脉的病变占大多数,出现为时数日至数周的脑局部症状,如局限性抽搐、偏瘫、偏盲、失语等,大多数无意识改变,如有意识障碍也很轻,且很快恢复,持续时间短,较小的脑栓塞神经症状可完全消失,否则可留有不同程度的后遗症;另一组则因弥散多发的脑栓塞引起,表现为迅速发生及发展的全脑症状,类似严重的代谢性脑病,严重者可突然昏迷、全身抽搐,因脑水肿或颅内出血,发生脑疝而死亡。

脑血栓与脑栓塞虽然都属于缺血性中风,但两者又不是一回事。从发病机制上讲,脑血栓主要是由于脑血管的病变造成脑血管阻塞所致,脑栓塞则为身体其他部位的栓子堵塞于脑血管引起。从临床表现上看,它们也有很多不同之处,脑血栓的发病年龄多较大,一般在 55 岁以上,而脑栓塞则多发生在 20~40 岁的中青年身上;脑血栓多有高血压、高脂血症、动脉硬化、短暂性脑缺血发作以及糖尿病等病史,而脑栓塞患者多数有心脏病,特别是风湿性心脏病、心房纤颤等病史;脑血栓发病之前常有短暂性脑缺血发作的表现,而脑栓塞则很少有短暂性脑缺血发作的病史;脑血栓多无头痛、呕吐等颅压高的症状,其偏瘫、失语等症状逐渐加重,而脑栓塞可有头痛、呕吐及意识障碍等症状,偏瘫、失语等症状往往突然发生;在起病形式上,脑血栓多缓慢发病,常在安静状态下,如睡眠中发病,而脑栓塞往往是在活动中,特别是情绪激动、用力等情况下突然发病。

（五）脑出血

脑出血又称出血性脑卒中或脑溢血，是指原发于脑实质内的非创伤性的血管破裂、血液溢出，是出血性中风中最常见者。脑出血主要发生于高血压和脑动脉硬化的患者，占全部脑内出血的 70%～80%，其他如脑血管畸形、脑动脉瘤、脑动脉炎等也可引起，是死亡和致残率极高的一种常见病。

持续高血压和脑内小动脉硬化，使出血部位的血管发生玻璃样变而形成微小动脉瘤，由于脑内动脉外膜不发达，无外弹力层，中层肌细胞少，管壁较薄，大脑中动脉与其所发出的深穿支－豆纹动脉呈直角，因此当劳累、用力或情绪改变等因素使血压骤然升高时，易致动脉破裂出血。通常认为，脑出血的发生与脑血管壁本身有某种解剖结构上的缺陷、血压的急剧变化以及有出血倾向者三者有密切的关系。脑出血后，血液在脑内形成凝血块（即脑血肿），由于脑血肿的占位及压迫，影响了脑血液循环而引起颅内压增高和脑水肿，出现呕吐、头痛等共性症状，但因出血部位不同，临床上神经系统定位症状和体征各不相同。

脑出血的临床特点是好发于 50 岁以上的中老年人，常有高血压、头昏、头痛等病史，易于活动中发病，如时常在精神紧张或体力劳动时突然起病。发病时表现为剧烈头痛、恶心呕吐，逐渐出现一侧肢体无力，继而出现意识障碍、鼾声大作，病情进展迅速，症状多在数小时内达到高峰（稳定型中风），少数患者的意识障碍和肢体瘫痪可在数小时至 1～2 天内进行性加重，终至昏迷、偏瘫（进展型中风）。测血压明显增高，收缩压通常在 180mmHg 以上，可有脑膜刺激征。

神经系统的定位症状和体征根据出血的部位和大小不同而

各异，其预后也各不一样。

内囊出血典型的临床表现为对侧偏瘫、偏身感觉障碍、偏盲，即所谓的"三偏"，是最常见的一种脑出血。其病损范围较大，神经损害症状较重。但若出血偏于内囊外侧，主要损害外囊部位，则临床症状一般相对较轻，多无意识障碍，偏瘫也轻，预后较好。

脑叶出血（即皮质下白质出血）可发生于任何脑叶，除表现为头痛、呕吐外，不同脑叶的出血，其临床表现也不尽相同。额叶出血可出现精神症状，如烦躁不安、疑虑、对侧偏瘫、运动性失语等；顶叶出血则出现对侧感觉障碍；颞叶出血可出现感觉性失语、精神症状等；枕叶出血的临床表现则以偏盲最为常见。脑叶出血一般症状均略轻些，预后相对较好。

丘脑出血如属一侧丘脑出血，且出血量较少时，表现为对侧轻瘫，对侧偏身感觉障碍，特别是本体感觉障碍明显。如果出血量大，受损部位波及侧丘脑及下丘脑，则出现呕吐频繁呈喷射状，呕吐咖啡样物，且有多尿、尿糖、四肢瘫痪、双眼向鼻尖注视等症状，病情往往危重，预后不好。

脑桥是脑干出血的好发部位，一侧脑桥少量地出血，症状可类似内囊出血，表现为昏迷、偏瘫，但多数出血累及脑桥双侧，病情危重，除深度昏迷外，还可呈现中枢性高热、双侧瞳孔针尖样缩小和四肢瘫痪三种特征性体征，预后不良，常在1~2天内死亡。

小脑出血，如果出血量少，临床表现常常是先出现头晕，继而有剧烈头痛、频繁呕吐、走路不稳、讲话不清；如果出血量大，压迫延髓生命中枢，可突然死亡。

脑室出血分原发性和继发性两种，原发性较少见，继发性是由于脑内出血量大，穿破脑实质流入脑室所致，临床表现为呕吐、多汗、皮肤发绀或苍白，发病后 1 ~ 2 小时便陷入深昏迷，出现高热、四肢瘫痪或呈强直性抽搐、血压不稳、呼吸不规律等，病情多严重，预后不良。

脑出血和脑栓塞虽然都属于中风病，但其性质是完全不同的，其治疗也不一样，应注意两者的区别。脑出血属出血性中风，是脑内动脉血管发生破裂出血，在脑实质内形成大块血肿；而脑栓塞属缺血性中风，是脑内动脉血管闭塞导致脑组织缺血坏死，形成软化灶，两者的病变性质是不同的。从发病的诱因来讲，脑出血多因情绪激动、过度紧张或用力过猛等诱因引起血压骤然升高，使脑内动脉血管破裂出血；而脑栓塞常因血压过低，或出汗过多等，致使血液浓缩、血黏稠度增高、血流缓慢而发病。从发病情况来看，脑出血多在活动时急性起病，病势凶猛，而脑栓塞常在安静状态下（如睡眠中）发病，起病较脑出血相对缓慢。脑出血病情多较严重，常出现昏迷、大小便失禁等重症，而脑栓塞则相对病情较轻，神志清楚，通常无大小便失禁。从体征上看，虽然大部分脑出血与脑栓塞都发生偏瘫，但脑出血也可出现四肢瘫、轻瘫、单瘫、不瘫，有共济失调，而脑栓塞多发生于颈内动脉系统，一般均出现偏瘫。从辅助检查来看，腰穿检查脑脊液，脑出血多呈血性，而脑栓塞患者的脑脊液无血液，为无色透明水样脑脊液；头颅CT 及磁共振检查，脑出血在脑内有一高密度区（血肿），中线结构可有移位，脑栓塞则为低密度区（软化灶），中线结构无移位。

（六）蛛网膜下腔出血

蛛网膜下腔出血是出血性中风的一种独立的疾病，系指颅内血管破裂后，血液流入蛛网膜下腔的一种临床综合征。

临床上蛛网膜下腔出血分为自发性和外伤性两大类，自发性蛛网膜下腔出血又分为原发性和继发性两种。对于非外伤因素引起的出血，凡出血系由于脑表面和脑底部的血管破裂血液直接流入蛛网膜下腔，称为原发性蛛网膜下腔出血；如系脑实质内出血，血液穿破脑组织而流入脑室及蛛网膜下腔者，称为继发性蛛网膜下腔出血。自发性蛛网膜下腔出血可发生于任何年龄，但以 30～40 岁最为多见，其人口发病率为 5～20/10 万，仅次于脑梗死和脑出血，占脑卒中的第三位，约占脑卒中的 10%～20%，常反复发作。

引起蛛网膜下腔出血的最常见的原因为先天性颅内动脉瘤、颅内血管畸形，以及高血压、脑动脉硬化、血液病等。一般而言，30 岁以前发生者多为血管畸形，40 岁以后发生者多为动脉瘤破裂，50 岁以上发生者则往往为高血压脑动脉硬化血管破裂。

蛛网膜下腔出血的临床表现以起病突然、剧烈头痛、呕吐、颈项强直为特点，脑膜刺激征是最重要的体征，或有烦躁不安、谵语及幻觉等精神症状，或有抽搐、昏迷，多数患者无肢体瘫痪等神经系统的定位征。腰穿检查脑脊液为血性，颅内压增高。当然，也有些蛛网膜下腔出血的老年患者，其头痛、呕吐等症状不明显，这与老年人大脑出现一定程度的萎缩，其颅内压增高没有年轻人明显，以及老年人反应迟钝，对疼痛不敏感等有关。另外，如果蛛网膜下腔出血量少，症状多轻或不典型，甚至只有轻微的头痛等，对于这些患者，要细心观察，多加注意。蛛网膜下腔出血具有易复发性，再次出血多在第 1 次出血后 1 个月内，再次复发出血时病情多较严重，病死率可高达 40%，所以临床上要特别注意防止再出血。

二、中风常见的并发症

中风急性期病情较重，常发生一些并发症，因其发生率高，并常成为加重病情或致死的主要因素，因此在中风的治疗中，很大一部分精力是用于治疗中风的并发症。中风的并发症很多，但就临床来看，主要有以下几种。

（一）脑疝

脑疝是中风急性期常见且严重的并发症。当颅内压增高时，脑组织被挤入阻力较小的硬脑膜间隙或颅骨的生理孔道引起嵌顿时，就叫脑疝。脑疝是中风急性期脑水肿所致高颅压引起的最凶险的致命性并发症，如果治疗不及时，必导致死亡。中风发病第1周内，尤其是头3天之内，死亡原因最多的便是脑疝。

人的整个颅腔被坚韧的由硬脑膜形成的大脑镰、小脑幕分成3个既有裂孔相通又相互隔开的分腔。当颅内有占位性病变如脑出血形成的大块血肿等，或因某种原因引起脑水肿，产生高颅压，颅内各分腔或颅腔与脊髓压力不平衡时，压力大的分腔内脑组织就被压向压力小的分腔而发生移位，在硬脑膜间隙或颅骨生理孔道处发生嵌顿，便形成脑疝。

脑疝的形成过程大致可分为4个时期，首先是脑压增高发展期，此时大片脑梗死或血肿及其周围组织水肿，引起颅内压增高；接着是脑疝前期，此时病灶压迫附近脑组织，开始移位，但还没有形成脑疝；之后是脑疝形成的早期，虽然脑疝已经形成，出现脑组织的受压、缺血和缺氧，但仍然有恢复的可能；最后是脑疝晚期，此期脑疝受压时间已较长，病变部位脑组织已软化坏死，造成永久性损害。在脑压增高发展期和脑疝前期，是采取治疗措施的最有利时机，及早使用脱水剂降低颅内压是最重要的治疗方法，如已有脑疝形成，而降颅压药物效果又不太理想时，可考虑外科手术进行双侧大骨瓣减压，必要时吸除已坏死的脑组织以争取挽救患者的生命。

中风引起的脑疝，最常见、最严重的为小脑幕（切迹）疝和枕骨大孔疝（也称小脑扁桃体疝）。

小脑幕疝是病灶侧（发生脑出血形成大块血肿侧）的颞叶沟回部分的脑组织，被挤入小脑幕裂孔内而成，因被挤入的脑组织是颞叶海马沟回，所以也称之为颞叶（海马）沟疝。其临床特点是病灶侧瞳孔散大、对侧中枢性偏瘫，呈进行性意识障碍，出现昏迷、生命中枢受损、呼吸变慢、心跳变慢等，若不及时抢救，会因呼吸、循环衰竭而死亡。

枕骨大孔疝是由于后颅窝病变，或颅腔内高压时，小脑扁桃体被挤入枕骨大孔并嵌顿而产生。因为疝入的脑组织是小脑扁桃体，所以也叫小脑扁桃体疝。其临床特点是剧烈头痛，喷射性呕吐，烦躁不安，颈项强直，四肢瘫，双侧瞳孔散大，并迅速进入昏迷。若不及时抢救，也会因呼吸、心跳很快停止而死亡。

（二）消化道出血

消化道出血是中风的一种严重并发症，可短时间内大量出血以致血容量急剧减少，血压下降和休克，乃中风引起死亡的危险因素之一。中风病情越重，消化道出血的发生率越高，其病死率可达 48% ~ 88%。消化道出血一旦发生，将严重干扰有效循环血量的维持和血液携氧能力，使脑供血、供氧锐降，加重脑组织的病理损害，形成恶性循环，此时纠正十分困难，故重在预防。

一般认为，中风并发消化道出血是由于中风病灶影响下丘脑，发生应激性消化道溃疡的结果，其主要表现为呕血、便血，或二者兼有。消化道出血多发生于脑出血患者，15%～30%的脑出血患者可并发消化道出血；脑梗死通常只有重症患者才并发消化道出血，其发生率相对较低，为4.9%～13.7%。

消化道出血多见于丘脑出血或混合性出血，脑室、脑干出血的患者，通常有意识障碍。意识障碍越重，出血的机会越多。血压越高，出血的概率也越高。中风患者并发呕血多发生在起病后1周内，其中尤以48小时之内者为多，便血则多在起病1周后。因消化道病变主要在胃、十二指肠上部及食管下段，1周内者主要表现为黏膜糜烂、出血。黏膜出血发生急、量大，所以以呕血为主；1周后消化道病变多为溃疡，出血发生慢，量少，故多为便血。

中风病人如出现意识障碍加重，体温持续升高，心率快，血压降低，眼球震颤，频繁呃逆，肠蠕动增加，说明病变波及下丘脑或脑干，提示有消化道出血的可能，应给予特别注意。

（三）癫痫

有资料表明，中风并发癫痫大发作者约占12.5%，反复抽搐发作者占6%，癫痫也是中风常见的并发症。中风并发癫痫的预后，视原发病不同而异，出血性中风并发癫痫是凶险的预兆，脑出血、蛛网膜下腔出血并发癫痫者病死率分别为91.3%和45%；而缺血性中风并发癫痫经治疗多能控制，对预后影响不大。

出血性中风多为癫痫大发作，缺血性中风多为局限性发作。一般认为中风并发癫痫的发生率，脑出血者占4.5%～12.4%，蛛网膜下腔出血者占6.2%～24.6%，脑血栓占

9.3% ～31.8% ，脑栓塞占 3% ～4.9% 。脑动脉炎、脑血管畸形、短暂性脑缺血发作也可并发癫痫，但较少。脑出血、蛛网膜下腔出血、脑血栓易并发癫痫，原因可能与发病相对急骤，动脉突然闭塞或痉挛，出现脑水肿，引起脑组织急性缺血缺氧，皮质神经元大量异常放电有关。脑栓塞时，癫痫的发生率较低，可能与发病相对较缓慢，闭塞的动脉远端易建立侧支循环，皮质神经元缺血较轻有关。

皮质损害是中风后癫痫发作的重要条件，病变累及皮质者，26% 的患者发生癫痫，皮质梗死并有持续性偏瘫者 50% 的患者发生癫痫，皮质下病变者仅有 2% 并发癫痫。中风并发癫痫的机制比较复杂，病灶直接或间接地波及大脑皮质、脑水肿，或过度脱水及电解质紊乱均可成为致痫的因素。从神经病理分子基础看，神经细胞膜的稳定性、神经递质与癫痫发作密切相关，一旦平衡失调，神经元兴奋增加，即可引起癫痫发作。

癫痫发作的形式与病灶部位有关。一侧皮质病灶，多引起对侧肢体局限性抽搐，或先由局灶性继而扩延及全身。全身性发作在脑实质出血患者中多继发有额顶叶蛛网膜下腔积血，在脑梗死患者中多为双侧动脉闭塞。强直性发作多见于原发性脑干出血、小脑出血、脑室出血、基底节出血继发脑干出血或压迫脑干。

癫痫发作的时间各不一样，少数可在中风发作前发作，多数在中风急性期发生。中风后 1 天内发生癫痫者占 89.3% ，在几天或几周后发生者较少。癫痫可发作 1 次或几次，也可呈频繁发作或呈持续状态，少数也可在后遗症期发生，脑梗死后遗症期并发癫痫的发生率为 7% ～10% 。

（四）急性肺水肿

急性肺水肿是指肺动脉高压，肺毛细血管结构损害，血浆渗入肺间质，随后进入肺泡内，影响气体交换，而引起呼吸困难，烦躁不安，面色苍白，口唇发绀，脉搏快速，冷汗淋漓，咯出或从口鼻涌出大量白色或粉红色泡沫痰等，听诊两肺满布哮鸣音，细湿啰音或大、中水泡音。

中风、脑外伤可引起急性肺水肿，此称为神经源性或中枢性肺水肿。中风急性期并发肺水肿者，约占 3% ~ 5%，以混合型或内侧脑出血者多见，蛛网膜下腔出血合并急性肺水肿者约为 1.47%。急性肺水肿可造成严重缺氧和心排出量锐减，导致血压下降、休克而死亡，因肺水肿致死者占急性中风死亡者的 17.2%。

神经源性肺水肿的发病机制目前还不十分清楚，一般认为是由于继发于肺动脉压力上升，心肺血液循环改变，血浆胶体渗透压降低、肺毛细血管通透性增加以及神经内分泌因素参与等所致。急性肺水肿通常分为初期、间质性肺水肿期、肺泡内水肿期、休克期以及终末期五期，其起病急，严重时可在中风后数分钟或几个小时内出现，通常在 1 ~ 2 天内发生，发展快，其发展速度取决于原发脑部损害的程度及范围。

（五）肺部感染

肺部感染是重症中风患者（尤其是伴有昏迷者）的常见并发症，也是重症中风患者主要的死亡原因之一。据统计，在各种类型的中风中，脑出血约有 25% 左右的患者在病程中合并有肺部感染，其他诸如大面积脑梗死、蛛网膜下腔出血等，也均可出现肺部感染。积极防治肺部感染是治疗中风的重要环节。

中风患者引发肺部感染的原因是多方面的。其一，下丘脑或脑干受损致使内脏自主神经功能紊乱，早期出现严重的肺水肿、肺瘀血，肺及气管内淤积大量分泌物，易致细菌繁殖；其二，由于意识障碍，口咽部分泌物不能充分排出而误入呼吸道，咳嗽反射迟钝或消失，气管内分泌物或吸入物不能被咳出，以及吞咽功能障碍，饮食或唾液误入气管；其三，由于水、电解质紊乱（如发热、脱水及限制体液进入量以及应用某些药物等），使痰黏稠不易咳出，类固醇激素的应用使机体抗炎防御能力下降，患者由于不能进食营养差，机体抵抗力下降，加之口腔卫生差，易发生口腔及呼吸道感染，同时在插胃管、气管插管或气管切开时也易并发感染。

（六）脑心综合征

中风患者有时可出现脑心综合征，使病情进一步加重，给治疗带来更大的困难。在中风的治疗中，应时刻注意保护心脏功能，预防脑心综合征的发生，密切注意有无心力衰竭、心肌缺血或心肌梗死等，必要时进行心电监护，观察心肌酶学的变化，及时给予相应的处理。

在中风患者中，有相当一部分可出现不同程度的心电图改变，不同性质的中风，心电图异常的发生率也不同。一般认为出血性中风心电图异常率高于缺血性中风，前者可高达80%以上，后者则在50%以上。通常认为，在急性中风时，心脏出现变化与原发性心脏疾病（如此类病人常合并有冠状动脉硬化）、脑实质的某些特定部位损害、自主神经系统功能紊乱以及神经体液诸因素有关。同时，低氧、酸中毒等因素又可加重心肌的损害。

中风时心脏的变化主要有两个方面。其一是心电图的改变，可出现 U 波，QT 时间延长，T 波低平、倒置或双相，ST 段下降或抬高，少数病人酷似心肌梗死样表现；其二是心律失常，如窦性心动过缓，阵发性室上性心动过速，房性或室性期前收缩等。

（七）发热

急性中风后发热较为常见，脑出血患者在发病后或发病过程中 80% ~ 90% 的患者出现发热，大动脉血栓形成约 21% 的患者出现发热，脑栓塞约 40% 的患者出现发热，蛛网膜下腔出血患者出现发热者也不少见，而腔隙性脑梗死者多无发热。中风后发热的原因很多，常见的有吸收热、脱水热、感染热以及中枢热等，其中中风病变影响到体温调节中枢或合并感染时，患者常发生高热。由于中风患者对发热的适应性差，持续发热会影响脑、心、肝、肾的生理活动，增加体力消耗，甚至发生昏迷、谵妄、抽搐等，危及患者的生命，因此对发热患者必须采取积极有效的措施进行处理，以减轻因发热给人体带来的危害。

吸收热是由于出血性中风后，红细胞分解被吸收而引起的反应热。此热常出现在病后 3 ~ 10 天，体温常在 38℃ 左右，很少超过 39℃，病人一般情况良好，不需要特殊处理，一般在 1 周左右逐渐恢复正常。

脱水热是由于大量应用脱水剂或补给水分不足，使血浆渗透压明显升高，脑组织严重脱水，脑细胞和体温调节中枢受损而引起的发热。此种发热较少见，其特点是有水负平衡史，意识障碍加重，皮肤黏膜干燥，尿量少而比重高，血细胞比容增高及血清钠升高，补充水分后体温降低则可确诊。

感染热多见于昏迷病人，感染的常见部位是呼吸道、泌尿道、口腔和褥疮。感染的菌种多按致病菌（如化脓球菌、杆菌）→条件致病菌（如大肠杆菌、绿脓杆菌）→霉菌的顺序发生发展，也有混合感染。其发热的特点是多在中风后数天开始，体温逐渐升高，多为不规则热，伴有呼吸、心率增快，白细胞总数增多等。

中枢热是指病变侵犯视丘部，一是在中风后数小时或24小时内体温迅速升高，达39℃~40℃以上，持续不退，呈稽留型，此类多见于脑室出血或严重脑出血破入脑室者，患者表现为深度昏迷，去大脑强直，阵挛性或强直性抽搐，无汗，肢端发凉，患者多在1~2天内死亡；另一种为持续时间较长的中枢性低热，患者有间脑受损的症状，如昏迷、阵发生大汗、血压不稳、呼吸不规则、血糖升高、瞳孔大小多变等，体温多在37℃~38℃。中枢发热治疗比较困难，服解热药多数无明显效果，通常在积极解除病因、应用支持疗法的同时，给予物理降温或人工冬眠。

（八）褥疮

由于中风瘫痪患者长期卧床，大小便失禁、出汗多等，常使局部潮湿，加之床铺的污染，易发生感染；自身不能变换体位，皮肤感觉减退或消失，骨突部位因受压、循环功能较差等，导致局部营养不良，易致组织缺血、坏死而形成褥疮。褥疮是中风瘫痪患者最常见的并发症，做好皮肤护理，预防褥疮发生，是关系到患者顺利恢复健康和延续生命的重要一环。

根据褥疮发生的程度，临床将其分为三期，I期褥疮为短暂循环障碍，表现为皮肤发红，解除压迫后肤色即转为正常；II期褥疮为表浅组织损害，表现为解除压迫后红斑不消失，并可能伴有表浅组织肿胀、水泡形成及表皮破损；Ⅲ期褥疮则是指穿透性褥疮，已有一定程度的坏死，不仅限于皮肤，而且已经引起皮下组织的损害，有的穿透较深。

Ⅰ、Ⅱ期褥疮在积极和精心护理下是可以迅速治愈的，Ⅲ期穿透性褥疮治疗、护理就较困难了，所以要做到早预防、早发现、早治疗。为了预防褥疮的发生，务必做到"勤、彻、平、揉、早"，也就是说要勤翻身，翻得彻底，并检查皮肤、衣服、被单与床面是否平整和干燥。受压皮肤发红时，用手掌揉擦，以利改善血液循环。

（九）抑郁症

中风后精神障碍颇为常见，发病率约为 77%，严重影响其治疗和预后，其中中风后抑郁症最多，占 30%～50%。中风后抑郁症可发生在脑出血病人，也可发生在脑梗死病人，还可发生在蛛网膜下腔出血、脑栓塞等患者；可发生在大脑病变的病人，也可发生在脑干病变的病人；可发生在中风后 1 年内，也可发生在 2 年或 3 年内。通常认为，中风后抑郁症的发病率随病程而变化，中风后半年内发生率约为 30%，半年至 2 年内增加，以后渐降，10 年后又增加。

据美国《健康》杂志报道，当中风幸存者陷入抑郁时其长期存活率急剧下降。马里兰大学的医学研究人员对 91 名病人在中风后 3 周内做了检查，结果显示其中 37 名病人有临床抑郁症状，10 年后有 48 名接受实验的病人去世了。当研究导致死亡的各种因素，如年龄、中风类型、抑郁或病史时，科研人员发现有抑郁症的病人病死率为其他病人的 3 倍。那些自诉得不到社会同情与支持的抑郁病人境况最糟，仅有 1/13 能存活 10 年。因此，在众多的中风并发症中，尤其要预防抑郁症。

中风后抑郁症产生的机理尚不十分清楚，多数人认为与去甲肾上腺素分泌功能下降以及5–羟色胺更新率降低有关。据观察，中风后瘫痪的病人产生抑郁症者明显多于无瘫痪病人，这可能与瘫痪后失去活动能力，导致心理障碍有关。

诊断中风后抑郁症的关键在于医生和患者亲属对中风后抑郁症的认识的提高和重视。一般临床医生在诊断实践中更重视器质性疾病或并发症，而忽视精神障碍，正是这种偏向，才容易对非器质性并发症漏诊，延误病人的治疗和康复。中风后抑郁是患者丧失自信心后的悲观反应，主要表现为情绪低落，思维迟缓，精神运动性抑制。

经历了一次致残性疾病打击之后，出现情绪低落、心情沮丧也是情理之中的事，但如果这些人刚从中风的打击中恢复过来，又陷入扰乱其日常生活的抑郁症迷雾之中，那么首要的一步就应该是立即寻求精神病学治疗，比如接受心理疗法、服用抗抑郁药等，治疗的目的在于使病人树立信心，对未来充满希望。

另外，由于中风患者瘫痪卧床、活动减少等原因，还可并发便秘、膀胱炎、尿潴留等。

第二章
中风的诊断与预防

第一节　中风的诊断

一、中医诊断

中风的临床表现复杂多样，有缺血性中风、出血性中风之不同，从中医角度来看有中经络、中脏腑两大类型以及诸多不同的证型，在做出诊断时，切忌主观片面地只依靠某一点或某一方面的异常就肯定诊断，需要注意全面分析。根据中风患者起病的形式，发病时的临床表现特点，结合患者原有病史、发病诱因、发病前的先兆症状以及患者的年龄等因素，通过四诊合参，一般即可明确中风病的中医诊断。

（一）中风的证候特征

脑脉痹阻或血溢脑脉之外所引起的脑髓神机受损是中风病的证候特征，其主症为神昏、半身不遂、语言謇涩或不语、口眼㖞斜、偏身麻木，次症为头痛、眩晕、呕吐、二便失禁或不通、烦躁、抽搐、痰多、呃逆。舌象有舌强、舌歪、舌卷，舌质黯红带紫，或舌红绛、舌有瘀斑；舌苔为薄白、白腻、黄或黄腻；脉象多弦，或弦滑、弦细，或结或代等。

（1）神昏：初起即可见。轻者神思恍惚，迷蒙，嗜睡，或昏睡，重者昏迷或昏聩。有的患者起病时神志清楚，数日后渐见神昏，多数神昏患者常伴有谵妄、躁扰不宁等症状。

（2）半身不遂：轻者仅见肢体力弱或活动不利，重者则完全瘫痪。有单个肢体力弱或瘫痪者，也有一侧肢体瘫痪不遂者；患者起病时即可完全瘫痪，也有起病时仅为力弱或不全瘫痪，而进展性加重，直至完全瘫痪不遂。急性期，患者半身不遂多见患肢松懈瘫软，少数为肢体强痉拘急。后遗症期多遗有患肢强痉挛缩，手指关节僵硬、屈伸不利最为严重。

（3）口眼㖞斜：多与半身不遂并见，伸舌时多歪向瘫痪侧肢体，常伴有流涎。眼睛多为一侧眼睛开闭功能失常，并可伴有流泪。

（4）语言謇涩或不语：轻者仅见语言迟缓不利，吐字不清，患者自觉舌体发僵，重者中风不语。部分患者在病发之前常伴有一时性语言不利，旋即恢复正常。

本病发病前常有先兆症状。如素有眩晕、头痛、耳鸣，突然出现一过性语言不利或肢体麻木，视物昏花，甚者晕厥，一日内发作数次，或几日内多次复发。若骤然内风旋动，痰火交织发病者，于急性期可出现呕血、便血、壮热、喘促、顽固性呃逆，甚至厥而不复，瞳孔或大或小，病情危笃，多难救治。

（二）中风的中医诊断要点

中风的中医诊断主要根据以下几个方面。

（1）好发年龄在40岁以上。

（2）多急性起病。

（3）病发多有诱因，病前常有头晕、头痛、肢体麻木、力弱等先兆症状。

（4）以神志恍惚、迷蒙，甚至昏迷或昏聩，半身不遂，口眼㖞斜，舌强言謇或不语，偏身麻木为主症。

（5）脑脊液检查、眼底检查、颅脑 CT、磁共振等检查，有助于诊断。

临床中按脑髓神机受损的程度与有无神志昏蒙分为中经络与中脏腑两大类型。中络系偏身或一侧手足麻木，或兼有一侧肢体力弱，或兼有口眼㖞斜者；中经则以半身不遂、口眼㖞斜、舌强言謇或不语、偏身麻木为主症；中络、中经合称为中经络，是无神志昏蒙者。中腑是以半身不遂、口眼㖞斜、舌强言謇或不语、偏身麻木、神志恍惚或迷蒙为主症者；中脏则必有神昏或昏聩，并见半身不遂、口眼㖞斜、舌强言謇或不语等症；中腑、中脏合称中脏腑。在疾病的演变过程中，中经络和中脏腑是可以互相转化的。

（三）类证鉴别

中风的临床表现多种多样，在临证时应注意与痫证、痿证、厥证、痹证、痉证以及口僻等相鉴别。

1. 中风与痫症

中风与痫证都有猝然昏仆的见症，但痫证为阵发性发作性疾病，猝发仆地时常口中作声，如猪、羊叫，四肢频抽，两目上视，口吐白沫，移时苏醒，醒后如常人，多可再发。中风则仆地无声，一般无四肢抽搐及口吐涎沫的症状，有神昏者需及时治疗，方可逐渐清醒，并多有口眼㖞斜、半身不遂等后遗症，神昏尚浅者，口眼㖞斜、半身不遂可以通过检查发现；神昏重者，半身不遂诸症待醒后可知。所以，中风与痫证的鉴别并不困难。对于中风而兼有抽搐症状者与痫证的区分，一般中风病人的抽搐多在一侧，另一侧当是半身不遂，而痫证多为全身性抽搐。简单地说，中风昏迷时可见口眼㖞斜、半身不遂，清醒后多有后遗症；痫证昏迷时四肢抽搐，多吐涎沫或发出异常叫声，醒后一如常人。

2. 中风与痿证

中风与痿证均有肢体痿软无力、肌肉枯瘦的见症。痿证多是由于肺热熏蒸所致，常发生在温热病中或病后突然肢体痿软不用；由于脾肾阳虚者，起病缓慢，渐至下肢痿弱不用；因脾胃气虚者，多见四肢困倦，痿弱无力；因湿热浸淫者，多见两足痿软或微肿；由经络瘀阻者，多见手足麻木不仁，或萎废不用。中风后出现肢体痿软，甚或肌肉消瘦，多由营卫俱虚，气滞血瘀及风痰流窜经络，血脉痹阻，气不能行，血不能濡，导致肢体废而不用或半身不遂，但常以一侧肢体不能自主运动为主，有的伴麻木，有的伴强痉而不能屈伸。同时，痿证多见双上肢或下肢的一侧或双侧痿软无力，甚则瘫痪为主，无强痉不能屈伸症状，二者在临床上不难鉴别。简单地说，痿证是指肢体筋脉弛缓，软弱无力，日久因不能随意运动而致肌肉萎缩的一种病证；中风则是以猝然昏仆、不省人事，伴口眼㖞斜、半身不遂、语言不利，或不经昏仆而仅以㖞僻不遂为主症的一种疾病。

3. 中风与厥证

中风与厥证均可出现突然昏仆、不省人事，但厥证昏迷时多见面色苍白、四肢厥冷，无口眼㖞斜、手足偏废，亦无四肢抽搐等症。而中风昏迷时可见口眼㖞斜、半身不遂，清醒后多留有语言謇涩等后遗症。从病因病机来看，厥证是由于气机逆乱，升降失常，阴阳气血不相顺接所致。厥证之实证病位在肝，由于暴怒，使肝气上逆，血随气升，上蒙神明，闭塞清窍，因而突然昏厥，不省人事；厥证之虚证，与肺脾的关系最为密切，肺脾气虚，清阳不升，气陷于下，血不上达，以致神明失主，而发为厥。中风多由素体气血亏虚，与心、肝、肾三脏阴阳失调，加之忧思恼怒，或嗜食肥甘，或房室所伤、劳累过度等，以致阴亏于下，肝阳暴涨，内风旋动，气血逆乱，夹痰夹火，横窜经络，蒙蔽清窍而致猝然昏仆、半身不遂等症。概言之，中风、厥证虽均可出现突然昏仆、不省人事，但中风有口眼㖞斜、半身不遂及后遗症，而厥证则仅见面色苍白、四肢厥冷，二者不难区别。

4. 中风与痹证

中风与痹证虽同有手足麻木、肌肤不仁，或肢体强痉、屈伸不利，甚或肢体瘫软枯萎等功能障碍的症状，但二者在临床症状及病因病机上还是有区别的。中风起病急剧，变化迅速，多伴有神志改变及口眼㖞斜等症状，其病因病机，早期或轻证见手足麻木、肌肤不仁，乃卫外不固，经脉空虚，风邪乘虚入中于络，气血痹阻，运行不畅，筋脉失养所致；后期见一侧肢体不能自主运动，偏身麻木，肢体强痉，屈伸不利，甚或肢体瘫软、枯萎，是由于风痰流窜经络，血脉痹阻，经络阻塞，气不能行，血不能濡，或阴血亏虚，筋脉失养所致。而痹证多起病缓慢，进行性加重，多伴有关节疼痛，甚或红肿，久则关节畸形，无口眼㖞斜及神志改变，其病因病机乃风、寒、湿、热之邪杂至，侵袭人体，致使气血运行不畅，经络阻滞，痹而不通。痹证以肌肉、筋骨、关节发生酸痛、麻木、重着，屈伸不利，甚或关节肿大灼热为主要临床表现；中风以猝然昏仆，不省人事，伴口眼㖞斜，半身不遂，语言不利，或不经昏仆而仅以㖞僻不遂为主症，二者是较易区分的。

5. 中风与痉证

中风与痉证均可因热扰神明而致昏迷，或阴虚血少，虚风内动，筋脉失濡而致筋脉拘急、强痉，出现抽搐的症状。但中风昏迷时可见口眼㖞斜、半身不遂，清醒后虽可留有筋脉拘急、强痉、抽搐的症状，但这些症状较痉证为轻。而痉证昏迷时可见项背强直、四肢抽搐，甚至角弓反张，同时多伴有头痛、发热现象，无口眼㖞斜及半身不遂的症状。从发病的病因病机来看，中风是由气虚邪中、情志所伤、饮食不节、积损正衰等因素致使气血运行受阻，筋脉失于濡养，或阳化风动，血随气逆，夹痰夹火，横窜经络，蒙蔽清窍所致；痉证则因风寒湿邪阻滞经络，或热邪入里，消灼津液，阴血耗伤，筋脉失于濡养，以及热扰神明而成。简言之，痉证以项背强直、四肢抽搐，甚至角弓反张或见昏迷为主症，无口眼㖞斜及半身不遂，而中风昏迷时可见口眼㖞斜、半身不遂，清醒后多有后遗症。

6. 中风与口僻

中风与口僻（俗称吊线风）均可出现口眼㖞斜，但二者在伴发症状、发病年龄以及发病机制诸方面均有不同。口僻主要症状是口眼㖞斜，但多伴有耳后疼痛，因口眼㖞斜有时还伴有流涎、言语不清，不同年龄均可罹患，通常无先兆症状，多由正气不足，风邪入中经络，气血痹阻，局部筋脉肌肉失于濡养而成。中风出现口眼㖞斜症状者，多伴有肢体瘫痪或偏身麻木无力，发病以中老年人居多，常有先兆症状如头晕、四肢一时性麻木等，病由气血逆乱、血随气逆、上扰脑窍而致脑髓神机受损而成。简言之，口僻无先兆症状，以口眼㖞斜为主症，常伴有耳后疼痛，不伴发半身不遂、肢体麻木等，而中风多有先兆症状，出现口眼㖞斜者多伴有半身不遂及肢体麻木等，而无耳后疼痛，二者不难区别。

二、西医诊断

中风包括现代医学的短暂性脑缺血发作、脑栓塞、脑栓塞、腔隙性脑梗死以及脑出血、蛛网膜下腔出血，在确立西医诊断时，除全面了解病史，仔细进行体格检查，结合 CT、磁共振等辅助检查，进行综合分析外，还应做好鉴别诊断。

（一）中风的西医诊断要点

1. 短暂性脑缺血发作

短暂性脑缺血发作在临床中相当常见，可根据以下几点进行诊断。

（1）多有高血压和（或）脑动脉硬化病史，或有颈椎病、糖尿病、心脏病、高脂血症等。

（2）起病的急剧性，常突然起病，数秒钟或数分钟内症状达高峰。

（3）病程具有一过性，每次发作持续时间通常为数分钟至数小时，最长不超过 24 小时。

（4）发作的反复性，少者发作 1~2 次，多至数十次或数百次，可自行缓解。

（5）症状的刻板性和可逆性，每次发作的症状、体征基本相同，且在 24 小时内完全恢复。

（6）无颅内压增高征，多无意识障碍。

（7）头颅 CT、磁共振检查正常，或示有腔隙性梗死。

（8）若为颅内动脉系统的短暂性脑缺血发作，表现为偏瘫、偏身感觉障碍、偏盲、失语或伴有精神症状等；若为椎 - 基底动脉系统的短暂性脑缺血发作，则表现为眩晕、吞咽困难、交叉性瘫或交叉性感觉障碍、共济失调等。

2. 脑血栓

脑血栓是中风中最常见的一个类型，占全部中风的半数以上，其诊断要点如下。

（1）病前常有高血压、脑动脉硬化、糖尿病、高脂血症、脑动脉炎、脱水等病史。

（2）多数有短暂性脑缺血发作史。

（3）常于安静状态下发病，特别是多在早晨起床或午睡起床时发现，如口眼㖞斜、半身不遂等，大多数患者发病时无明显头痛和呕吐。

（4）发病相对较缓慢，常呈进行性发展，1~3天达高峰，意识清楚或有轻度障碍，也可表现为突然完全性卒中。

（5）无脑膜刺激征，腰穿检查颅压不高，脑脊液等内容物正常。

（6）头颅CT、磁共振检查可发现梗死的部位。

（7）局灶体征明显，由于受累血管不同而体征各异，可有颈内动脉系统和（或）椎－基底动脉系统的症状和体征。以偏身瘫痪、偏身感觉障碍或失语为主要症状者，属颈内动脉系统血栓形成；以眩晕、恶心呕吐、吞咽困难、交叉性瘫及共济失调为主要症状者，则为椎－基底动脉系统血栓形成。

3. 脑栓塞

对脑栓塞可根据以下几点进行诊断，不过应特别注意栓子来源的原发病。

（1）有栓子来源的原发病，如风湿性心脏病、心房纤颤、亚急性细菌性心内膜炎，以及急性心肌梗死、静脉炎等病史。

（2）起病急骤，发病前多无前驱症状，症状于几秒或几分钟达高峰，通常在活动中或变换体位时突然发生。

（3）全脑症状较轻，一般神志清楚或有短暂性意识障碍，多无明显头痛、呕吐及生命体征变化。

（4）局灶体征明显，多表现为颈内动脉系统受累症状（尤以大脑中动脉受累最多），椎－基底动脉栓塞少见。栓塞后出现的体征，视不同动脉受累症状各异。以偏瘫、偏身感觉障碍及失语等为主要症状者，为颈内动脉系统栓塞；以头晕、恶心呕吐、交叉性瘫或交叉性感觉障碍等为主要症状者，为椎－基底动脉系统栓塞。

（5）可伴有其他器官发生栓塞的症状，如肾动脉、视网膜动脉栓塞等。

（6）脑脊液透明，内不含血。

（7）CT、磁共振检查有助于诊断。

4. 腔隙性脑梗死

自 CT、磁共振应用于临床以来，腔隙性脑梗死的报告渐多。腔隙性脑梗死是脑梗死的一种特殊类型，其诊断要点如下。

（1）有长期高血压、脑动脉硬化、心脏病史，多在 50 岁以后起病。

（2）起病缓慢，症状在数小时或数天达高峰。

（3）临床症状轻，多无头痛、呕吐及意识障碍。

（4）神经系统体征较局限、单纯，如纯运动性偏瘫，纯感觉性卒中，共济失调性轻偏瘫，口吃－手笨拙综合征等。

（5）脑脊液、脑血管造影无异常。

（6）CT、磁共振检查可发现腔隙性梗死的部位。

5. 脑出血

脑出血通常较脑梗死重，病死率高，常有意识障碍，其诊断要点如下。

（1）常有高血压和/或脑动脉硬化病史，并常有阳性家族史，也可由颅内动脉瘤、动静脉畸形引起（病前常有头痛、癫痫发作、脑神经麻痹、颅内血管杂音等病史），在有出血性疾病或服抗凝剂者中也常有发生。

（2）多在动态或用力状态下发病（如体力劳动、情绪波动、用力排便、性交等），发病时多血压高。

（3）起病较急，病情进展迅速，数分钟至数小时达高峰。

（4）全脑症状明显，下丘脑损害症状重。起病后病人多有头痛、恶心、呕吐，意识障碍出现早且明显，血压高，脉搏慢，呼吸深慢，鼾声大作，视网膜出血或视神经乳头水肿，大汗，呕吐咖啡色胃内容物，小便失禁或潴留，血白细胞增高，血糖升高，心电图异常等。

（5）可有脑膜刺激征，腰穿脑脊液压力增高，80%的病人脑脊液中混有血液，50%的病人脑脊液呈血性外观。

（6）头颅 CT、磁共振检查可发现脑出血的部位。

（7）定位体征，如运动、感觉障碍，精神症状，视野改变等，视出血的部位不同，症状体征也不同。常见的出血部位有丘脑出血、皮质下白质出血、脑室出血、壳核－内囊出血、脑桥出血以及小脑出血等。

6. 蛛网膜下腔出血

蛛网膜下腔出血是出血性中风中的一种独立的疾病，其诊断要点如下。

（1）有反复头痛史，疑有颅内动脉瘤、脑血管畸形或脑动脉硬化者。

（2）发病急骤，可有或无诱发因素。

（3）剧烈头痛常为首发症状，多伴有恶心呕吐。

（4）意识清楚或有不同程度的意识障碍，可伴有精神症状，如躁动、谵妄、幻觉等。

（5）多有脑膜刺激征，腰穿刺脑脊液呈均匀一致的血性，颅压增高。

（6）一侧动眼神经麻痹，玻璃体膜下出血是蛛网膜下腔出血的重要特征之一。

（7）多无定位体征，若合并有肢体瘫痪等局灶体征，应考虑合并蛛网膜下腔血肿或脑内血肿、脑血管痉挛、脑栓塞，或为继发性蛛网膜下腔出血。

（8）CT、磁共振检查可帮助诊断。

（9）脑血管造影可显示动脉瘤或血管畸形，确定病因。

（二）鉴别诊断

由于脑血栓、脑栓塞、脑出血、蛛网膜下腔出血等急性脑血管病的症状和体征有诸多相似之处，在临床中对各种急性脑血管病诊断时易发生混淆，为了便于区分、正确诊断中风中的不同急性脑血管病，现将其鉴别诊断要点列表为表 2 - 1。

表 2 - 1　中风的鉴别诊断

临床鉴别要点	缺血性中风		出血性中风	
	脑血栓	脑栓塞	脑出血	蛛网膜下腔出血
发病年龄	老年（60 岁以上）	青壮年	中老年（50 ~ 60 岁）	不定
发病情况	安静、休息时	不定	活动、激动时	活动、激动时
发病缓急	较慢（小时、日）	最急（秒、分）	急（分、时）	急（分）
头痛（意识清楚）和呕吐	多无	多无	常有、早期呕吐	剧烈头痛
意识障碍	多无或较轻	多无或较轻	常有、进行性加重	无或有谵妄
局灶体征（偏瘫、失语、脑神经麻痹等）	明显，常成为病人主诉	明显，常成为病人主诉	常有，但病人意识不清、不能主诉或不易检查	常无，或偶有轻度偏瘫及动眼神经麻痹
脑膜刺激征	多无	多无	偶有	明显
TIA 史	多见	无	少见	无
高血压病史	有或无	无	常见	无

续表

临床鉴别要点	缺血性中风		出血性中风	
	脑血栓	脑栓塞	脑出血	蛛网膜下腔出血
常见病因	动脉粥样硬化	心脏病、瓣膜病	高血压	动脉瘤或 AVM 破裂
CT 检查	脑内低密度区	脑内低密度区	脑内高密度区	蛛网膜下腔或脑室内高密度区
磁共振	T_1W 低信号区	T_1W 低信号区	T_1W 脑内高信号	T_1W 蛛网膜下腔或脑室内高信号区
	T_2W 稍高信号区	T_2W 稍高信号区	T_2W 脑内高信号区	T_2W 蛛网膜下腔或脑室内高信号区
DSA	可见阻塞的血管	可见阻塞的血管	可见破裂的血管	可见 AVM 或动脉瘤

第二节 中风的预防

中风是中老年人群中的一种常见多发病，其病死率和病后致残率都很高，严重危害着人们的健康和生命，给家庭和社会带来了沉重的负担。随着我国人民生活水平的提高，人均寿命的相对延长，中风的发病率呈逐渐上升的趋势。因此，制定和推广有效的预防措施以预防、减少中风的发生，对保护人民健康、促进经济建设有重要意义。

"冰冻三尺非一日之寒。"中风的发生是一个长期、缓慢的渐进过程，是由逐渐的量变到质变的结果，是脑血管经历了一系列长期的损害最终形成的，因此预防也将是长期的，要做到持之以恒。中风的发病原因复杂，不但危险因素多，而且诱发因素也非常多，有内在的、遗传的，也有外界的因素，诸如天气突变、用力过猛等，所以预防中风的措施必须是综合的，而且要认真对待，处理得法，不可忽视。目前公认的导致中风的危险因素有高血压、高脂血症、糖尿病、心脏病以及吸烟、过量饮酒、情绪波动、过度疲劳等，积极治疗和防范这些危险因素，可使中风发生的危险性大大降低。

一、积极预防和控制高血压

中风的危险因素尽管有很多，但导致中风最重要的、可改变的危险因素是高血压。高血压是中风的潜在危险因素，中风是高血压的主要并发症，二者有极密切的关系。国内外许多抗高血压随机临床试验证实，降低高血压患者的血压水平，可以显著降低中风的发病危险，而且早期、持续、有效地控制高血压是预防中风的关键。

（一）预防治疗高血压的可行性

高血压的发病因素可分为两大类，即不能改变的因素和可以改变的因素。不能改变的因素有遗传、年龄等，可以改变的因素有摄盐量高、肥胖、过量饮酒及体力活动少等，可以改变的因素是可以克服的。临床观察表明，改变不良的生活方式，如高盐饮食、过量饮酒、体力劳动少、精神紧张等，可以使高血压发病率减少55%，对已经发生高血压的患者进行早期防治，又可使高血压的严重并发症再减少50%，这充分说明高血压是可以预防和控制的，预防治疗高血压是可行的、必要的。

（二）预防治疗高血压的重要性

尽管我国在20世纪50年代就发出了"让高血压低头"的号召，但高血压流行病学统计表明，其发病率并没有得到控制，目前我国高血压仍呈现出发病率高、致残率高、病死率高的"三高"现象。发病率高，全国现有的高血压患者已超过 1 亿人；致残率高，与高血压相关的冠心病、脑卒中、心力衰竭、肾功能障碍、糖尿病等均是致残率较高的疾病；病死率高，全国每年因高血压而致中风死亡的患者超过 100 万，存活患者 500 万 ~ 600 万，其中 75% 以上留有不同程度的残疾。

上海高血压研究所提供的资料显示，从高血压至中风平均病程为 15 年左右，但也有不少高血压患者虽然病程已达 20 ~ 30 年，甚至更长的时间，但并不一定并发中风，这是长期治疗高血压的结果。把高血压控制在安全的范围内，不仅可减少因高血压所致的心血管损害，并且能明显减少发生中风的危险性。有人对长期坚持正规治疗高血压与断断续续治疗高血压的两组患者分别做了随访，结果表明，长期正规治疗的高血压患者不但发生中风的机会明显减少，而且存活时间明显较长。断断续续治疗或不治疗者不但中风的发生率高，其病死率也高。由此可见，长期有效地防治高血压是预防中风的重要措施。

高血压给我国人民的身体健康和经济生活带来的危害是极大的，因此，普及高血压的防治知识，预防高血压的发生，积极治疗高血压，有着十分重要的意义。针对人们对高血压还缺乏足够的认识，普遍存在知晓率低、服药率低、控制率低的"三低"现象，为了提高广大群众对高血压危害性的认识，引起各级政府、各个部门和社会各界对高血压防治工作的重视，普及高血压防治知识，增强全民的自我保健意识，提高全民族的健康水平和生活质量，国家卫生部于 1998 年开始确定每年的 10 月 8 日为全国高血压日，向社会各界显示了我国预防控制高血压的决心。相信在不久的将来，我国的高血压防治就能收到满意的成效。

（三）预防治疗高血压的措施

高血压的预防策略，不仅是针对高危人群（如有明显高血压家族史者，在儿童少年时期血压偏高及肥胖者），更应该针对整个社会人群进行早期预防，对社会全体人群进行卫生保健知识宣传教育。如果从少年儿童时期就培养有益健康的饮食习惯、运动习惯和生活习惯，及早控制高血压发病的各种危险因素，就可以逐步实现人群高血压预防的目标，不仅可以降低高血压的发病率，并且会使更多人的血压保持在正常或理想水平。搞好健康教育及普查工作是预防高血压最基本的工作，合理安排工作和生活、注意饮食调节、戒除限酒、注意减肥，则是防止高血压发生的重要环节。

1. 搞好健康教育及普查工作

积极开展卫生宣传工作，搞好健康教育，认真贯彻预防为主、防治结合的方针，做好高血压的普查工作，是预防高血压最基础的工作。据美国调查，约有一半的高血压患者不知自己患有高血压，即使接受降压治疗的那一部分人，也只有一半人血压得到满意的控制。在我国，这种情况更为突出，很多人虽然患了高血压，甚至已经有了症状，但并不知道自己患上了高血压；明明知道自己患有高血压，不服药、不治疗者也大有人在。因此，开展健康教育及高血压的普查工作是十分必要的。

要大力开展卫生宣传工作，普及高血压的防治知识，使人们了解高血压的危害性以及预防高血压的重要性，让广大人民群众知道引起高血压的病因有哪些，日常生活中要注意些什么，做到人人心里明白，个个清楚高血压的危害性，以防患于未然。搞好普查工作，开展前瞻性及回顾性的调查，研究高血压在人群中的发生、分布、动态特征，以及影响这些特征的因素，如年龄、性别、地区、气候、劳动性质、生活习惯等，从而找出该病的危险因素，并结合具体情况进行针对性的防治，以预防和减少高血压的发生。对 40 岁以上的人，应定期测量血压，以便早发现、早治疗。

通过健康教育，要让人们知道根据易患人群中每个人的不同情况来选择相应的预防措施，例如对于脑力劳动者来说，应更多地参加体育锻炼和室外活动；对于情绪易于激动、抑郁者，要注意克服过分喜悦、愤怒、焦虑、恐惧等因素，学会自我控制，做情绪的主人，使突然发生的不良情况化为平静；对于饮食口味重、食盐量多的人来说，应减少食盐的摄入量；对于肥胖者，则应适当控制饮食，加强锻炼，减轻体重；对于喜欢饮酒的人，则要减少饮酒量，并尽量不饮用烈性酒。如此，就可以从不同个体的特点出发，有效地预防高血压的发生。

2. 合理安排工作和生活

合理安排工作和生活，注意劳逸结合，改善睡眠，避免精神紧张和情绪波动，适当参加体育锻炼，是预防高血压的重要手段。应激伴随着每个人的生活，对人体健康状况产生着重要影响，劳逸失调、精神紧张是促或高血压的危险因素。在中老年人群中，抑郁症最为常见，紧张、焦虑、恐惧、抑郁等心理不稳定因素有引发高血压的危险，减少焦虑，保持乐观本身就可使血压降低。所以，应注意合理安排工作和生活，注意劳逸结合，保持乐观情绪，避免不良刺激。

"生命在于运动"，太极拳、气功、广播体操等能够发挥人体潜在的机能，调整阴阳，舒通血脉，扶正祛邪，静心宁志，益智强身，祛病延年。坚持适量规律的运动，可避免肥胖，祛除疲劳，增加胃肠蠕动，增进心脏和全身健康水平，有利于降低和稳定血压，对预防高血压有肯定的作用。因此，在日常生活中还应注意加强运动锻炼。运动的强度要因人而异，恰到好处，通常掌握"三、五、七"的量，"三"指每天步行3公里，时间30分钟以上；"五"指每周至少5次的运动时间；"七"指中等度运动，即运动到年龄加心率等于170左右最恰当。当然，运动要持之以恒，方能取得成效，切忌"三天打鱼，两天晒网"。

3. 注意饮食调节

高血压的发病与饮食结构密切相关。流行病学调查表明，高盐、高脂肪、高胆固醇、高热量饮食可使高血压发病率增高，注意饮食调节，以低盐、低脂肪、低胆固醇饮食为主，降低食盐、脂肪、胆固醇及热量的摄入，适当多吃蔬菜、水果及豆制品，增加食物中优质蛋白质及钾、钙、镁的含量，可预防或减少高血压的发作。盐是目前最受重视的高血压病因之一，不少调查认为，摄盐量与血压水平及高血压患病率呈正相关，摄入高盐的地区，高血压的发病率高；相反在低盐摄入区，高血压少见，甚至可无高血压，低盐饮食可使血压维持在较低水平，几乎不随年龄增加而升高，因此，控制食盐的摄入量，对预防高血压是非常必要的，根据世界卫生组织的建议，每人每日食盐的摄入量以少于5g为宜。钾与高血压之间呈明显的负相关，我国人民的膳食普遍低钾，钠/钾比值高，在限盐的同时要增加膳食中的钾，降低钠/钾比值是预防高血压的重要措施。增加水果、蔬菜或果汁饮料的食入量，就可使钾摄入增多。全国营养学会建议每人每月吃蔬菜12kg，水果1kg，在量上首先达到此标准，对预防高血压将是有益的。另外，增加牛奶、豆类、鱼及肉类的摄入量，适当增加钙及优质蛋白质的摄入量，以食用植物油为主，保持脂肪酸的良好比例，也是预防高血压应当注意的。科学研究表明，低盐、低脂肪饮食，多食蔬菜、水果、豆制品，适当增加食物中蛋白质及钙、镁等的摄入量，是预防高血压的有效方法，可减少高血压的发生，也有利于控制血压。

烟、酒可对人体产生不良刺激，可引起人体自身调节功能失常，出现血压波动，引发高血压。实验证明，每15分钟吸卷烟1支，连续吸4支后，血压及心率均见明显上升。吸烟肯定能使血压升高，减少吸烟可预防高血压的发生。少量饮酒对高血压发病没有明显影响，但长期大量饮酒可促使血压上升，加速高血压、冠心病的发生和发展，所以戒烟限酒也是预防高血压的重要措施。

4. 注意减肥

肥胖已被证明是血压升高的重要因素，控制及减轻体重也是预防高血压的有效措施。血压与肥胖的关系是明确的，胖人患高血压的概率大。在男性，肥胖者患高血压的可能性比体重正常者高3~4倍；而女性肥胖者患高血压的可能性比体重正常者高6倍，体重的增加通常也伴有血压的增高。因此，血压高的胖子如果能减少饮食量，减轻体重，血压就会下降。调查显示，BMI〔体重（kg）/身高（m）的平方〕≥24kg/m^{2}者高血压的患病率是体重正常者的3~4倍；男性腰围≥85cm、女性腰围≥80cm者高血压患病率为低于此界线者的3.5倍；高血压肥胖者通过减肥，可使其中39%~72%的患者血压降低。可见，注意减肥也是预防高血压的重要手段。

肥胖不单纯是营养问题，除遗传因素外，还取决于机体摄入热能和消耗能量的不平衡。因此，防止肥胖至少要从防止摄入过多的热能和加强运动两方面入手，单纯使用减肥药是不恰当的。

5. 积极治疗高血压以预防并发症

未病先防是最理想的积极措施，但如果疾病已经发生，则应争取早期诊断、早期治疗，以防止疾病的发展与传变，做到既病防变。正确对待、积极治疗高血压，是预防中风、冠心病、肾功能衰竭等并发症的根本措施，也是高血压预防工作的一个重要方面。有些中老年人在被确诊患了高血压后，精神十分紧张，生怕自己哪一天闹个脑出血，患上半身不遂，因此惶惶不可终日，其实这种顾虑是多余的，也是极其有害健康的，只要注意调养，积极治疗，患了高血压，照样能长寿。

一定要认真对待、积极治疗高血压，克服消极思想和急躁情绪，充分发挥患者的主观能动性，与疾病展开顽强的斗争。对于已经确诊的高血压患者，应该认识到高血压的治疗将是长期的，甚至是终身的，必须坚持长期治疗。对高血压的治疗，要达到降低血压、消除症状、长期巩固、预防并发症、恢复劳动力的目的。为此，高血压患者要在注意精神调摄、饮食调理、慎于起居的同时，坚持长时期、有规律的治疗，按时按量服用降压药物（由于治疗高血压的中西药众多，这方面的书籍已经很多，所以具体药物及应用这里不再介绍，若有需要，请参考有关书籍），从小剂量开始，逐渐增加，使血压呈阶梯式缓慢下降，切忌下降过快、过猛。以后长期巩固，保持平稳，减少波动。可通过西药治疗、中药治疗、自然疗法等手段，充分发挥药物治疗的效能，最大限度地调动机体自我调控能力，通过药物治疗和自我调养，达到降低和稳定血压，预防中风、冠心病等并发症发生的目的，从而益寿延年。

二、积极防治高脂血症

脂质是一大类不溶于水的有机化合物，在血浆中与蛋白质结合成大分子脂蛋白。用电泳法，根据脂蛋白电泳泳动度分为原点、前β、β、α脂蛋白；用高速离心法，根据脂蛋白水合物密度分为乳糜微粒、极低密度脂蛋白、低密度脂蛋白、高密度脂蛋白。而极低密度脂蛋白和低密度脂蛋白是极为重要的致动脉粥样硬化蛋白，过去认为它们的致动脉硬化作用是由于其在动脉壁的沉积，近来认为是与动脉壁细胞的脂蛋白受体功能有关。在正常情况下，细胞上的受体具有分布上的局限性、功能上的专一性，只能识别和接受一定的脂蛋白，让其进入细胞内，同时有一定的饱和度，受体接受脂蛋白的能力是受细胞内胆固醇调节的，当细胞内胆固醇多时，受体则阻止脂质再进入，以维持细胞内脂质代谢正常，不发生动脉硬化。当受体缺乏，如家族高脂血症或受体功能异常时，脂质代谢紊乱，大量堆积在细胞外的低密度脂蛋白等，可经非受体方式进入细胞内蓄积起来，使细胞发生脂肪变性、破坏，结缔组织增生，发生动脉粥样硬化。

　　动脉粥样硬化是中老年人普遍存在的病理现象，脑动脉硬化是全身动脉粥样硬化的一部分，除高血压外，它是中风发生和发展的主要病理基础。一般认为，高脂血症和动脉硬化是一对患难兄弟，高脂血症是动脉粥样硬化的基础，因此，积极防治高脂血症，阻止动脉粥样硬化的形成与发展，也是预防中风的关键之一。由于动脉粥样硬化为缓慢隐匿地发展，可以长期无明显的症状，所以常不引起人们的注意。从小养成合理的饮食习惯和健康的生活方式，加强体育锻炼，不吸烟，不饮酒，防止肥胖等，对治疗高脂血症、预防动脉粥样硬化是很有益处的。

　　多年来，医学界一直在研究如何降低血液中的胆固醇等脂类物质的含量来防治动脉粥样硬化，但对血脂过高者，目前仍没有特效方法，一般是提倡综合治疗，包括饮食调理、运动锻炼以及药物治疗等。

（一）饮食调理

观察表明，高脂血症患者城市比农村多，生活水平高者比生活水平低者多，吃荤的人比吃素的人多。由此可以看出，血脂的高低与饮食密切相关，为了达到降血脂的目的，应注意饮食的调理。要控制总热能，减低脂肪尤其是胆固醇与饱和脂肪酸的摄入，适当增加蛋白质的摄入，多食富含维生素的食物。要注意膳食平衡，做到热能平衡、酸碱平衡，达到以素为主，荤素搭配。应少食高糖饮食，多选用富含不饱和脂肪酸的植物油。膳食中的胆固醇几乎全部来自动物源性食物，所以应少吃或不吃。而大豆、玉米、鱼、海带、苹果、山楂，以及新鲜蔬菜如空心菜、黄瓜、竹笋、洋葱、茄子等，具有降低血脂的作用，经常食用益处多多。

（二）运动锻炼

适度的运动能促使身体产生高密度脂蛋白，这种脂蛋白有解除动脉管壁内胆固醇的作用，从而达到降低血脂、防治动脉粥样硬化的目的。同时，体力活动能增加体力消耗和减轻体重，缓解精神紧张状态，有间接降低血脂的作用。据测定，较长时间的有氧锻炼如慢跑、长距离步行等，对降低血脂有肯定的效果。高脂血症患者应根据自己的具体情况，在注意饮食调理的基础上，持之以恒、循序渐进、量力而行地参加体育锻炼，经常练太极拳、八段锦、气功等。

（三）药物治疗

调节血脂代谢、降低血脂的药物很多，各有其优缺点，可在调整饮食、加强锻炼的基础上，在有经验的医生指导下选择应用。

西药有他汀类（如洛伐他汀、辛伐他汀等）、贝特类（如非诺贝特、苯扎贝特等）、胆酸螯合剂（如考来烯胺、考来替哌）以及烟酸类（如烟酸、阿昔莫司），其用法用量宜根据具体情况而定。在药物的选择上，高胆固醇血症首选他汀类。他汀类调脂药物不良反应为肝功能异常和肌病，尽管发生率很低，一般减量或停药后即可恢复，也应在服药期间监测肝功能及血清肌酸磷酸激酶。对混合型血脂异常，三酰甘油低而低密度脂蛋白胆固醇明显增高者，首选他汀类；如三酰甘油高者，应首选贝特类，也可加用胆酸螯合剂，或者胆酸螯合剂加烟酸类。

降脂类的中成药也很多，如降脂灵、脉通、月见草油胶丸等，可根据中医辨证选用。也可选用中药代茶饮，如取山楂30g、草决明15g，加开水1000mL，每天代茶饮，或使用单味中药山楂水煎服等。另外，还可根据病情辨证组方水煎服。

三、及时治疗其他有关的疾病

除积极预防和治疗高血压、高脂血症外，还要及时医治其他躯体疾病，尤其是容易引起中风的糖尿病、心脏病等，这样做可有效地控制或延缓中风的发生，即使发生中风，病情也相对轻些。

糖尿病是中风的危险因素，这是由于脂肪代谢紊乱所造成的。糖尿病人脑动脉硬化的发生率比正常人要高3倍，乃脑动脉硬化的温床，及时治疗糖尿病是预防中风的重要措施之一。可根据糖尿病患者的具体情况，选择适宜的药物进行治疗，同时还应注意饮食调理、情志调节及健身锻炼，以达到控制、稳定血糖，改善患者自觉症状，防止并发症发生的目的。合理饮食是治疗糖尿病的最基本方法，糖尿病人既要控制饮食量，又要限制食物种类，饮食疗法的原则是适当限制每天进食总量，但应供给劳动和生活所必需的营养，每餐以七八成饱为限，并应做到糖、脂肪、蛋白质三大营养素的平衡，防止偏食。采用饮食疗法时，每日三餐要定时、定量，限制吃糖、禁止饮酒，可多吃些含蛋白质丰富的豆类食品和纤维素高的食物，如糙米、蔬菜、海带等。

高血压是中风的重要因素，如果在高血压的基础上再加上心脏病，其危险性就更大了。有研究证实，有高血压及经心电图证实伴有左心室肥大的病人，其脑梗死的危险性要比无左心室肥大者高 9 倍。此外，冠心病、风湿性心脏病、心房纤颤、房室传导阻滞、心力衰竭、亚急性细菌性心内膜炎等心脏病，都能增加中风的发病率。由于心和脑是人体两个极其重要的器官，所以两者同时发病会给生命带来更大的危险，因此，积极治疗各种心脏病也是预防和治疗中风的重要措施。

另外，血小板减少症、脉管炎、严重贫血、结缔组织疾病等，也易引发中风，及时治疗这些疾病，也是预防中风，避免或减少中风发生的有效措施。

四、消除中风的诱发因素

诱发中风的因素有很多，如饮食不当、精神刺激、过度劳累、气候突变等，在人们的日常生活中每时每刻都存在，采取各种防范措施，消除或避免这些因素对机体的影响，可预防、减少中风的发生。

在日常生活中，除注意饮食调节，合理安排工作和生活，注意劳逸结合，改善睡眠，避免精神紧张和情绪波动，适当参加养生锻炼外，还应注意勿过劳、慎用力，防止用脑过度，平时外出时多加小心以免跌倒，气候变化时注意增减衣服预防感冒，洗澡时间不宜过长。高血压患者坚持用药防止血压波动，糖尿病、心脏病患者注意用药以防病情变化等。

五、重视中风先兆的防治

有资料表明，中风先兆（小中风）发作者发展为中风的可能性比无中风先兆者高16倍，约10%的中风先兆者在1年内发生中风，30%~40%的中风先兆者5年内发生中风，特别是中风先兆反复发作已成为发生完全性中风的危险信号。明代医家张三锡说"中风症必有先兆，中年人但觉大拇指时作麻木或不仁，或手足少力，或肌肉微掣，三年内必有暴病"，李用粹也说"平人手指麻木，不时眩晕，乃中风先兆，须预防之，宜慎起居，节饮食，远房帏，调情志"。中风先兆是预报完全性中风最明确的信号，如果抓着了这个关键，及时给予治疗，完全性中风的发生就可以避免或推迟。注意观察，留心先兆，采取相应的措施进行防治，是减少中风发生的重要一环。

中风先兆由于具有发作突然、消失快、恢复后不留后遗症等特点，很容易使人思想上产生麻痹而不加防范，以致反复发作，最终发生中风。有些人出现中风先兆后，思想上正确对待，积极采取防治措施，这样的患者即使以后发生中风，发病时间也会向后推迟，病情也会轻些。因此，中风先兆一旦发生就应引起重视，除了控制病情外，还要预防再发，长期采取预防性措施，可使大批中风先兆者避免发生完全性中风的恶果。

（一）中风病常见的12种先兆

（1）头晕，特别是突然感到眩晕。

（2）肢体麻木，突然感到一侧面部或手脚麻木，有的为舌麻、唇麻。

（3）暂时性吐字不清或讲话不灵。

（4）肢体无力或活动不灵。

（5）与平时不同的头痛。

（6）不明原因突然跌倒或晕倒。

（7）短暂意识丧失或个性和智力的突然变化。

（8）全身明显乏力，肢体软弱无力。

（9）恶心呕吐或血压波动。

（10）整天昏昏欲睡——嗜睡状态。

（11）一侧或某一侧肢体不自主地抽动。

（12）突然出现短暂的视物不清。

要治疗中风先兆，预防完全性中风的发生，首先要积极治疗高血压、高脂血症、糖尿病、心脏病等引起中风的危险因素，注意慎起居、节饮食、调畅情志，吸烟酗酒等不良嗜好，适当减肥并参加体育锻炼，在此基础上运用药物、针灸等多种手段进行调理。

（二）中医辨证治疗

中医防治中风先兆按中医辨证论治的原则进行。一般认为中风先兆的关键病理因素有二：一是血行障碍，由于其形成原因及兼夹因素之不同，可同时有气虚、阴虚、肝阳上亢、痰浊等，其发展最终可导致瘀血或痰瘀互结阻塞经络、窍道而引起中风；另一是肝肾阴虚、肝阳上亢，同时可兼有心火亢盛、肝火上炎、血行不畅等，其最终导致肝风内动，气血上冲，络破血溢而中风。

血行障碍的主要症状为肢体局部或偏侧麻木、无力或半身疼痛，或半身发凉，或舌强语謇，或口眼㖞斜，或偏盲、黑蒙，或精神异常，或肢体震颤等，可突然发生，迅速消失，常反复发作，舌质黯，舌下脉络曲张，或有瘀点，脉细微涩或弦硬而长。其治疗宜以活血化瘀为主，方选桃红四物汤加减，药用丹参、赤芍、当归、川芎、红花、熟地、生地、桃仁、地龙、川牛膝、豨莶草等。气虚血瘀者可加黄芪，或用补阳还五汤加减，阴虚血瘀者加白芍、麦冬等，兼肝阳上亢者加石决明、菊花、代赭石等，痰瘀互结者加竹沥、天竹黄、胆南星、橘红等。

肝肾阴虚、肝阳上亢的主要症状为眩晕、耳鸣，可在短期内突然加重，或剧烈头痛，或一侧肢体麻木、无力，或舌强语謇，平素急躁易怒，面红目赤，口苦咽干，腰膝酸软，夜尿频多，舌质红或红黯，脉弦硬而长，或大于常脉数倍，或寸盛尺虚。其治疗宜以滋补肝肾、平肝潜阳为原则，方选镇肝熄风汤加减，药用牛膝、泽泻、牡蛎、当归、白芍、龟甲、玄参、天麻、钩藤等。兼心肝火盛者加黄连、龙胆草、大黄，兼痰火者加竹沥、天竹黄、瓜蒌、胆南星，兼血行障碍者加丹参、赤芍、地龙等。

（三）针灸治疗

针灸治疗中风有肯定的疗效。如出现手足麻木、头晕等先兆症状时，可针百会、涌泉、率谷穴，每日 1 次，直至症状消失。高血压出现中风先兆，可取风池、阳陵泉，双侧同用，以直接灸为宜，用黄豆大小之艾炷每穴灸 7 ~ 10 壮，以后每日或隔日续灸 5 壮，以加强疗效，10 次为 1 疗程，血压稳定、症状缓解后，每隔 10 天左右再灸 5 ~ 7 壮；也可取百会、风池、曲池、合谷、阳陵泉、三阴交及太冲穴，毫针刺，用泻法，留针 30 分钟，每隔 10 分钟行针 1 次，每日施术 1 次。若年事已高气虚者，可灸百会、风池、肩井、曲池、风市、足三里、绝骨穴等。脑动脉硬化肢体麻木者，取风府、百会、手三里、足三里、丰隆、太冲等穴，毫针刺，每日施术1次，10次为1个疗程。

（四）静脉输液治疗

静脉输液治疗通常从纠正脂质代谢、降低血黏度、扩张脑血管、改善脑循环、增加脑血流量诸方面入手。常用的输液组方有：

（1）复方丹参注射液10～14mL，加入5%或10%葡萄糖注射液500mL中，静脉滴注，每日1次。

（2）低分子右旋糖酐注射液，每次250～500mL，静脉滴注，每日1次。

（3）脉络宁注射液，每次10～20mL，加入5%葡萄糖注射液或生理盐水注射液250～500mL中，静脉滴注，每日1次。

（4）维脑路通注射液，每次60mg，加入5%葡萄糖注射液250～500mL中，静脉滴注，每日1次。

（5）三七总皂苷注射液，每次400～600mg，加入5%或10%葡萄糖250～500mL中，静脉滴注，每日1次。

（6）藻酸双酯钠注射液，每次100～150mg，加入5%葡萄糖注射500mL中，静脉滴注，每日1次。

（7）盐酸培他定氯化钠注射液，每次500mL（含盐酸倍他定20mg），静脉滴注，每日1次。

（8）川芎嗪注射液，每次80mg，加入5%或10%葡萄糖注射液或生理盐水注射液250～500mL中，静脉滴注，每日1次。

（五）口服中西成药治疗

口服中西成药主要从活血化瘀、降低血液黏稠度、抗血小板聚集、改善微循环诸方面入手，这方面的药物众多，常用的有以下几种，临床中可根据具体情况选择应用。

（1）阿司匹林肠溶片，每次 75～100mg，每日 1 次，口服。

（2）脉通胶囊，每次 2 粒，每日 1 次，口服。

（3）活脑通栓胶囊，每次 3～4 粒，每日 3 次，温开水送服。

（4）复方血栓通胶囊，每次 3 粒，每日 3 次，口服。

（5）活血通脉胶囊，每次 4～6 粒，每日 3 次，口服。

（6）噻氯匹定片，每次 250mg，每日 1 次，口服。

（7）血塞通胶囊，每次 3 粒，每日 3 次，口服。

（8）脑心通胶囊，每次 3～4 粒，每日 3 次，口服。

当然，中风先兆的症状千差万别，临床中应详加观察，仔细辨证，恰当用药，方可取得好的疗效。积极防治高血压、脑动脉硬化等易引起中风的诸疾病，从降低血液黏稠度、改善微循环等方面入手，预防和治疗中风先兆，乃治本之策，行之有效，应高度重视。

六、防止中风"杀回马枪"

明代秦景明在《症因脉治·内伤中风症》中说："中风之症……一年半载，又复举发，三四发作，其病渐重。"沈金鳌在《杂病源流犀烛·中风源流》中也说："若风病即愈，而根株未能悬拔，隔一二年或数年必再发，发则必加重，或至丧命，故平时宜预防之，第一防劳累暴怒郁结，调气血，养精神，又常服药以维持之，庶乎可安。"中风的一个重要特点就是好"杀回马枪"，综合有关资料，中风的复发率约在25％左右，复发一次，神经系统的功能损害就加重一次，一般的规律是一次比一次重，间隔时间越来越短。随着复发次数的增多，中风的病死率和致残率也显著增加。轻微中风再发，可能就会留下严重的后遗症，第三次再发后的病死率在50％以上。预防中风复发，防止中风"杀回马枪"，是预防中风的一个重要方面。

预防中风复发，需采取综合性的措施，患者本人的努力是很重要的，通常应从以下几个方面注意。

（一）听从医嘱，坚持治疗原发病

认真听从医嘱，继续治疗原发病，这是防止中风再发的关键，也是治本之策。如果有高血压，必须坚持长期合理地应用降压药物，经常测量血压，以保持血压的正常和稳定；对于糖尿病患者，则应注意饮食调理，按时应用降糖药物，将血糖控制在合理的水平；对于脑动脉硬化、心脏病等基础性疾病，也应积极进行治疗。同时还应根据中风患者的具体情况，选用改善微循环、改善脑部功能、促进各种功能恢复的药物，以控制病情，促进机体康复，预防中风再发。

（二）调畅情志，消除中风的诱因

一旦发生过一次中风，复发就是一个很大的顾虑，中风患者较常人更易出现不稳定的情绪和急躁、厌世的心理，对生活失去信心，不利于疾病的治疗和康复，也容易致使中风的复发，所以应耐心细致地做好患者的思想工作，采取综合性的措施，调畅患者的情志，使患者保持健康的心态和良好的情绪，树立坚强的信心，相信自己一定能够战胜疾病。

要合理安排生活，做到生活有规律，克服不良的嗜好、习惯，戒烟限酒，保证充足有效的睡眠，消除诸如用力过度、劳累过度等诱发中风的因素。饮食以清淡、低胆固醇的食物为宜，多吃豆类及豆制品、新鲜蔬菜和水果，避免过食肥甘厚味。

（三）定期检查，做到防患于未然

要定期检查身体，重点是血压、血脂、血糖、眼底以及心脏功能等，必要时可做头颅 CT、多普勒等检测，了解微循环情况及脑部功能，及时控制过高的血压，纠正心脏的异常变化，降低过高的血糖和血脂，改善微循环及脑部功能，以防患于未然。如发生肢体麻木、运动失灵或无力，以及复视、持续性头痛、头晕、血压波动大、精神异常等变化，应及时到医院诊治，切勿拖延时间。

（四）加强锻炼，增强抗病的能力

生活方面尽可能使患者从事一些力所能及的工作，加强日常生活锻炼，自己洗脸、梳头、刷牙、穿衣及吃饭等，平时自己要锻炼瘫肢做多种活动，以便早日自理生活。坚持健身锻炼，能活动者应坚持行走或慢跑，可运用做医疗体操、太极拳、八段锦、易筋经、祛病延年二十式等运动健身项目，以增强体质，改善症状，促进肢体功能的进一步恢复，提高抗病能力。

（五）搞好护理，创造良好的环境

护理的恰当与否，居住生活环境的好坏，均影响中风患者的治疗和康复，也是预防中风再次发生的一个不可忽视的因素。在中风的康复阶段，患者一般是在家休养，家属要了解一些护理常识，懂得如何用药，科学地协助患者做好中风的康复治疗。在护理期间，要关心体贴患者，密切观察病情的变化。要创造明亮温暖、空气清新、安静舒适的居住场所，优美的居住环境以及和谐的家庭氛围。消除精神紧张，减轻疲劳，使患者能始终保持愉快的心情，以利于调整和改善机体的各种功能，防止或减少中风的再发。

附：预防中风的主要措施有以下几点：

1. 及时治疗可能引起中风的疾病，如动脉硬化、糖尿病、高血压、冠心病、高脂血症、高黏滞血症、肥胖病、颈椎病等。

2. 消除中风的诱发因素，应自我控制和避免情绪波动、过度疲劳、用力过猛等。

3. 坚持适度锻炼，能促进胆固醇分解从而降低血脂，降低血小板的凝集性，并能解除精神紧张和疲劳。

4. 适当控制情绪，切忌情绪的大起大落。情绪波动、精神紧张和劳累均可使交感神经兴奋，血管中儿茶酚胺等血管活性物质增加，从而引起全身血管收缩，心搏加快，血压升高，甚至诱发脑出血。

5. 饮食结构合理，避免饮食过饱。

（1）以低盐、低脂肪、低胆固醇为宜，适当多食豆制品、蔬菜和水果。

（2）应忌烟、限酒，每日饮酒白酒 < 50mL，葡萄酒 < 150mL，啤酒 < 250mL。

（3）定期有针对性地检查血糖和血脂。

（4）膳食中高钠、低钾、低钙均可引发高血压和中风。

人群中钠摄入相差 100mmol（5.9g 食盐）时，血压相差约 10mmHg，中风的危险性相差达 34%；反之，如果膳食中摄入低钠、高钾、高钙，对血压是一种保护因素，进而可减少中风危险性。

6. 生活规律，劳逸结合，不用脑过度。

7. 保持大便通畅，避免因用力排便而使血压急剧升高，引发脑血管病。

8. 注意气候变化，中风患者在气候变化时应当注意防寒保暖，避免严寒的刺激。

9. 注意生活细节，平时外出时多加小心，防止跌跤，起床、低头系鞋带等日常生活动作要缓慢，洗澡时间不宜太长等。

10. 早治"小中风"，一旦发现中风先兆应及时治疗。

11. 抗血小板药物及 HMG – CoA 还原酶抑制剂（他汀类）的应用。

12. 中药活血化瘀类药物的应用。

第三章
中医对中风的认识

第一节　理论渊源

一、有关中风的记载

中风一病，导源于《内经》，该书对中风发病的不同阶段和表现，有着不同的记载。对卒中、昏迷有"仆击""大厥""薄厥"之称，对半身不遂有"偏枯""偏风""身偏不用""痱风"等描述。《灵枢·九宫八风》中说："其有三虚而偏于邪风，则为击仆偏枯矣。"所指"击仆偏枯"，即突然发生的一侧肢体不能随意运动。至于中风的病变部位，根据《素问·调经论》气血并逆之说，结合《素问·玉机真脏论》所说的"春脉如弦……其气来实而强，此谓太过……太过则令人善忘，忽忽眩晕而癫疾也"，可见中风的病变部位在头部。时至汉代，张仲景在《金匮要略·中风历节病脉证并治》中对于中风的病因、脉证，论述较详（《伤寒论·太阳病》所讲的以发热、恶风、汗出、脉浮缓为主症的中风，属外感表虚之证，与本书之中风名同而实异，不属本书论述的范畴），并说"夫风之为病，当半身不遂。或但臂不遂者，此为痹。脉微而数，中风使然"，对中风与痹证做出了明确的鉴别。自此，始有中风专论。

二、有关中风的证候

有关中风的证候，历代文献记载较多。《灵枢·生气通天论》中说"阳气者，大怒而形气绝，而血菀于上，使人薄厥"，《灵枢·调经论》中也说"血之与气，并走于上，则为大厥"，皆属此类论述。后世许多医家都认为本病发病急骤，属昏瞀猝仆之病。

《金匮要略·中风历节病脉证并治》除指出"夫风之为病，当半身不遂"的主症外，还首先提出了中络、中经、中腑、中脏的证候分类方法。隋代巢元方所著的《诸病源候论》对于中风的证候做了较详细的描述，有中风候、风癔候、风口喎候、风痱候、风偏枯候等，如在风癔候中有"其状奄忽不知人，喉里噫噫然有声，舌强不能言"的记载。唐代孙思邈在《千金要方·论杂风状第一》中指出："中风大法有四，一曰偏枯，二曰风痱，三曰风懿，四曰风痹。"偏枯者，半身不遂；风痱者，身无痛，四肢不收；风懿者，奄忽不知人；风痹者，诸痹类风状。这是中风的另一种证候分类方法。明代戴思恭在《证治要诀·中风》中对中风的临床症状做了比较细致的描述，写道："中风之证，猝然晕倒，昏不知人，或痰涎壅盛，咽喉作声，或口眼喎斜，手足瘫痪，或半身不遂，或舌强不语。"张景岳在《景岳全书·非风》中则说："非风一证，即时人所谓中风证也。此证多见卒倒，卒倒多由昏愦。"明代楼英也说："其猝然仆倒者，《经》称为击仆，世又称为卒中，乃初中风时如此也。"说明卒中突然仆倒是中风症状的开始。楼英还说："凡半身不遂者，必口眼喎斜，亦有无半身不遂证而口眼喎斜者……"说明偏瘫必伴有口眼喎斜，但也有没有偏瘫而出现单纯的口眼㖞斜者，提出了应该注意的鉴别诊断问题。李中梓则根据临床表现的不同将中风分为闭证和脱证。

清代程钟龄在《医学心悟·中风不语辨》中按心、脾、肾三经进行分证，指出："若心经不语，必昏冒全不知人，或兼直视摇头等证，盖心不受邪，受邪则殆，此败症也，若胞络受邪，则时昏时醒，或时自喜笑；若脾经不语，则人事明白，或唇缓，口角流涎，语言謇涩；若肾经不语，则腰足痿痹，或耳聋遗尿，以此为辨。"由此可见，中风中脏多以神志障碍为主症。王清任在《医林改错·半身不遂论述》中指出："中风半身不遂，偏身麻木……"认为中风的主症就是半身不遂。沈金鳌在《杂病源流犀烛·中风源流》中更明确地指出："盖中脏者病在里，多滞九窍……中腑者病在表，多着四肢，其症半身不遂，手足不随，痰涎壅盛，气喘如雷，然目犹能视，口犹能言，二便不秘，邪之中犹浅。"沈氏根据病变部位的深浅和病情的轻重探讨了中风证候的分类方法，对病情的了解和预后判断均有帮助。近代医家张山雷、张寿甫等总结前人的经验，对中风的证候阐述渐趋详尽，并有专论中风的专著《中风斠诠》（张山雷著，1917年）、《中风病问答》（蔡陆仙著，1935年）等问世。1949年后，医务工作者对中风的证候观察、分析更趋完善，不仅从宏观上对症状进行研究，还结合现代科学，利用脑血流图、脉象仪、经颅多普勒等，从微观上对中医证型与脑部的实质改变、血流的变化等进行了分析、探索，取得了一定成绩，为进一步阐明中风的证型实质奠定了基础。

在对病情的估计方面，华佗在《中藏经·风中有五生死论》中指出："中风之病，口噤筋急，脉迟者生，脉急而数者死。"金元四大家之一的李东垣说："人之百病，莫大于中风。"刘完素谓"暴病暴死，火性疾速"。明末喻昌在《医门法律·中风绪论》中说道："中风一证，动关生死安危，病之重大，莫有过此者。"这均指出了中风的严重性。总之，历代医家都认为本病证情凶险，变化多端，是难治病证之一。

三、中风的病因学说

由于医家所处的历史条件以及个人的经验不同，对中风发病原因的认识，意见颇不一致，其发展大体可分为两个阶段，经历了一个由外因论到内因论的漫长的发展过程。在唐宋以前，主要以"外风"学说为主，多以"内虚邪中"立论，唐宋以后，特别是金元时代，突出以"内风"立论，可谓中风病因学说上的一大转折。

"内虚邪中"之说最早见于《内经》，《灵枢·刺节真邪论》中说："虚风之贼伤人也，其中也深，不能自去。""虚邪偏客于身半，其入深，内居营卫，营卫稍衰，则真气去，邪气独留，发为偏枯。"此以外风入中立论，认为人体脉络空虚，风邪乃入发为"偏枯"。汉代张仲景在《金匮要略·中风历节病脉证并治》中更明确地提出："脉络空虚，贼邪不泄，或左或右，邪气反缓，正气即急，正气引邪，喝僻不遂……"认为中风由于络脉空虚，风邪乘虚侵入人体而发病，与《内经》"外邪致中"之论相同。隋代巢元方所著的我国第一部病因病理学专著《诸病源候论·中风候》中也有"风偏枯者，由气血偏盛，则腠理开，受于风湿"的记载。宋代严用和在《济生方·中风论治》中则说："荣卫失度，腠理空疏，邪气乘虚而入，乃其感也，为半身不遂……"总之，这一历史时期的医家多认为中风是外风所致，当人体气血亏虚、脉络空虚、卫外不固时，风邪乘虚入中脉络，突然出现口眼喝斜、半身不遂、偏身麻木等症状。

　　至金元时代，许多医家对外风入侵的理论提出了不同的看法，认为中风的病因不是感受外邪为主，而重点在内因的作用，这是中风病因学说的一大转折。如滋阴派朱震亨认为中风是"湿痰生热"所致，主火派刘河间提出了"心火暴盛世"的观点，认为"中风偏瘫者，非谓肝木实至而卒中，由五志过极，皆为热盛致也，俗之风者，言末而忘其本也"，脾胃派李杲则认为"正气自虚"能导致中风。朱震亨、刘河间、李杲的立论点虽然各异，但均偏重于内在的因素。元代王履根据中风发病情况的不同，又提出了"真中风""类中风"的观点，明确指出外风入中所致的病症是"真中风"，而朱震亨、刘河间、李杲以内风立论的中风应是"类中风"，他在《医经溯洄集·中风辨》中说："因于风者，真中风也；因于火、因于气、因于湿者，类中风而非中风也。"王履还强调"中风者，非外来风邪，乃本气病也，凡人年逾四旬气衰之际，或因忧郁喜怒怒伤其气者，多有此疾，壮岁之时无有也，若肥盛则间有之"。进一步说明了中风是由于躯体本身的病变所引起的，患者年龄大都在 40 岁以上，情绪波动常是发病的诱因，这对中风病因学说无疑是一大贡献。

　　明代张景岳倡导"中风非风"之说，提出了"内伤积损"的论点，认为中风"皆内伤积损颓败而然，原非外感风寒所致"。他在《景岳全书·非风》中指出："非风一证，即时人所谓中风证也。此证多见卒倒，卒倒多由昏愦，本皆内伤积损颓败而然。原非外感风寒所致，而古今相传，咸以中风名之，其误甚矣。""凡此病者，多以素不能慎，或七情内伤，或酒色过度，先伤五脏之真阴"；其病机是"阴亏于前，而阳损于后，阴陷于下，而阳泛于上，以致阴阳相失，精气不交，所以忽而昏聩，卒然仆倒……"。在《景岳全书·厥逆》中，还引用《内经》的"大厥"之说，指出"正时人所谓猝倒暴仆之中风，亦即痰火上壅之中风"。王肯堂则十分重视饮食习惯和营养成分与中风发病的关系，指出"久食膏粱厚味，肥甘之品，损伤心脾"。

时至明清，沈金鳌对体质类型与中风发病的关系做了阐发，他在《杂病源流犀烛·中风源流》中说："肥人多中风。河间曰：人肥则腠理致密而多郁滞，气血难以通利，故多卒中也。"并提到"中风瘫痪，非外中风邪，亦非肝风独盛"。由此可见，古人早已注意到中风的内因和外因问题，而且强调内因是主要的，有时可以是综合因素致病。叶天士综合各家学说，结合自己的临床经验，在《临证指南医案·中风》中指出，"精血衰耗，水不涵木，木少滋荣，故肝阳偏亢，内风时起"，进一步阐明了中风"内风旋动"的发病机制。王清任专以气虚血瘀立说，认为中风的发病原因主要在于气虚血瘀，他在《医林改错》中指出："中风半身不遂，偏身麻木，是由气虚血瘀而成。"创活血化瘀之法，爰立补阳还五汤治中风偏瘫，至今仍为临床所常用。

近代医家张山雷在《中风斠诠·中风总论》中指出："肥甘太过，酿痰蕴湿，积热生风，致为暴仆偏枯，猝然而发，如有物击之使仆者，故曰仆击而特着其病源，名以膏粱之病。"在肯定内因致中风的基础上，进一步充实了中风病因学说的内容。张山雷、张寿甫等人总结前人的经验，开始结合现代医学知识，进一步探讨中风的发病原因，认识到本病的发生主要在于肝阳化风，气血并逆，直冲犯脑。

对于中风病因的认识，历代医家各抒己见，形成了中医传统学派各自独具的观点、风格，在经历了不断发展的过程后，使其日臻完善。此中既有外因，也有内因，但以内因为主。在内因中，既有火、气、痰、湿的作用，也有风、虚、瘀的存在，更有心、肝、肾三脏阴阳失调这一根本因素存在，这对理解中风的本质和进行临床治疗具有指导意义。

四、中风的治疗梗概

对于中风的治疗，历代医家积累了许多宝贵的经验。张仲景所著《金匮要略》中有侯氏黑散治大风、四肢烦重、心中恶寒不足者，有风引汤治除热瘫痫。华佗在《中藏经》中论治中风偏枯之法较详，他说："人病中风偏枯，其脉数而面干黑黩，手足不遂，言语謇涩，治之奈何？在上则吐之，在中则泻之，在下则补之，在外则发之，在内则温之按之熨之。吐谓出其涎也，泻谓通其塞也，补谓益其不足也，发谓发其汗也，温谓驱其湿也，按谓散其气也，熨谓助其阳也。治各合其宜，安可一揆？在求其本。脉浮则发之，滑则吐之，脉伏而涩则泻之，脉紧则温之，脉迟则熨之，脉闭则按之。要察其可否，故不能一揆治者也。"

由于中风发病原委之争论，治疗原则也随之而变化。古人论中风以外因为主，治以温散解表为先，今之述中风以内因为著，治以镇潜通利为要。近代医家张山雷在《中风斠诠·中风总论》中说："古之中风皆是外因，治必温散解表者，所以祛外来之邪风也。今之中风多是内因，治必潜降震慑者，所以清内动之风阳也。诚能知内外二因之来源去委，则古今中风证治，思过半矣。"由此不难看出，中风治则之不同，仍应以金元时代为分水岭。

金元以前医家，因对卒仆中风者持外风入中之说，故治疗以祛外风为主。而金元以后，对中风治疗已有较大发展。清代尤在泾在《金匮翼·中风统论》中立有中风八法，一曰开关，二曰固脱，三曰泄大邪，四曰转大气，五曰逐瘫痪，六曰除热气，七曰通窍隧，八曰灸俞穴。强调八法的具体运用应按病期辨证论治。中风初期分闭、脱论治，《金匮翼·中风统论》中说："猝然口噤目张，两手握固，痰壅气塞，无门下药，此为闭证。闭证宜开，不开则死……""猝然之候，但见目合口开、遗尿自汗者，无论有邪无邪，总属脱证。脱者宜固，急在无气也。"开窍法，即开窍清心，适用于闭证，可用苏合香丸、安宫牛黄丸等；固脱法，即回阳救逆，适用于脱证，可用独参汤、参附汤等。此外，急性期还要及时祛除风阳痰火诸邪，此所谓泄大邪；再者，输转大气以利气血的运行布达也很重要。至于恢复期及后遗症期，应着眼于瘫痪和九窍不利的治疗，可采用针灸等方法促进恢复。由于血瘀痰浊久郁化热，所以除热气也为治则的一个方面。

近代医家张山雷总结古代中风方剂甚详，可供临床参考。他在《中风斠诠·古方平议》设方十类，一是开关之方，如救急稀涎散、胜金园、通关散、白矾散等；二是固脱之方，如独参汤、参附汤、三生饮、黑锡丸、地黄饮子等；三是潜阳摄纳方，如风引汤、寒水石煎散、镇心汤、疯癫汤、五石汤、真珠母丸等；四是化痰之方，如枕中方、星香汤、二陈汤、温胆汤、导痰汤、控涎丹等；五是顺气之方，如乌药顺气散、八味顺气散等；六是清热之方，如生葛根三味汤、积热风方、石膏汤、苦参十二味丸、黄连八味散、广济疗热风方、凉膈散、泻青丸等；七是滋养之方，如集灵膏、一贯煎、滋水清肝饮、心脾双补丸等；八是通络方，如独活寄生汤、桑枝煎、天麻酒、续骨丹、大活络丹等；九是风家服食之方，如杞子菖蒲酒、虎骨酒（注：虎骨现已禁用）、豨莶丸等；十是通治中风诸方，如小续命汤、侯氏黑散、大秦艽汤、华佗愈风散等。

早在《素问·调经论》中就提到"……寒独留，则血凝泣，凝则脉不通……"意思是寒气独留，则血行瘀阻，血瘀阻则经脉不通。清代王清任总结前人的经验，在《医林改错》中论述了用活血化瘀法治疗瘀血症的经验，制定了通治上、中、下三部瘀血证的四个方剂：通窍活血汤、血府逐瘀汤、膈下逐瘀汤和少腹逐瘀汤。他创立的治疗血脉滞塞、肢体麻木不适、半身不遂之"血痹"的补阳还五汤，至今仍有效地应用于中风的治疗。用活血化瘀法治疗中风，已成为中西医的共识。

目前中医治疗中风，多综合前人之说，抓住中风为"本虚标实，上盛下虚"的实质，急性期按"急则治其标"的原则，选用平肝熄风、芳香开窍、回阳固脱、化痰通腑、活血通络、清热涤痰诸法；恢复期按"缓则治其本"的原则，应以扶正为主，或标本兼顾，可选用益气活血、育阴通络、滋阴潜阳、健脾化痰、养血通络、滋养肝肾、温阳通络等法。

五、有关中风的预防

中医学十分重视疾病的预防，早在《内经》中就提出了"治未病"的预防思想，强调"防患于未然"。《素问·四气调神大论》中说："圣人不治已病治未病，不治已乱治未乱……夫病已成而后药之，乱已成而后治之，譬犹渴而穿井，斗而铸锥，不亦晚乎？"这就生动地指出了"治未病"的重要意义。

中风病发病率、病死率及致残率均较高，注意中风先兆的观察，采取积极的措施进行预防有重要意义。关于中风的先兆症状及预防，在中医学中早有记载，如元代朱震亨说："眩晕者，中风之渐也。"元代罗天益也说："凡大指、次指麻木或不用者，三年中有中风之患。"明代张三锡在《医学准绳六要》中强调："中风症必有先兆，中年人但觉大拇指时作麻木或不仁，或手足少力，或肌肉微瘛，三年内必有暴病。"明代李中梓在《医宗必读》中说："预防者，当养气血，节饮食，戒七情，远帷幕。"明代医家陈文治也指出："不早为之防，及病成则晚矣。"这些都是前人的经验之谈。清代王清任在《医林改错·记未病前之形状》中记录了 34 种中风前驱症状，并强调说"因不痛不痒，无寒无热，无碍饮食起居，人最易于疏忽"，所以他主张应切实做好中风的预防工作。清代李用粹在《证治汇补·中风》中也强调："平人手指麻木，不时眩晕，乃中风先兆，须预防之，宜慎起居，节饮食，远房帏，调情志。"实践证明，中风的预防，确应从慎起居、调情志、节饮食三方面着手。

"无病先防"是最积极的预防措施，但是中风已经出现，应及早治疗，做到"既病防变""预防再发"。关于中风的复发问题，明代秦景明在《症因脉治·内伤中风症》中提到："中风之证……一年半载，又复举发，三四发作，其病渐重。"清代沈金鳌在《杂病源流犀烛·中风源流》中记载："若风病即愈，而根株未能悬拔，隔一二年或数年必再发，发则必加重，或至丧命，故平时宜预防之，第一防劳累暴怒郁结，调气血，养精神，又常服药以维持之，庶乎可安。"由此可见，中风易复发，且复发时病情必然加重，甚至有生命危险，故应强调以预防为主，对复中应重视防治，以减少中风复发。

第二节　发病原因

中风是急性脑血管病的统称，包括缺血性中风和出血性中风两大类。其病变在脑，其病理形成与心、肝、脾、肾有关。

中医学认为中风主要是由于积损正衰、饮食不节、情志郁怒、气候变化、气虚邪中等原因所引起，虽未能直观地了解和认识发病的实质，但其有关发病原因的许多理论可与现代医学的研究结果互为印证、补充，为中医探讨中风的发病机制、制定相应的防治原则提供了可靠的理论依据。

一、内外相召

"正气存内，邪不可干""邪之所凑，其气必虚"。若人体正气强盛，气血充足，脏腑功能正常，脉络充盈，卫外功能正常，则外来之邪不易侵入，即便侵入，也不易发病或发病后易于治愈；若由于年老体衰，气血不足，脉络空虚，或形盛气衰、痰湿素盛等原因，造成卫外功能失常，则可病从内生。或复受外邪入侵，内在正气不足，脏腑功能失调，招引外邪而发病，致使风邪乘虚入中经络，痹阻气血，或外风引动内在的痰湿，闭阻经络，而出现㖞僻不遂。《诸病源候论·风偏枯候》所说的"偏枯者，由血气偏虚，则腠理开，受于风湿，风湿客于身半，在分腠之间，使血气凝涩，不能润养，久不瘥，真气去，邪气独留，则成偏枯"，就是这个道理。现代医学认为，人体存在脑动脉硬化、糖尿病等引起中风的潜在因素，易受外界环境的变化，特别是气候突变，如冬季气温突然下降，常易出现中风病的发生，与中医内外相召之说也是一致的。

"外因是变化的条件，内因是变化的根据，外因通过内因而起作用。"我们应尽量改善内因这一变化的根据，避免外部条件的骤变，可减少内外相召发病这一病因，防止中风的发生。

二、积损正衰

尽管内外相召可引起中风，但中风的病理形成，其主因还是内因，有时无外因的作用也可发病，积损正衰是最常见的内因。若机体积损颓败到一定程度，可由量变发展为质变，而出现中风。《景岳全书·非风》说："卒倒多由昏愦，本皆内伤积损颓败而然。"由于年老，体质日渐衰减，阴血逐渐耗伤，致使肝肾阴虚，肝阳偏亢；或者因于思虑过度，劳伤心脾，气血亏耗；或劳累过度，形神失养，损伤气血；或纵欲伤精，阴精损伤，均可日积损伤，正气亏衰。天长日久，积损正衰日渐加深，若复遇将息失宜，积损之量变可发展到质的变化，而导致阴亏于下，肝阳鸱张，阳化风动，气血上逆，上蒙元神；或气无以运血，气虚血少，阻于脉络，肢体失养，而突发中风。证之于临床，脑动脉硬化发展到一定程度可形成脑梗死、高血压不能有效控制易诱发脑出血等，都是在身体素有痼疾，当量变到一定程度，引起质的变化而发生的，这与积损正衰的理论也是相对应的。

中风的发生，是机体积损正衰的量变化到一定程度，而出现的质的变化。治疗身体素有的易于引起中风的原发病，防止其日渐损伤，是减少中风发生的有效途径。

三、饮食不节

饮食是人类赖以生存的必要条件。中医说"脾胃为后天之本，气血生化之源"，人依靠饮食获取人体必需的各种营养物质，以资生气血，维持着人体正常的生理代谢和生长、发育。但是，饮食要有一定的节制，饮食失宜、饮食不洁或饮食偏嗜，则又常为导致疾病发生的原因。

《临证指南医案·中风》云："风木过动，中土受戕，不能御其所胜……饮食变痰……或风阳上僭，痰火阻窍，神志不清。"《丹溪心法·中风》中也说："湿土生痰，痰生热，热生风也。"如果平素贪食肥甘，饥饱失宜，或形盛气弱、中气亏虚，脾失健运，聚湿生痰，或肝阳素旺，横逆犯脾，脾运失司，内生痰浊，均可使痰郁化热，引动肝风，夹痰夹火，横窜经络，蒙蔽清窍，而突然昏仆，喎僻不遂。

有关研究表明，高血压和脑动脉硬化是中风的主要病因和病理基础，饮食不当，特别是过食肥腻之品等，可使血脂增高，易出现脑动脉硬化、高血压，增加中风发生的危险性，合理的饮食调理有利于预防中风。以上认识与中医饮食不节是造成中风的主要因素之一的理论是不谋而合的，为了减少中风的发生，一定要注意节制饮食。

四、五志过极

人体的情志活动与脏腑有密切关系，而脏腑功能活动主要靠气的温煦、推动和血的濡养。《素问·阴阳应象大论》说："人有五脏化五气，以生喜怒悲忧恐。"可见，情志活动必须以五脏精气作为物质基础。又说心"在志为喜"，肝"在志为怒"，脾"在志为思"，肺"在志为忧"，肾"在志为恐"，喜、怒、思、忧、恐即所谓的五志。同时，不同的情志变化对各脏腑有不同的影响，而脏腑气血的变化，也会影响情志的变化。情志活动与内脏气血关系密切。在一般情况下，情志活动是有节制的，不会造成疾病，如果失去节制，过极失约，就会发生疾病。过喜烦劳火起于心，大怒气逆火起于肝，思虑过度火起于脾，悲伤恸中则火起于肺，房劳过度火起于肾。总之，五志过极，均能化火；火盛生风，风火相扇，气血上逆，上冲于脑，扰乱神明，故头晕、目眩、猝然昏倒、不省人事；风邪浸淫，筋脉失养，则抽搐、瘛疭，发为中风。正如《素问·调经论》中"血之与气，并走于上，则为大厥，厥则暴死，

气复返则生，不复返则死"。《素问玄机原病式·火类》中
"多因喜怒思悲恐之五志有所过极而卒中者，由五志过极，皆
为热甚故也"所说的五志过极，也是导致中风的原因之一。

　　在日常生活中，因突然生气、情绪激动而引发中风者，并
不鲜见。大量的实验和临床研究证实，不良情绪可引起大脑皮
质及下丘脑兴奋，促使去甲肾上腺素、肾上腺素及儿茶酚胺分
泌增加，以致全身小动脉出现收缩，心跳加快，血压升高，使
已经处于变硬变脆的动脉内压力增大，容易在血管薄弱处发生
破裂，导致脑出血或血栓形成。不难看出，情志所伤导致中风
发生，在这一点中西医也是相一致的。

　　由上可以看出，中风的发生，虽然原因复杂多样，但归纳
起来，是在人体积损正衰、正气不足、脏腑阴阳失调这一内在
量变因素的基础上，由于饮食不节，五志过极，或内外相召
等，由量的变化突发质的改变而形成中风。由于其促发原因各
有侧重，特异性不同，患者的体质等因素各异，因而发病各不
相同，临床表现多种多样，病机转归也不尽相同。

第三节　病机转归

　　中风有中经络、中脏腑的不同，有急性期、恢复期和后遗
症期三期，从现代医学角度来讲，有缺血性中风、出血性中风
两大类，其临床证候纷繁，病机十分复杂，但其发病过程则有
一定的阶段性、规律性。病机的变化，是随着病情的变化而发
生改变的。

一、急性期

　　积损正衰、饮食不节、五志过极等致病的因素，不断积

累，达到一定的程度，可发生由量变到质变的变化，或内外相召，而突然发病，出现猝然昏倒，不省人事，伴有口眼㖞斜、半身不遂、语言不利，或不经昏仆而呈现㖞僻不遂等症状，中风便发生了。在中风初发的急性期，一部分患者病变仅限于血脉经络，无神志改变，病情较轻，此乃中经络；一部分患者病变常波及有关的脏腑，常呈现神志不清，病情较重，此乃中脏腑。

在中经络的患者中，由于发病的基础不同，其急性期的发病机制也各不相同，根据其发病特点，把临床常见的证型归纳起来，计有络脉空虚、风邪入中，肝肾阴虚、风阳上扰，气虚血瘀、脉络阻闭，以及痰热上扰、脉络痹阻四种基本类型。在这些患者中，一部分患者由于正气不足，气血衰弱，脉络空虚，卫外不固，致使风邪得以乘虚入侵，停于经络，阻滞气血，出现口眼㖞斜、口角流涎、肢体拘急、语言不利等症状，表现为络脉空虚、风邪入中；一部分患者，平素头晕头痛，耳鸣目眩，突然出现口眼㖞斜、舌强言謇、手足重滞甚至半身不遂等症状，此乃肝肾阴虚、风阳上扰，夹痰走窜经络、痹阻气血而成；另一部分患者则因年迈体衰，久病体弱，正气自虚，血行无力，复因一时将息失宜，损伤正气，导致气虚血瘀、脉络阻闭；还有一些患者系平素脾虚，痰湿内盛，郁而化热，复因一时将息失宜，或情志内伤，导致心肝炎盛，火动生风，风痰上扰，痰随气升，扰及清窍，横窜经络，脉络痹阻而成。

络脉空虚、风邪入中者，经及时正确地治疗，肢体拘急等风邪外袭的症状可很快缓解，病情逐渐稳定，于2周后进入恢复期，此时以气虚血瘀、脉络阻闭为主要病机。肝肾阴虚、风阳上扰者，经有效的治疗，一般于2～3周后进入恢复期，此时风阳上扰之证已明显减轻，而以肝肾阴虚、脉络不畅为主要病机；但也有一部分患者，虽经治疗，风阳上扰之证不减，此时有复中的危险，甚者有病情加重，转化为中脏腑的可能，临床中要千万注意。气虚血瘀、脉络阻闭者，经用益气活血通络之法治疗，多数患者于 10 天左右进入恢复期，恢复期仍以气虚血瘀、脉络阻闭为主要病机。痰热上扰、脉络痹阻者，经及时正确的治疗，约在 2 周后进入恢复期，常转化为气虚血瘀、脉络阻闭或阴虚血瘀、痰浊阻络之证。此类患者多数病势演变为顺境，预后较好；但也有一些患者，由于痰热重且随风阳上攻清窍，导致神昏，甚则气血逆乱，病情渐重，演变为中脏腑，临证时应当予以注意。

在中脏腑的患者中，虽然都以突然昏倒、不省人事为主要临床表现，但由于其发病机制不同，兼证各不一样，所以有闭证、脱证的区别。在闭证中，根据内风痰火与内风痰湿之不同，又有阳闭、阴闭之异。闭证是邪实内闭，可见牙关紧闭、口噤不开、两手握固、大小便闭、肢体强痉等症状，属实证，其中由肝阳暴涨，阳升风动，气血上逆，风夹痰火蒙清窍者，可兼见面赤身热、气粗口臭、躁扰不宁等热象；由痰湿偏盛，肝气上逆，痰随气升，风夹痰湿，上蒙清窍，内闭经络所致者，可兼见面白唇黯、静卧不烦、四肢不温、痰涎壅盛等湿痰闭阻清窍之寒象。闭证患者，尤其属心肝火旺、内风鸱张者，如及时抢救，可在 3～5 天内神志渐清，症状好转，一般 2 周至 1 个月转入恢复期，其中阳闭患者在恢复期以阴虚阳亢、瘀血痰阻为主要病机，阴闭患者进入恢复期以风痰上扰、脉络痹阻为主要特征。也有一部分闭证患者，病及脾、肾和肺，神明昏败，虽经积极抢救，也常出现变证，或者内闭气血，而使阴阳离决，或者转为脱证而救治较难。若中脏腑者由于肝阳暴涨，气血并走于上，阳浮于上，阴陷于下，阴阳有离决之势，正气虚脱，阴精欲绝，可出现以突然昏仆，不省人事，目合口张，鼻鼾息微，手撒肢冷，汗多，大小便自遗，肢体软瘫为主要表现的危候，此乃中脏腑之脱证。脱证属临床危重症之一，治疗十分棘手，病死率很高。当然，若能审明病因病机，施以恰当的治疗方法，中西医结合，积极抢救，也有治愈的机会。此类患者若经积极正确的救治，有少部分患者生命体征可逐渐稳定，神志日趋清醒，症状减轻，病情稳定、好转，经若3~4周后，可进入恢复期，恢复期仍以气虚为主，同时有瘀血阻滞经脉之机制，表现为气虚血瘀之象。

在急性期，不论中经络、中脏腑的患者，均有复中使病情加重的可能，应注意坚持用药，即使进入恢复期，也有复中者，所以临证时应注意预防，治疗要持之以恒。

二、恢复期

急性期病人经治疗，病情好转，神志逐渐清楚，半身不遂等症状未再加重或有恢复者，则病已进入恢复期。至恢复期如果调养与治疗适当，则病情逐渐好转，有部分病人可望痊愈；若调治不当，或再次有诱因触动，就有再次中风的可能，有一部分患者则难以全面恢复而遗留有后遗症。抓住恢复期中风患者的主要病机，采取切实可行的措施坚持治疗，是促使中风痊愈、减少后遗症及复中发生的主要方法。

中风患者进入恢复期，其急性期的"风"（肝风、外风）、"火"（肝火、心火）等邪盛状态已经控制，正气不足、阴阳失调以及痰浊血瘀的征象渐趋明显，"虚"（气虚、阴虚）、"痰"（风痰、湿痰）、"血"（血瘀）的表现成为主要病机，但未尽之"邪"亦时刻作用于机体。由于是由急性期转化而来，所以恢复期的病机因急性期的不同而各有差异。

中经络的络脉空虚、风邪入中者，经治疗进入恢复期后，以气虚血瘀、脉络阻闭为表现，重点呈现"虚"（气虚）、"瘀"（血瘀）之象。此类患者经正确治疗，一般于 2～3 个月内痊愈，鲜有半年内不愈而留有后遗症者。肝肾阴虚、风阳上扰者，进入恢复期以肝肾阴虚、脉络不畅为发病机制。此时的"虚"（阴虚）、"瘀"（血瘀）占主导地位，若治疗得法，阴阳恢复新的平衡，阻于经络中的瘀血逐渐消散，则病可痊愈，但也有一部分患者虽经治疗，阴阳难以平衡，经络中的瘀血阻滞情况不能有效缓解，半年后遗留有后遗症。气虚血瘀、脉络阻闭者，病机单纯，以"虚"（气虚）、"瘀"（血瘀）为中心，只要坚持治疗，急性期很快过去而进入恢复期，多数患者于 1～3 个月内痊愈，也有少数迁延不愈而留有后遗症者。痰热上扰、脉络痹阻者，在急性期经治疗进入恢复期，"风"邪得以抑制，而呈现气虚血瘀、脉络阻闭及阴虚血瘀、痰浊阻络两种病理变化。这两种患者，因"痰""瘀"阻滞较为顽固，所以痊愈较慢，虽经治疗，仍有一部分患者半年内难以治愈而遗留有后遗症。由此可以看出，在中经络患者进入恢复期后，"虚""瘀"贯穿始终，"痰"邪无时不在，补虚、通瘀、祛痰化浊，应是恢复期治法之主线。

中脏腑的患者，经积极救治进入恢复期，有 3 种病理机转。阳闭患者以阴虚阳亢、瘀血痰阻的机制进入恢复期；阴闭患者以风痰上扰、脉络痹阻为特征；脱证患者则病死率很高，能够进入恢复阶段的很少，此类患者进入恢复期后以气虚血瘀为主要病机。中脏腑的患者病情深重，恢复期较长，治疗宜谨守病机，坚持用药，部分患者在半年内可以治愈，也有部分病例因多种诱因而复中，但多数患者半年后仍遗留有半身不遂、语言不利、口眼㖞斜等后遗症。

恢复期是减少后遗症发生的关键时期。在整个恢复期，"痰""瘀""虚"无时不在，乃中风康复的一大障碍。所以，此期应在谨守阴阳、气血、脏腑功能失调之病机的基础上，还应注意"痰""瘀""虚"的存在。

三、后遗症期

中风患者经恢复期的正确治疗，一部分患者是能够完全康复的，但也有一部分患者，不可避免地遗留有后遗症，最常见的后遗症有半身不遂、语言不利和口眼㖞斜等，且多数情况下兼而并见。由于形成中风的原因不同，治疗经过各不一样，导致后遗症的机制也不尽相同，把各种形式后遗症的病机归纳起来，主要有以下几种：半身不遂有气虚血瘀、脉络瘀阻，肝阳上亢、脉络瘀阻和痰瘀互结、痹阻脉络三个证型；语言不利主要有风痰阻络和肾虚精亏两个证型；口眼㖞斜则常由风痰瘀血阻于络道所致。中风出现后遗症，病程已久，"邪"的滞留较为顽固，很难在短时间内恢复，且单纯一种治疗方法效果也差，坚持药物治疗虽然重要，针灸、气功等康复治疗也必不可少，只有持之以恒，才有可能康复，否则会导致终身残疾。在康复治疗的过程中，还应注意预防，以避免复中的发生，若是复中，必重于前次，临床中应给予高度重视。

当然，以上只是中风病情发展、病机演变的一般规律，由于中风的发生原因不同、患者的体质特点各异，所以发病机制和临床特点各不相同，如中经络一般症状轻、恢复快，中脏腑病情重、恢复慢、复中率高等，但就其发病规律来看，中风病情的阶段性、病机转变的规律性，是切合临床实际的。

第四节　治疗原则

治疗原则，即治疗疾病的法则，是在整体观念和辨证论治精神指导下制定的，对临床立法及处方、用药具有普遍指导意义。治疗原则与治法不同，前者是用以指导治法的总则，后者是治疗原则的具体化。因此，任何具体的治法，总是从属于一定的治疗原则的。

由于疾病的证候表现多种多样，病理变化极为复杂，病变过程有轻重缓急，不同的时间、地点与个体对病情变化也会产生不同的影响。因此，必须善于从复杂多变的疾病现象中，明辨其标本，权衡缓急，平调阴阳，扶正祛邪，从整体进行论治。

中风和其他疾病一样，在治疗时也应做到明辨标本，权衡缓急，平调阴阳，扶正祛邪，整体论治。但是，由于中风有其独特的发病规律，有一个由急性期到恢复期、再到后遗症期的发病过程，有中经络、中脏腑的不同，各阶段的发病机制也不一样，所以，在中风的治疗中，还应注意动态观察病情，做到病证同辨、分段论治。俗话说"疾病三分治，七分养"，中风的护理调养也是治疗中风应注意的基本原则，其是否及时得当，是促进中风康复、减少并发症及复中发生的关键之一。

一、明辨标本，权衡缓急

"急则治其标，缓则治其本"是中医治疗学的重要原则之一。总观中风一病，属本虚标实、上盛下虚之证。在急性期虽有"本虚"的见证，而常以风阳、痰热、腑实、血瘀等"标实"症状较为突出；又因风夹浊邪蒙蔽心窍，壅塞清阳之府，故"上盛"症状也较为明显。按中医"急则治其标"的原则，应先以祛邪为主，可用平熄肝风、清热化痰、活血通络、通腑泄热等治法，此时邪气亢盛，证候偏实而病程短暂，所以治无缓法，宜迅速祛除病邪。同时，也应考虑到该证有本虚的一面，如泻下药量过大或应用过猛等，使病人一日腹泻数次，就会耗损正气，对以后病情的恢复不利，为此要注意防止。到恢复期以后，证候由实转虚，以标本论，则侧重在"本虚"，以上下论，则侧重在"下虚"。临床常见为气虚与阴虚，但以气虚为多见，按中医"缓则治其本"的原则，应以扶正培本为主。因有半身不遂、偏身麻木之见症，故有血瘀痰阻之存在，治宜标本兼顾，常用治法有益气活血、育阴熄风、滋阴潜阳、养血通络、健脾化痰等。对于闭、脱二证，因闭证以邪实内闭为主，属实证，脱证以阳气欲脱为主，属虚证，所以一般情况下，闭证以开闭祛邪，治标为主，脱证以固脱扶正，治本为主，闭脱互见者，要权衡主次缓急，标本兼顾。

当然，在掌握"急则治其标、缓则治其本"的原则时绝不可绝对化，在有些情况下，还需采用标本同治的方法。标本同治并非标本双方对等，而是有所侧重，或重于标，或重于本，当视具体病情而定。

总之，明辨中风发病的标本，权衡病情的轻重缓急，是确立中风正确治疗方法的前提，也是治疗中风的基本原则。

二、动态观察，分段论治

疾病的过程是由不断变化发展与相对稳定阶段组成的，疾病的不断变化发展形成不同的传变、转归趋势，疾病的相对稳定性形成一定的阶段性。疾病的阶段性不仅能反映出病情的轻重、病势的进退等特点，还能揭示出病机的变化，作为易方更药的依据。因此，动态观察病情，分段论治，是中医临床治疗的重要原则，也是"辨证论治""同病异治"原则的具体体现。中风根据发病经过，一般分为急性期、恢复期、后遗症期三个阶段，由于邪正的消长，三个阶段的发病特点不同，病机也各不一样，因此治疗原则也应各不相同。临证时必须根据"同病异治"的原则，做到动态观察病情，分段进行论治，方能获得良好效果。

三、平调阴阳，整体论治

人体正常的生理活动，是阴阳保持相对平衡的结果，而阴阳失去平衡，则是反映人体病理状态的共同特征。所以，整体论治的目的，是使失去平衡的阴阳重新恢复和建立起来，保持新的相对平衡。《素问·至真要大论》中所说的"谨察阴阳所在而调之，以平为期"，是治疗一切疾病立法、选方、遣药的总原则。中风的病机关键总不外乎脏腑功能失调、阴阳偏胜、气血逆乱，因此，去其有余，补其不足，平调阴阳，"以平为期"是治疗中风的主要手段和目的。

整体论治要求在治疗过程中，把人体各部脏腑器官视为一个整体，局部病变是整体病理反应的一部分。因此，立法选方既要注意局部，更需重视整体，通过整体调节，促进局部病变的恢复，从而使阴阳归于相对平衡。中风的发生，病变虽然主要在头部、血脉，但与全身脏腑、经络的功能失常密不可分，它们是相互影响的，所以，在治疗时，既应注意头部及血脉的病变，也不能忽视脏腑、经络的失常，在抓主要矛盾的同时，还应做到全面调整。只有整体论治，才能使中风患者全面康复。人与自然界息息相关，大量临床研究表明，中风的发生发展与季节、地域、体质等诸因素密切相关，在立法、选方、遣药中注意这些因素的存在，做到因时、因地、因人而异，也是整体论治的具体体现。

在坚持辨病与辨证相结合的前提下，还应注意"虚""痰""瘀"贯穿于中风的始终，在制定具体治法时，应正确处理扶正与祛邪、滋阴与潜阳、祛风与通络、活血与化痰、治标与治本的辨证关系，抓住不同阶段、不同时期的主要矛盾，采取单治与合治相结合的方法进行治疗，以利于提高临床疗效。

四、医患结合，重视调养

人们常说"疾病三分治，七分养"，这足以说明疾病自我调养的重要。随着医学水平的提高、医学模式的改变、医学知识的普及，医患关系的观念已由被动就医向"指导合作型""共同参与型"的模式转化，自我调养、重视护理显得越来越重要。中医治疗疾病非常重视护理，把治疗与护理结合在一起，列为辨证治疗的基本原则之一。中医的护理同样是以辨证论治做指导的，因此也当随证而异，且与治则紧紧衔接。在强调精神护理、饮食调养配合药物治疗的同时，常加用一些针灸、推拿、气功等治疗护理方法，以增强治疗效果。中风起病急，并发症多，病程长，且后遗症常见，复发率高，因此在治疗中风时，护理显得更为重要。在急性期，患者常神志不清、活动障碍、饮食受限，良好的护理是促使病情稳定、好转，减少并发症的可靠手段；进入恢复期，适当的自我锻炼、针灸、推拿等调护手段，有利于中风的康复，可降低后遗症的发生率及复中的可能性；在后遗症阶段，合理的护理和自我调养可增强患者的自理能力，促使中风康复，防止中风再发。由上可以看出，注意自我调养，搞好护理，也是治疗中风最基本的原则。

中风是发病率、病死率、致残率均较高的一种临床常见病，至今仍没有理想的治疗方法，重视其预防，预防和治疗高血压、脑动脉硬化等相关疾病，注意日常生活的调理，积极消除中风的病因和诱发因素，可减少中风的发生。同时，对中风患者要做好卫生知识的宣传教育工作，提高自我调养意识，采取多种治疗及调养康复手段，发挥医生与患者两方面的积极性，医患结合，争取患者的尽快康复。

第四章
中医治疗中风的一般思路及临床疗效欠佳的原因和对策

　　中风包括出血性中风和缺血性中风两大类，它具有发病率高、病死率高、致残率高、复发率高以及并发症多的"四高一多"的特点，是严重威胁人类健康的常见病。为了提高中风病的临床疗效，广大医学工作者开展了深入细致的研究，取得了一定成效，但是，直至目前，虽然中西医均有不少治疗方法，从总体来看，临床疗效却不能尽如人意。中医治疗本病确有一定的疗效，但由于中风临床表现比较复杂，各学者对其认识不同，辨证论治随意性大，以及治疗失时、守治失衡、疏于康复等原因，目前中医治疗中风的效果尚欠理想。为了提高中医治疗中风的临床疗效，针对目前中医治疗中风存在的问题，现就中医治疗中风的一般思路、方法以及临床疗效欠佳的原因、对策，提出一些规律性的问题和看法，以期能对中风的治疗有所裨益。

第一节　中医治疗中风的一般思路

　　中医治疗中风的方法很多，但就现阶段而言，仍以在辨病准确的前提下，以辨证分型治疗和专方专药治疗为主。要想辨证准确、治则恰当、疗效满意，就必须辨证与辨病相结合，抓住中风的发病机制，根据中医治疗疾病的总原则，从制定治则上下功夫。同时，在提高中医辨证论治疗效的前提下，注意发挥中医综合治疗和中西医结合治疗的优势。

一、辨证与辨病结合

辨证与辨病相结合是现代中医临床基本的思路与方法，它对及时明确中风的诊断，提高临床疗效有重要意义。

中医历来就十分重视辨病，中医认识疾病的方法，简言之，即辨证与辨病相结合。但是，由于中医的辨病是建立在经验的基础上的，几乎是以临床表现为依据，而不同的疾病有相同的临床表现的又很多，因此，中医的辨病就不可避免地显得粗糙和笼统，在指导临床治疗方面针对性也就比较差。中医应当吸取现代医学的长处，紧密联系现代科学技术，在重视宏观的同时，注意微观的变化，把中医辨病提高到新水平。

辨证论治是中医的精华，是建立在中医学整体观的思想体系的基础上的，是综合归纳分析有关患者发病，包括临床表现在内的各种证据而做出的诊断和治疗。因此，它强调因时、因地、因人制宜，具体情况具体处理，同一临床表现，人不同，地不同，时不同，治疗方法不同，把病和人密切地结合成一个整体，辨证就比较全面、细致、深入、具体，特异性比较强，在治疗上针对性也就比较强，这正是中医的长处。

中医在宏观上进行辨证，应用四诊八纲等能做出机体疾病机能状态的辨证分析，而运用辨病，结合现代科学的客观检查等，可从组织、细胞、分子以及更深的层次上了解病理形态的微观变化，能加深对疾病的本质的认识。把辨证与辨病有机地结合起来，宏观与微观并重，可进一步掌握中风的诊断和治疗规律，对提高中风的临床疗效有重要意义。

中风的临床表现错综复杂，如急性期突然昏倒、不省人事者，此时询问病史比较困难，而出现"昏倒不知人"的疾病又很多，若不结合现代检查，有时很难做出正确的诊断。更何况中风有出血性中风、缺血性中风的不同，如果盲目进行治疗，必然缺乏针对性，或南辕北辙，用药难以奏效。又如中风后遗症之半身不遂，有时症状与痹证相类似，此时也须详细询问病史，进行辨病，必要时借助现代检查，才能明确诊断，否则，不注意中风的特殊性，不辨明病证，按痹证治疗，也难以取得应有的疗效。再如，同样是口眼㖞斜、半身不遂、语言不利，从现代医学看，有脑出血、脑血栓、脑栓塞、蛛网膜下腔出血引起者，也有脑肿瘤、脑脓肿等引起者，其治疗也应各不相同，若仅以活血化瘀通络一法治疗，也不会有好的疗效。又比如中风病在恢复期，虽然主要症状相似，但其病机有气虚血瘀、脉络阻闭，肝肾阴虚、脉络不畅，阴虚血瘀、痰浊阻络，以及阴虚阳亢、瘀血痰阻，风痰上扰、脉络痹阻等情况，脑部有导致中风发生的主因微循环障碍和脑细胞损伤。若只根据患者的体质特点、生活习惯以及中医四诊所得到的临床资料进行辨证论治，有时效果较好，而有时并不令人满意，因为忽视了脑部的损伤，忽视了微观辨病。在辨证论治的基础上结合现代医学对中风的认识，加用经证实具有改善脑部微循环、促进脑细胞功能恢复作用的药物，实践证明，这样运用，改善症状快、效果好。所以，在中风的治疗中，必须做到宏观与微观并重，重视辨病，在辨病准确以后，进行辨证用药，方可取得好的临床疗效。

也有一些患者，在治疗中因忽视个体差异，忽视辨证，只根据 CT 等检查，以改善脑部微循环、保护脑细胞为主要治疗手段，结果不仅口眼㖞斜、半身不遂、语言不利恢复较慢，其他症状也无改善。而根据病情结合辨证施治，则口眼㖞斜等主要症状改善较快，其他伴随症状也逐渐消失，说明辨病的同时不能忽视辨证。况且中风的发病有急性期、恢复期、后遗症期三期，各期又有不同的证型，它们即有共性，又有差异，在临床中要善于区分其特异性，在辨病的同时注意辨证，才是治疗中风的合理方法。

徐灵胎说："病之总者为之病，而一病有数证。"不难看出，"病"与"证"是总体与局部、共性与个性、纲与目的关系。叶天士也说："盖病有见证，有变证，有转证，必灼见其初终转变，胸有成竹，而后施之以方。"可见，辨病对辨证具有指导意义。辨病是认识和解决疾病的基本矛盾，辨证是认识和解决疾病过程中的主要矛盾。辨证与辨病是相辅相成的，是不可分割的统一体，辨证应与辨病相结合。

辨证与辨病相结合，加深宏观与微观的结合，摸清中医各种证型的特异性变化，进一步阐明中风的中医证型本质，可进一步提高中风的诊断水平，使用药更具有针对性，为提高临床疗效开拓新的途径。所以，在中风的诊疗中，必须重视辨证、辨病，做到四诊合参、宏观、微观并重，辨证与辨病结合。

二、灵活运用治标与治本

"急则治其标，缓则治其本"，是中医治疗疾病的一个基本原则。在复杂多变的病证中，常有标本主次的不同，因而在治疗上就应有先后缓急的区别。标本治法的临床应用，在一般情况下是"治病必求于本"。但在某些情况下，标病甚急，如不及时解决，可危及患者生命或影响疾病的治疗，则应采取"急则治其标，缓则治其本"的法则，先治其标病，后治本病。若标本并重，则应标本兼顾，标本同治。中风病的治疗，也应遵循这一原则。

"急则治其标"对中风急性期的治疗有重要指导意义。比如中风突然昏倒、不省人事，首先要辨清闭证与脱证，对于闭证，应以开闭祛邪，治标为主，因为此时的首要问题是开闭，促使患者清醒，以保护生命。对于脱证，应以固脱扶正，治本为主，固脱虽是治本之策，但这里实质上也是"急以治标"，因为汗出、肢冷、脉微欲绝不及时纠正，就会危及生命，固脱虽是治本，但也正是固本，起到了止汗出、温四肢、复血脉的作用，控制了标证的发展，保全了生命。在中风突然昏倒、不省人事之急性期，患者生命是最急迫的，是标，保护生命是"急则治其标"的最好体现。再比如，中风病中突然出现大量吐血，此时如若不予止血，患者生命就将会受到威胁，这时最迫切的是采取应急措施，先止血以治标，待血止后，病情缓和，再治本病。"急则治其标"是急性病中最常用的治法，也是中风治疗中应予特别注意的。"缓则治其本"是中风恢复期和后遗症期临床治疗用药应当遵循的最基本原则。"治病必求于本"，治疗疾病应从病"根"着手，挖去病"根"，则疾病自愈。中风病进入恢复期、后遗症期，危及生命的危险因素已大大降低，此时需要解决的主要矛盾是如何使患者尽快康复，挖病"根"是此时治病应采取的根本措施。抓着中风的发病机制，从"本"上下功夫，注意应用活血化瘀、祛痰通络、滋阴潜阳熄风等治法，是中风恢复期、后遗症期应当坚持的治疗原则，也是"缓则治其本"的最好体现。

如若标病、本病并重，则在治疗中应标本兼顾。比如中风急性期出现闭脱互见者，单纯开闭祛邪以治标，则生命难保；单纯固脱扶正以治本，则邪闭难却，同样危及生命。此时最好的办法是权衡主次，标本兼顾，既要祛除邪闭，又要注意保护生命，只有这样才有可能使邪祛正复，病情好转。又比如中风后遗症之半身不遂出现肢体疼痛，治疗中既应抓病机以治本，又要止疼痛以治标，若单纯止痛则病本难去，若单以治本则疼痛一时难消，都不利于疾病的康复。治标与治本既有原则性，又有灵活性。临床应用或先治本，或先治标，或标本兼治，应视病情变化适当掌握，但最终的目的在于抓着疾病的主要矛盾，做到治病求本。中风病临床表现复杂，病情危急，病程长，有急性期、恢复期、后遗症期三期，在治疗中又有复中的可能，只有时刻注意病情的变化，根据病情的轻重缓急，灵活运用治标与治本，才有可能取得好的临床疗效，求得中风的尽快康复。

三、扶正与祛邪共施

疾病的过程，从邪正关系来说，是正气与邪气矛盾双方互相斗争的过程。邪正斗争的胜负决定着疾病的进退，邪胜于正则病进，正胜于邪则病退。因而治疗疾病，就要扶助正气，祛除邪气，改变邪正双方的力量对比，使之有利于疾病向痊愈方面转化。扶正与祛邪是指导临床治疗用药的一个重要原则。

所谓扶正，即是扶助正气，增强体质，提高机体抗邪能力。扶正多用补虚法。所谓祛邪，即是祛除病邪，使邪祛正安。祛邪多用泻实之法，不同的邪气，不同的部位，其治法也不一样。扶正与祛邪，其方法虽然不同，但两者相互为用，相辅相成。扶正使正气加强，有助于机体抗御和祛除病邪；祛邪能够排除病邪的侵害和干扰，使邪祛正安，则有利于正气的保存和恢复。运用扶正祛邪法则时，要认真细致地观察和分析正邪两方消长、盛衰的情况，并根据正邪在矛盾斗争中的地位，决定扶正与祛邪的主次和先后。

中风的发生，主要在于患者平素气血亏虚，与心、肝、肾三脏阴阳失调，加之忧思恼怒，或饮酒饱食，或房室劳倦，或外邪侵袭等，以致气血运行受阻，肌肤筋脉失于濡养，或阴亏于下，肝阳暴涨，阳化风动，血随气逆，夹痰夹火，横窜经络，蒙蔽清窍而成。不仅有正虚的一面，更有邪实的一面。所以，中风的治疗，必然是既扶正，又祛邪，做到扶正与祛邪共施。中风病急性期中经络的患者，出现络脉空虚、风邪入中病理机制者，应以祛风通络之法以祛邪，用养血之法以扶助正气，做到祛邪扶正并施；出现气虚血瘀、脉络阻闭机制者，正气不足是主要矛盾，所以可用补阳还五汤为主方，以益气扶正为主，兼以活血逐瘀，通络祛邪；出现肝肾阴虚、风阳上扰机制者，肝肾阴虚、阴液亏耗是主要矛盾，所以用滋补肝肾之阴的方法以扶正，阴足则阳亢自平，同时配合熄风通络之法以祛邪，达到扶正与祛邪并施的目的；也有一部分患者以痰热上扰、脉络痹阻为发病机制，此时以邪实为主，清热豁痰、熄风通络以祛除病邪是主要治法，祛邪是第一位的，但并不是说不需要扶正，因为"痰"的形成与脾虚失其健运密切相关，所以健脾扶正以绝生痰之源也是不可缺少的，只不过此时扶正处在从属地位罢了。由上可以看出，中风急性期中经络患者的治疗，扶正与祛邪是同时应用的，但需根据病情区分主次。

中风急性期中脏腑的患者中，有闭证、脱证的不同。闭证患者以邪实内闭为主，属实证，治疗急宜祛邪，根据阳闭、阴闭之不同情况，可分别采用清肝熄风、辛凉开窍法，豁痰熄风、辛温开窍法。脱证患者以阳气欲脱为主，属虚证，治疗急宜扶正，用益气回阳、救阴固脱法。闭证、脱证均为危急重症，治法不同，所以必须分辨清楚，以便正确进行临床救治。同时，闭证与脱证可互相转化，又可同时并见，闭证治不及时或误治，或正不胜邪，可转化为脱证；脱证经过治疗，正气渐复，症状逐渐消失，也可有好转之机。在闭脱转化的过程中，往往还会出现闭、脱二证互见的证候。在治疗闭、脱之证时，应注意灵活运用扶正与祛邪，闭证以开闭祛邪为主，脱证以固脱扶正为主，闭脱互见者要权衡主次，扶正与祛邪兼顾，闭证如出现脱证症状，是病情转重，在祛邪的同时，应注意扶正。中风患者进入恢复期，邪气渐退，正气亦显得不足，"虚""瘀"显露，此时也需扶正与祛邪共施，重视补虚与祛瘀。比如出现气虚血瘀、脉络阻闭者，用益气活血通络之法；出现肝肾阴虚、脉络不畅者，用滋阴清降、活血通络之法；出现阴虚血瘀、痰浊阻络者，用育阴凉血、化痰通络法；出现阴虚阳亢、瘀血痰阻者，用滋阴潜阳、化痰通络法；出现风痰上扰、脉络痹阻者，用化痰熄风、祛瘀通络法。在上述治法中，虽然其主次不同，但扶正与祛邪都是兼顾而用的。中风病恢复期的治疗，也应扶正与祛邪共施。

　　中风患者进入后遗症期，由于正虚不能祛邪外出，邪气久羁，所以治疗也应扶正与祛邪兼用，在扶正的基础上祛邪，或在祛邪的同时扶正。比如气虚血滞、脉络瘀阻所致的半身不遂，用益气活血通络法；肾虚精亏引起的语言不利，用滋阴补肾利窍法；风痰瘀血阻于络道所致的口眼㖞斜，用祛风除痰通络法等。虽然没有明确扶正或祛邪，但都是扶正祛邪原则的具体体现。中风后遗症患者的治疗，也是以扶正祛邪共施为原则的，只不过主次各不相同。由上可以看出，在中风病的治疗始终都是以扶正与祛邪为指导原则的。正确处理扶正与祛邪的关系，恰当运用扶正与祛邪，是治疗中风应当遵循的又一原则。

四、治证与"治脑"兼顾

　　经大量临床实践和现代研究证实，许多中药对改善语言不利、半身不遂、口眼㖞斜等症状，改善脑部血液循环，消除脑水肿，保护脑细胞，恢复神经功能等，具有肯定的治疗作用。改善脑部的血液循环、保护脑细胞功能以"治脑"，是治疗中风最重要的措施。经过几十年不断地研究、探索，活血化瘀等法治疗中风的理论日臻完善，研究不断深入，已从中药中发现、提取和合成了许多具有"治脑"作用的药物，如复方丹参注射液、脉络宁注射液、川芎嗪注射液、活脑通栓胶囊、醋柳黄酮片、银杏叶片、中风回春片等，且其疗效显著，使中药在中风的治疗中得到了广泛的应用。然而，临证选用一些具有改善脑部血液循环、保护脑细胞功能等"治脑"作用的药物，并不是不要辨证。若丢掉了中医整体辨证的优势，便是"舍己之长，就人之短"。

在治疗中风时，应是因病论治，因证用药，在辨证的基础上结合现代研究成果，做到宏观与微观并重，治证与"治脑"兼顾。目前，中医治疗中风时有使用活血化瘀药、平肝潜阳药的习惯，甚至是二两药物的简单堆积，这主要是基于现代医学"脑部微循环障碍""血压过高""脑动脉硬化"等的认识，而忽视了病人的体质，忽视了中医的特色——辨证论治。殊不知中风有出血性中风、缺血性中风之不同，有急性期、恢复期、后遗症期三期之分，患者有偏寒、偏热、偏实、偏虚、偏瘀之异，有形体胖、瘦、高、矮之不同，病程有长有短，居住环境、生活习惯也各不一样，只有谨守病机，辨证用药，才能突出中医之特色，取得好的临床疗效。当然，强调治证并不是不要"治脑"，根据现代研究成果，恰当地"治脑"是提高中风临床疗效的可靠途经，只不过"治脑"必须结合治证，在辨证的基础上进行，做到治证与"治脑"结合。在临床实践中，根据中风患者的不同病情和发病时期，采取辨证分期分型与现代研究成果相结合的方法治疗中风，可取得较好的疗效，体现了治证与"治脑"兼顾的思维方法。在应用活血化瘀、平肝潜阳等治法时，应注意治证与"治脑"兼顾，处理好机体、病证、药物三者的关系，做到既结合现代研究成果，又突出中医特色。

五、重视滋阴潜阳熄风

中风患者多见于中老年人，常由"内风"引起，乃"内伤积损"达到一定程度的产物。随着年龄的增长，人体的精血暗自耗伤，由于肝藏血、肾藏精，所以肝肾阴液均有不同程度的亏损。《临证指南医案·中风》中说："精血衰耗，水不涵木……肝阳偏亢，内风时起。"由于年老体衰，肝肾阴虚，肝阳偏亢；或思虑劳倦，气血亏损，真气耗散，复因将息失宜，致使阴亏于下，肝阳鸱张，阳化风动，气血上逆，上蒙元神，突发本病。正如《景岳全书·非风》篇所说："卒倒多由昏愦，本皆内伤积损颓败而然。"中风的发病机制虽较复杂，有虚、火、风、痰、气、血六端，但肝肾阴虚为其根本，肝阳上亢，阳化风动，气血上逆，上蒙元神，则为常见之病机。要治疗这些，必须恢复肝肾之阴液，用滋阴之法；抑制亢盛之肝阳，用潜阳之法；平息内动之风，用熄风之法。所以，滋阴潜阳熄风之法是治疗中风最常用的方法，临证时必须予以高度重视。当然，在治疗中风时，应用滋阴潜阳熄风之法并不是毫无选择地乱用，要在辨证的基础上进行，不能一见中风就用滋阴潜阳熄风法，比如因于络脉空虚、风邪入中之中风患者，应用此法就不适宜。同时，在应用滋阴潜阳熄风法时，应根据病情与其他治法结合运用，中风常是虚实并存，本虚标实，多兼痰热、夹血瘀、有络阻，所以，在应用时可配合清热祛痰、活血化瘀、活血通络等法。

总之，中风患者多肝肾阴虚，阳化风动，治疗中必须重视滋阴潜阳熄风之法，处理好滋阴潜阳熄风与其他治法的关系。

六、活血化瘀贯穿始终

中风最主要的临床表现是半身不遂、语言不利、口眼㖞斜，其形成，无一不是与血脉瘀阻、经络气血运行不畅，肢体肌肉失去濡养有关。要改善这些症状，必须消除瘀阻，疏通经络，用活血化瘀之法。中风的主要发病机制为瘀血阻于脉络，故活血化瘀应贯穿于中风治疗的始终。对缺血性中风，在急性期应用活血化瘀是毫无疑问的；传统的观点认为，对出血性中风急性期应避免使用活血化瘀的药物，以防加重病情。但"血无止法"，在出血性中风的急性期，控制出血不是采取单纯止血的方法，而是应用活血止血、祛瘀止血、理气止血、凉血止血等法。近年来的研究结果表明，脑出血病人恰当使用活血化瘀药不仅无弊，而且有利于病情的康复。对急性出血性中风，除重症昏迷宜用平肝豁痰开窍法外，凡有瘀血症状者，均可根据病情用活血化瘀法，这样既有利于止血，又能加速血肿的吸收，解除脑受压，有利神经功能的恢复。近年来的研究观察表明，活血化瘀有增加血流量、改善微循环、抑制血小板聚集反应、增强纤维蛋白自溶酶活性等作用，能削弱血栓的形成，验之临床，确有疗效。

北京中医药大学东直门医院神经内科临床研究人员在王永炎教授的带领下，对出血性中风和缺血性中风进行了广泛深入研究，认为其致病原因是多方面的，病机十分复杂，且多本虚标实，但其病理核心为"痰瘀互阻"，因此治疗中主张早期标实者以活血化瘀、通腑化痰为要，他们用此法治疗脑出血、脑梗死疗效较好。全国著名老中医颜德馨认为中风病皆与瘀血有关，他用活血化瘀法治疗出血性中风已获得成功的经验。当然，由于中风病人血瘀的形式不同，在治疗中风时必须辨证应用活血化瘀之法，必要时可结合其他治法。活血化瘀药在不同病情、不同时期有不同的用法，比如出血时以采用药性寒凉的散瘀止血药为妥。由上可以看出，在中风病的急性期，无论是缺血性中风、出血性中风，活血化瘀之法均是适用的，只是须根据病情辨证应用，对出血性中风要谨慎使用。

近代医家张锡纯在《医学衷中参西录·治内外中风方》中说："气血虚者，其经络多瘀滞……加以通气活血之品，以化其瘀滞，则偏枯、痿废者自愈也。"中风病进入恢复期、后遗症期，其本虚（以气虚为主）逐渐显露，血瘀较为突出，所以，活血化瘀通络的治则为各家所共同推崇，得到了不断发展。现今临床上常用的治疗中风的补阳还五汤、复方丹参注射液、脉络宁注射液、通脉舒络液、川芎嗪注射液、中风回春片、活脑通栓胶囊等药物，都是根据活血化瘀原则制成的。瘀血阻滞经络是中风的基本病理变化，所以，活血化瘀通络是中风最基本的治疗原则，在中风病的治疗中，应始终贯穿活血化瘀之法。当然，临床运用活血化瘀之法是灵活的，不能用西医概念的简单替换逻辑做指导，而应在中医理论基础上，正确处理活血化瘀与其他治法的关系，辨证论治。

七、牢记豁痰与利窍

《临证指南医案·中风》中说："风木过动，中土受戕，不能御其所胜……饮食变痰……或风阳上僭，痰火阻窍，神志不清。"中风病最显著的临床特征是起病急骤、证见多端、变化迅速，以猝然昏仆、不省人事，伴有半身不遂、口眼㖞斜为主要症状。在突然昏倒、不省人事之患者中，伴有牙关紧闭、口噤不开、两手握固、大小便闭、肢体强痉的患者，十居八九，这些患者就属于闭证。虽然闭证有阳闭、阴闭的区别，但清窍被蒙、内闭经络是其共同的病机，而出现上述病机的直接原因则是痰火或痰湿随气血、内风上冲于脑。要想控制病情，使患者清醒，必须使痰祛窍开，用豁痰利窍之法。当然，豁痰利窍法也应在辨证的基础上与其他治法配合应用，而不是不加辨证地单一使用，比如阳闭者与清肝熄风、辛凉开窍法配合，阴闭者与平肝熄风、辛温开窍法共施等。至于脱证患者，因以正气欲脱为主，所以此时的治疗以益气回阳、救阴固脱，挽救生命为第一位，豁痰利窍法此时并非适宜，但若闭脱同时出现，在扶助正气、固脱的同时，配合以豁痰利窍之法也是切中病机的。

中风乃本虚标实之证，急性期过后，其虚、瘀日渐显露，一方面气虚、气滞易影响津液输布，滋生痰浊，与瘀血合而为患；另一方面，原有的痰浊瘀血阻于经络，影响气血的运行，加重气虚、气滞。二者互相影响，痰浊瘀血交结，不易消散，所以中风病恢复较慢，甚至遗留有后遗症。此时的治疗，祛痰浊、利经络是不可缺少的，豁痰有利于气血的运行，利窍通络有助于痰浊瘀血的消散，所以，在中风恢复期、后遗症期还需配合应用豁痰利窍之法。但此时与活血化瘀等法相比，豁痰利窍之法是处在次要地位的，是在辨证应用他法的基础上有选择地配合。实践证明，在中风恢复期、后遗症期的治疗中，配合以豁痰利窍之法，有助提高临床疗效。

八、不忘养血与通络

中风常见于中老年人，其气血耗伤，气血不足，脉络空虚，风邪乘虚入中经络，气血痹阻，肌肉筋脉失于濡养，则发中风。中风乃血脉经络受病，与"血"之异常关系密切，所以，治疗中风应从"血"入手，此所谓"治风先治血，血行风自灭"。"血虚宜养之"，中风病人自始至终都存在血虚不能荣的病理改变，况中风病人多有肝肾不足的情况，肝藏血，肾藏精，肝肾同源，精血互生，血虚是不可避免的。养血是补虚扶正治疗中风的治本大法，治疗中风之名方补阳还五汤、大秦艽汤等，均有补血养血的功效，就是这个道理。

虽然半身不遂等症的形成与血不能荣有关，但气血瘀滞、脉络痹阻是肢体废用、语言不利、口眼㖞斜形成的最主要、最直接的原因，若只养不活，则血难以运行、流通，中风的症状也就无从改善。所以，在养血的同时，必须配以通络之法，使气血得以畅行，肢体肌肉得以濡养，半身不遂等症状自会逐渐好转、消失。在中风的治疗中，应用活血化瘀药的同时（多数活血化瘀药就有通络的作用），必配合通络之品，就是基于这个考虑。

养血与通络是治疗中风不可缺少的两个方面，它与活血化瘀法相辅相成，共同构成了治疗中风最主要、最常用的方法。它们以其显著的疗效，发挥着越来越重要的作用。

九、注意补虚调阴阳

疾病的发生，从根本上说是机体阴阳的相对平衡遭到破坏，出现偏盛偏衰的结果。对于阴阳的偏盛偏衰，《素问·至真要大论》中指出应"谨察阴阳所在而调之，以平为期"。因此，调整阴阳，补偏救弊，恢复阴阳的相对平衡，促进阴平阳秘，乃是临床治疗的根本法则之一。中风病的发生，其病机虽较复杂，但肝肾阴虚是其根本，既然有虚，"虚则补之"，必用补虚之法。肝肾阴虚，阴虚则阳亢，肝阳亢盛，风阳内动，夹痰走窜经络，蒙蔽清窍，则发中风。要治疗之，必须补肝肾阴液之虚，抑制亢盛之肝阳，用补虚调阴阳的手段，使阴阳达到新的平衡。中风病人血压多高，常表现为肝阳亢盛，平肝潜阳是常用的治法，也是调整阴阳的具体体现。至于气血不足，脉络瘀阻，用益气养血、活血化瘀通络之法，同样是补虚调阴阳的体现。

由于阴阳是辨证的总纲，疾病的各种病理变化亦均可以阴阳失调加以概括，因此，从广义的角度来讲，治疗中风的诸法，都可归属于调整阴阳的范畴。补虚调阴阳是治疗中风应当遵循的又一原则，临床中也应予以注意。

十、中西医结合诸法并施

目前，临床上确有不少行之有效的治疗中风的方药，但离人们的要求还有很大差距，且经得起重复的不多。应用中医或中西医结合的方法治疗中风要取得突破，就要临床和基础研究相结合，将经过临床严格验证有效的药物做深入的机制研究，最终寻找出疗效满意的专方或药物。经过深入研究，找出疗效令人满意的治疗中风的药物是很有希望的，补阳还五汤、中风回春片、活脑通栓胶囊、复方丹参注射液、脉络宁注射液、川芎嗪注射液、清开灵注射液等的问世，充分说明了这一点。当然，中风的发病面广，病情表现复杂，症状有轻有重，有急性期、恢复期、后遗症期三期，不可能以一个方药来解决全部问题，必须综合多种疗法，从不同途径，针对不同环节，组成系列用药、系列方法。

中医有整体辨证的优势，中药具有活血化瘀、豁痰开窍、平肝潜阳熄风、养血通络、扶正祛邪、调整阴阳气血等功效，有消除脑水肿、改善脑部微循环、保护脑细胞、恢复神经功能等作用，且有内服药、外用药、静脉用药等；有针灸、气功、饮食、心理、康复等治疗方法；有针对急重症的肌肉、静脉注射用针剂，如清开灵注射液、复方丹参注射液、脉络宁注射液、参附注射液、生脉注射液等；有针对恢复期、后遗症期的片、丸剂，如华佗再造丸、中风回春片、脑活素、醋柳黄酮片、银杏叶片、血栓心脉宁、活血通脉胶囊、复方丹参片等。正确处理单治与合治的关系，研究出治疗中风的有效药物或方法，提高单治之疗效，发挥综合治疗之优势，针对中风急性期、恢复期、后遗症期的不同情况，恰当选用一法或数法，最大限度地发挥综合治疗的效能，可促进中风的尽快康复。

　　中西医结合是我国的优势，大量临床实践表明，采用中西医结合的方法治疗中风，其疗效明显优于单纯中医或单纯西医治疗的疗效。我们应发挥中西医结合的优势，在提高单治疗效的前提下，诸法并施，尽量发挥中西医结合治疗的潜在效能，提高治疗中风的临床疗效。中风的病情轻重各异，病程长短不一，临床表现错综复杂，至今仍没有理想的治疗方法。只有患者树立信心，坚持治疗，充分调动医生、患者两方面的积极性，发挥中医整体辨证的优势，结合现代医学理论，坚持辨证与辨病相结合的原则，做到扶正与祛邪并施、治证与"治脑"兼顾，灵活运用治标与治本，重视滋阴潜阳与熄风，注意养血通络和补虚调阴阳，牢记豁痰利窍之法，在中风的治疗中，始终注意贯穿活血化瘀这一主线，积极进行康复锻炼，采取中西医结合、诸法并施的方法，努力提高单治之疗效，最大限度地发挥综合治疗的优势，才能收到较好的临床疗效，求得中风的彻底康复，减少后遗症的发生。

第二节 临床疗效欠佳的原因和对策

对于中风的治疗，虽然中西医均有不少方法，但总体来看，临床疗效却不能尽如人意。究其原因，是多方面的，同时有些是可以避免的。分析、找出疗效欠佳的原因，制定出相应的对策，对提高中风疗效有重要意义。

一、治疗失时

治疗失时是中医治疗中风疗效欠佳的主要原因之一。对中风的治疗，应该是越早越好，特别是应注重急性期、恢复早期的有利时机，想尽办法进行治疗，可降低病死率和后遗症的发生率。但就目前情况看，中风病人在急性期大都就诊于西医，即便有就诊于中医者，医生也多以西医的方法治疗，或者以西医治疗为主。当然，这无可厚非，因为西医的大多数急救措施要比中医先进和完善得多，对中风急性期的治疗，西医有它的优势。但是，我们也应当看到中医的长处。中医在急性期根据辨证选用辛温开窍、辛凉开窍的药物以及开窍醒神的针刺方法等抢救中风昏迷患者，确有独到之处，安宫牛黄丸、清开灵注射液、醒脑静注射液、脉络宁注射液等中药针剂在中风急性期西医不都在应用吗？若发挥中西医结合之优势，争取不失时机地采取中西医结合的方法在急性期及早治疗，相信中风病病死率、致残率会大大降低。急性期已过，中医对恢复期、后遗症期的治疗具有绝对优势，像华佗再造丸、活脑通栓胶囊、脉络宁注射液、三七总皂苷注射液、复方丹参注射液等中药制剂，在临床中不论中医、西医不都在普遍应用吗？但是，由于医者或在西医中，或疏而有漏，或因其他一些复杂微妙的原因，使患者不能及早地甚至根本就没有得到中医的治疗，或因经济原因停药多日再去治疗，或他法治疗疗效欠佳时再找中医，从而失去了最佳治疗时机，影响了本病的临床疗效，甚至使不少患者永废不起，丧失了生活自理能力，给家庭和社会带来沉重的负担。如若及时采取多途径、多疗法进行综合治疗，其临床疗效将会有明显提高。

我们认为，医者要抛弃杂念，把治病救人、提高临床疗效放在首位，治疗中风，要抓准时机，采取中西医结合、双管齐下的方法。急性期可以西医治疗为主，配合中医具有独到之处的醒脑开窍的针剂，辨证应用汤剂以及针灸应急等方法；在恢复期、后遗症期要充分发挥中医综合治疗之优势，以中医综合疗法为主，必要时配合西医治疗。要提高临床疗效，关键在于抓住一个"早"字，不要认为中医只能治慢性病，医者要以科学的态度，正确认识中西医各自的优势，从而将两者有机地结合于临床，造福于患者，万不可厚一薄一。为医要以病人利益为重，积极向患者推荐最有效的治疗方法。要"安神定志，无欲无求，先发大慈恻隐之心，誓愿赴救含灵之苦"，"见彼苦恼，若己有之，一心赴救"，不可"瞻前顾后，自虑吉凶，护惜生命"，"如此可为苍生大医，反此则是含灵巨贼"。

二、辨治失当

中医治疗中风疗效欠佳的另一个重要原因，就是辨治失当。中风病的临床表现复杂多样，有中经络、中脏腑两大类，又有急性期、恢复期、后遗症期三期，在中脏腑的急性期，还有闭证、脱证的不同，而闭证中又分阳闭、阴闭，各期中则有不同的证型、不同的情况，患者的体质强弱、个人嗜好、居住环境千差万别，所以其病情是多种多样的。治疗中风必须从多种多样的病情中，找出各自的特点，辨证准确，用药得当，方能取得好的临床疗效。虽然我们的教科书、各种专著在介绍中风的治疗时，都分中经络、中脏腑两大类，并且各类中又分有不同的证型，其治则、方药各不一样，还有随症加减药物的介绍，但在实际应用时，试问有几个做到了仔细辨证、灵活用药？按气虚血瘀、风阳上扰辨证治疗中经络患者，只用补阳还五汤、镇肝熄风汤两个方剂的大有人在；甚至有相当一部分医生，根本不进行具体辨证，对缺血性中风一概用补阳还五汤，对出血性中风一概用凉血止血法；也有一部分医生，硬套现代医学的理论，大量运用所谓保护脑细胞的中药，把活血化瘀法当成治疗中风之法宝，对血压高者加用降压药，是出血者加用止血药，丢掉了中医最宝贵的辨证论治，就人之短，舍己之长。如此，病杂而型少，证多而方寡，甚至不予辨证地一意孤行，焉能不影响疗效？疗效会好吗？

要改变这种情况，医者应该反复学习中医理论，善于总结临床经验，把中风分成若干类型（比如中经络、中脏腑）、若干期（比如急性期、恢复期、后遗症期），从纷乱的表现中，透过现象，抓住疾病的实质，归纳出若干证型，然后一个证型一个证型地研究，找出最佳治则和方药，结合患者的不同情况和现代研究成果，灵活运用。只有这样，才能辨证准确，治法得当，组方合理，运用于临床才能取得好的疗效。

三、守治失衡

中风发病急骤、变化快，但它的病程较长，治疗起效缓慢，特别是在后遗症期，并非一朝一夕就能见效的。若不明白这一点，守治失衡，朝三暮四，也不会有好的疗效。

守治失衡是医患双方共同存在的问题。在患者，任医不专，急于求成，用药少则三四剂，多则不过十天半月，若不见效，或见效轻微，则舍南就北，更求他医。有的患者，今天找张三治，明天听说李四技术好，又去找李四医，后天则又找王五看，如此倏赵倏钱，难免功亏一篑。还有的患者，今天应用针灸疗法，明天服用汤药，后天又开始找西医治疗，治法不恒定；或治疗用药十天半月，停药一年半载，一曝十寒，则更难取效。在医者，对治疗用药心中没底，不能做到有的放矢，治病不能守法守方，闻听药后无效，动辄更方易辙，时通时补，时温时清，左右自无定见，结果前功尽弃。如此，在于医道不精，胸无成竹。要想提高临床疗效，必须做到胸有成竹，辨证准确，治法专一。首先，医者应注意博极医源，勤于实践，不断提高自己的医学理论水平和临床技能，做到诊疗细心，辨证准确，用药合理，对患者的病情和用药后的情况等了如指掌，不被外界干扰所困惑；其次，要对患者进行健康知识教育和做好思想工作，使其对中风病的发病情况、治疗手段、治疗效果以及自己的病情、所需治疗方法、治疗中存在和应注意的问题、如何配合治疗等，有一个全面而正确的了解、认识，以取得病人及家属的信任和配合。如此医道精通，自然胸有成竹，胸有成竹，自然能守法守方，加之患者理解和配合治疗，辨证准确，治法合理，组方严谨，法守得住，方用得恒，何患不效？

四、疏于康复

众所周知，中风后常会遗留不同程度的功能障碍，如肢体瘫痪、失语、共济失调等。这固然主要是由中风病的特点决定的，但疏于康复，也是并发症、后遗症较多的原因之一。

中风的康复医疗是以神经系统功能的康复为重点，它不但能促进健康的恢复，而且还能预防和治疗各种并发症，降低致残率或减轻残障，有助患者的心理复原，减轻或消除躯体和精神上的功能缺陷，使其最大限度地恢复生活和工作能力。康复对患者、家庭、社会是极其重要的，是中风患者不可缺少的治疗阶段和手段，有人指出中风疗效的取得，三分来自治疗，七分来自康复。实践表明，许多中风患者通过康复训练可重新获得生活自理能力和工作能力。但是，由于患者和家属不懂得康复的重要，有些医生又只重视药物治疗的作用，疏于康复锻炼，致使该恢复的功能不能恢复，不该遗留后遗症的出现了后遗症，临床疗效欠佳。在临床中，衣来伸手、饭来张口、整日卧床、以药为伴的中风患者不是经常可以见到吗？其最终的结局是肢体功能不但不能逐渐恢复，反而出现各种并发症而危及生命。对这些患者如若及早进行康复医疗，坚持功能锻炼，经过一段时间后，多可生活自理。康复锻炼是提高中风临床疗效、减少后遗症发生的重要手段。

要改变疏于康复的状况，医生首先应当从思想上把重药物治疗、轻康复锻炼的观点去除，切实认识到康复锻炼的重要性；其次，要向患者及家属做耐心细致的卫生宣传教育，使他们认识到康复锻炼在中风治疗中所占的重要地位，以便配合医生的治疗，康复锻炼要抓住一个"早"字，最迟在急性期一过、病情稳定后就开始；同时要循序渐进，制订计划，合理安排，持之以恒。只有这样，才能达到康复锻炼的目的，才有利于提高临床疗效。

五、失于配合

中风病病情复杂、病程长，其治疗较为棘手，只有各种疗法取长补短、有机结合，医生患者共同参与、互相配合，才能取得好的疗效。失于配合，是中风临床疗效欠佳的又一原因。

作为医生，应该熟悉各种疗法的优点和不足，把各种疗法恰当地运用于临床治疗中，尽量采取综合疗法，发挥综合治疗的优势，比如药物、针灸一齐用等，克服单打一的缺陷。随着医学水平的提高，医学模式的改变，医学知识的普及，医患关系的观念已由被动就医向"指导合作型""共同参与型"的模式转化，医生患者要互相配合，共同来完成各项治疗。比如医生让患者一天吃三次药，而患者只吃两次；医生要患者每天坚持康复锻炼，而患者"三天打鱼，两天晒网"，这样能取得好的疗效吗？再者，患者在用药过程中有什么情况，比如治疗中出现食欲下降、血压不稳、头晕等症状加重，心脏功能异常等，不能及时向医生反映，医生对以上情况全然不知，治疗方案不能及时调整，同样不能获得好的疗效。只有医患配合，互通有无，才有利于疗效的提高。

综上所述，治疗失时、辨治失当、守治失衡、疏于康复、失于配合这几条是中风治疗中临床疗效欠佳的常见原因，也都是能克服的。只要医患结合，勇于探索，避免以上情况发生，中医治疗中风的临床疗效是能够不断提高的。

第三节　治疗失当病案举例及防范措施

"吃一堑长一智"，"失败是成功之母"，研究临床疗效欠佳的原因和提高疗效的经验与方法，就是为了进一步提高医生的诊疗水平，在临床中更好地服务于患者。为了更好地把理论与实践结合起来，提高医生的诊治水平，下面简要介绍与中风病有关的治疗失当病案及防范措施，以开阔读者的视野，提高分析问题和解决问题的能力，为临床避免或减少误诊误治提供借鉴和参考。

一、辨病辨证失当

（一）病案举例

病例1：谢某，男，52岁，1992年4月18日入院。患者于2年前始发腰痛，曾在某医院住院，诊断为"腰椎间盘突出"，经手术治疗好转出院。1年前渐见双下肢麻木，腰部隐痛，活动受限，曾先后两次在某医院住院治疗，疗效欠佳。近1个月来病情加重，伴见步态不稳，头昏乏力，由门诊以"痹证"收入我科治疗。症见双下肢持续性麻木，腰酸乏力，隐隐作痛，腰部及下肢活动受限，步行乏力，步态不稳，需扶杖而行，弃杖则易跌倒，头昏乏力，口苦纳差，小便色黄，大便秘结，舌质淡红，苔薄白，脉细滑。体温37℃，呼吸20次/分，脉搏84次/分，血压136/84mmHg，腰椎X线片提示第3～4腰椎体骨质增生。诊断为痹证，证属风湿热夹瘀阻络。治以祛风除湿、活血通络，方用当归拈痛汤加减……上方出入用药19天，至5月8日，大小便正常，其他症状无明显改善。……考虑为中风（中经络证），进一步查体见右侧提睾反射消失，左侧皮肤知觉减退，左膝关节浅反射消失，左侧巴宾斯基征阳性，直线行走试验阳性，站立试验阳性。综合症状分析，提示有脑栓塞形成征象，后经头颅CT检查提示脑梗死。确诊为中风（中经络）和痹证，证属气虚血瘀，风湿相搏。治以益气活血、祛瘀通络、祛风祛湿，方用补阳还五汤加减……5月18日，双下肢无明显麻木，活动自如，弃杖而步行平稳，昨天步行2公里，稍感腰部不适，无其他不良反应，各种浅表神经系统检查恢复正常，临床治愈。

分析：此为辨病辨证失当，中风误诊为痹证。临床所见症状不明显之中风，仅表现为肢体麻木无力等，如果医生不仔细辨别，极易把中风误诊为痹证。此例患者中风与痹证同时兼见，医者囿于既往痹证病史，造成误诊误治。如若医生未囿于病史，不把痹证当作主证治疗，做到四诊合参，仔细分析检查，就会发现右侧肌肤出现明显的病变，结合现代检测手段，就可确诊主证应为中经络，痹证退居其次，误诊误治不难避免。后来因诊断明确，故宿疾得愈。

病例2：钱某，男，71岁，1988年11月2日初诊。患者5天前猝然昏仆，不省人事，经当地医生给予针灸、输液、降压等治疗而脱险，但右侧肢体瘫痪，口眼㖞斜，舌强不语。患者之子前来告知，余未睹其症，遂按中风后遗症诊治，施以补阳还五汤加味——服用1剂后，头痛欲裂，烦躁不安，神志模糊，急邀余赴诊。诊见面红，舌绛，苔黄，脉弦滑数，测血压192/105mmHg。察症与脉，知为肝阳上亢，风邪妄动，气血沸腾，壅阻经络。前方治中风偏废，属于气虚血亏，营卫运行无力，而致脉络瘀阻之证，与本证病机大相径庭，故得参芪升举，反助风火之威，急改用平肝潜阳、熄风通络之剂。……煎服5剂，日服1剂。药尽复诊，肢体稍能活动，语言渐清，血压150/94mmHg，舌红润，脉弦。调理2个月，能持杖行走500米左右，而停药。

分析：此为辨病辨证失当，肝阳上亢误诊为气虚络瘀。医生不动四诊，仅凭他人代诉，即自谓病机了然于心，错把肝阳上亢当作气虚络瘀，应用补阳还五汤治疗，结果出现失误。补阳还五汤是治疗中风的常用方剂，但只适用于气虚血瘀型的患者，肝阳上亢型非本方所宜，临证不加辨证，硬套用此方易出现误诊误治。医生若做到四诊合参，不凭他人代诉，则气虚络瘀即可确诊，误诊误治不难避免。

病例3：赵某，女，42岁。患者起病6天，初病即发生右侧颜面及上下肢筋肉痉挛，同侧眼睑、口角向上喎斜，手足外翻，虽神志清醒，亦不能自主控制，每次发作3~5分钟。始病日发作2~3次，之后渐频，观一昼夜竟达10余次，伴头晕、失眠、纳差、口干，服西药未见效，患者于就诊中发作1次，自觉甚苦。观其神疲眼眶色晦，舌淡红苔白，脉弦，遂断为风痰阻络、气血失和之证，治宜祛风化痰、和营止痉。拟牵正散加减，进4剂诸证如故，本证口眼喎斜，手足痉挛，乃"风证"无疑，何祛风而病不愈？思之再三，顿有所悟，盖内风之证多病在肝。……若筋脉失所养，筋脉挛急，诸症风起。而究其筋脉失养之故，细审病情，知病发作痉挛时皮肤汗出似脂状，口干而喜热饮，舌淡红而瘦，病发时舌头颤动，苔自扪之而干，乃诊为肝阴血虚、虚风内动之证，治宜养血滋阴、熄风止痉。拟补肝汤合止痉散加减……进3剂停止发作。守原方加减5剂，调养善后而愈。

分析：此为辨病辨证失当，阴虚风动误诊为风痰阻络。阴虚风动、痰火阻络是临床中风常见之证型，若不仔细辨证容易导致误诊误治。此病例初治时有右侧颜面及上下肢筋肉痉挛，同侧眼睑、口角向上喎斜，不能自主控制，呈发作性，不经细查，即考虑为风痰阻络，气血失和，而出现误诊误治；若能细审病情，四诊合参，详细辨证，则知痉挛时皮肤汗出似脂状，口干而喜热饮，舌淡红而瘦，病发时舌头颤动，苔自扪之而干，即可诊为肝阴血虚、虚风内动之证。后来给予养血滋阴、熄风止痉之剂，药证相符，则不日而愈。

病例4：吴某，女，46岁，平素体质虚弱，心阳心气不足。一天，突然昏仆，不省人事，目合口开，鼻鼾息微，手撒肢冷，汗出不止，二便自遗，肢体软瘫，舌痿，脉微欲绝。全家人吓得六神无主，赶紧请乡医院大夫。大夫看后，也确定不了属于哪型中风，因为看面白唇黯、四肢欠温，静静的，像阴闭证；看目合口开、手撒肢冷、鼻鼾息微，又像脱证。情急无奈，赶紧鼻饲安宫牛黄丸，接着在十二井穴、人中、太冲、涌泉、合谷等穴一通针刺兼放血。忙活一番后大夫走了，病人也慢慢地停止了呼吸。

分析：此为辨病辨证失当，中风脱证误诊为闭证。本例患者病发之状显然为中风之中脏腑，医者知道中脏腑有闭证和脱证之分，闭证又有阳闭和阴闭之异，有时闭证和脱证可以互见，但他没有掌握如何辨别阴闭证与脱证，错把脱证认成阴闭证。情急之下，又拿治疗阳闭证的方法来进行治疗，结果扼杀了病人已危在顷刻的阳气，伤了性命。如若医者能熟练掌握中医基本理论，掌握好辨证的要领，熟悉治法用药，则误诊误治自可避免。

病例5：刘某，男，65 岁，1986 年 7 月 24 日初诊。患者素有高血压，形体稍胖，面赤如醉，于 4 天前猝然仆倒，不省人事，经某县医院抢救脱险，清醒后即出现左侧手足不能活动，舌謇不语。诊时患者面色红，头晕痛，神志尚清，左侧肢体偏废不用，舌㖞斜，舌质红绛，苔黄，脉弦滑，测血压160/100mmHg，即按往日经验，用益气养血、祛瘀通络之法，给予补阳还五汤加减……岂料药进 4 剂时，患者出现面红目赤，头晕头痛欲裂，烦躁不安，神志模糊，更增右侧肢体时作瘛动，脉弦滑而数。余思再三，未得其要，乃览书寻求古训……茅塞顿开，服药不效，病反加重之因，乃患者肝阳偏亢，加之原有面红、头晕、脉弦滑等症状，说明血气仍在升，而方中黄芪为温开补气之品，且属重用，焉有不助气血并走于上之理？遂上方加减……服6剂后，面红目赤诸症悉除，神志清楚，唯左侧肢体活动受限，语言欠流畅。

　　分析：此为辨病辨证失当，中风之肝阳上亢证误诊为气虚络瘀证。中风之发生，多由于血之与气并走于上而厥，厥即是仆跌昏迷，虽然幸得气复而生，但头脑及身体经络必有瘀血积留，阻碍气血运行，致使出现手足不能活动及口眼㖞斜等症状，采用清代名医王清任之补阳还五汤治疗，理当切证，但关键是要注意辨证，要有气虚血瘀之病理机制存在。此患者平素有高血压，面红如醉，现头痛头晕，面红目赤，脉弦滑，肝阳亢盛之病机不难确定，而治疗时，误用益气活血通络之法，忽略了肝阳亢盛之存在，险成大患。如若注意到病人头痛头晕、面红目赤、脉弦滑等症状，则肝阳上亢即可确诊，误治不难避免。

　　病例6：刘某，男，28岁。半身不遂3天，伴言謇舌强，吞咽困难，邀余会诊。查体温37℃，血压110/70mmHg，心肺无异常，舌苔白腻，脉浮缓。按以往的经验，半身不遂，血压又不高时，采用益气祛瘀法，故给予补阳还五汤重用黄芪。服药2时许口渴引饮，随即呕吐又作，大汗淋漓，四肢厥逆，阳气欲脱，速经输液抢救，阳气遂复。虚惊之余，细思误治之因，患者年轻，血压正常，苔白腻，脉浮缓，并非血菀于上，瘀血阻络之证，此络脉空虚，风痰痹阻之故。治宜祛风通络，养血和营，改投大秦艽汤加减2剂，配合阳陵泉透阴陵泉、曲池透少海等针刺疗法，病有转机，下肢可伸缩活动，语言亦较初治时流利，可吞软食，守原法出入，经治月余而瘥。

　　分析：此为辨病辨证失当，中风之风痰阻络证误诊为气虚血瘀证。中风一证临床辨证失误，硬套补阳还五汤必然导致误诊误治。此例患者年轻，血压正常，苔白腻，脉浮缓，并非血菀于上，瘀血阻络之证，乃络脉空虚，风痰痹阻之故，治疗宜祛风通络，养血和营。初治时不注意辨证，凭经验按气虚血瘀证给予治疗中风半身不遂之常用方剂补阳还五汤，药证不符，以致一度病情加重，变证蜂起。如果初治时注意详查病情，仔细分析，就可避免误诊误治。

病例7：王某，男，66岁，工人。因左侧肢体麻木无力4天，伴发语言不利而入院治疗。既往有头晕史，但未测过血压，1986年9月13日突然头晕头痛，流口水，继而左侧肢体麻木无力，走路左偏，测血压180/120mmHg，诊断为高血压Ⅲ期，脑血栓形成。入院时精神疲惫，神志清楚，面色潮红，形体较胖，左鼻唇沟变浅，伸舌居中，舌红少津，中间有裂纹，舌苔黄厚，脉弦，中医辨证属肝阳上亢型，首选镇肝熄风汤……治疗1周后上述症状好转，但仍感下肢沉困无力，以为是气虚所致，当给予补阳还五汤……服药6剂后又出现头晕、口干、舌红，并有烦躁失眠，血压升高。仔细分析用药……中风病1~2周内，多具有痰火壅盛，肝阳上亢，燥热郁积等，不宜用补阳还五汤，后改用滋阴潜阳的镇肝熄风汤加减……服药30余剂，病情逐渐好转出院。

分析：此为辨病辨证失当，肝阳上亢型中风误诊为气虚络瘀型。中风半身不遂以气虚络瘀型较为多见，应用补阳还五汤治疗乃其常法，但其前提是辨证准确。本例患者因辨证不准确，只看表面现象，虽然是极为常用的方剂，但是用之不当，亦可误人。如若不被表面现象所惑，辨证准确，即可避免误诊误治。

病例8：王某，女，75岁，1992年8月11日初诊。患左侧上肢无力酸楚5月余，肌肉瞷动，左膝关节疼痛，时好时犯，食欲不佳，大便秘结，舌根时感强硬，舌质淡紫，苔白，脉弱。诊断为痹证（痛痹），治以散寒止痛，疏风化湿……用泻法治疗 1 个疗程，患者肢体无力酸楚有增无减，关节疼痛不止，气短汗出，全身困倦，手微震颤，舌苔薄白，脉象弱。仔细分析之，诊断为中风先兆（气虚型），治拟益气熄风，通络活血……治疗 2 个疗程，肢体无力和疼痛明显减轻，患者体力精神亦较前恢复，食欲增加，大便调和。依上方又间断巩固治疗 2 个疗程，诸症状消失而愈。

分析：此为辨病辨证失当，气虚中风之先兆误诊为痹证。中风的发生与年龄体质有关，本例患者年逾七旬，肢体无力酸楚，肌肉瞤动，舌根时感强硬，是气虚欲发中风之兆，由于把中风先兆误诊为痹证，认证错误，因而致使治疗失误。患者舌质淡紫苔白，脉弱，已展示气虚无力鼓动血脉周流之征象，然而误治方以疏散立法，伤其表，泻其气，势必造成损气耗营、卫外失固之后果，从而加速了中风的进程。辨证准确是正确诊断和治疗的前提，否则会造成临床误诊误治，在诊治本例患者时如若四诊合参，详加辨证，则可避免误诊误治。

病例 9：任某，男，56 岁。患高血压 5 年，形体较胖，时有头晕头痛，测血压波动在 150～190/90～100mmHg 之间，经常服复方降压片、脑力清等以控制血压，缓解症状。1 周前头晕头痛加重，恶心呕吐，继而突然昏倒，不省人事，遗尿，口噤不开，面赤气粗，痰涎壅盛，烦躁不安，头颅 CT 诊断为脑出血。医者在西药治疗的同时，配合中药治疗，因有昏迷、遗尿，考虑为中风脱证，故用生脉注射液静脉滴注、参附汤鼻饲，结果用药 3 小时后症状不减反而病情进一步加重，故又邀中医会诊。细查之，痰多体丰，脉洪大有力，面赤气粗，烦躁不安，虽有昏迷、遗尿，但据中医辨证当属中风闭证之痰火邪实证无疑。在西医治疗的同时配合醒脑静注射液静脉滴注，安宫牛黄丸鼻饲，2 天后神志逐渐清醒，继续调治 3 周病情好转出院。

分析：此为辨病辨证失当，中风闭证误诊为中风脱证，治疗用药失当。本例患者实为中风闭证，证属痰火邪实，据其痰多体丰、脉洪大有力、面赤气粗即可确诊。然初治时西医对中医辨证不甚精通，据其昏迷、遗尿即误诊为中风脱证，给予生脉注射液、参附汤治疗，结果病不减反而加重。中风闭证、脱证皆有神昏，医者若不详细审察，常致诊断辨证失误，出现误治，临床要引以为戒。

病例 10：赵某，女，72 岁。2 个月前曾因猝然昏仆，不省人事，继而左侧肢体偏瘫不遂，在某医院诊治，诊断为"脑血栓形成"，住院治疗月余，病情好转出院。今再邀中医治疗，诊时患者神志清楚，但语言謇涩，口角流涎，左侧肢体瘫痪，头昏，口苦，二便自调，舌苔白而腻，脉弦滑。初投羚羊钩藤汤加化痰开窍之品，语言稍利，流涎得止，但肢体瘫痪未见好转，故改用补阳还五汤治之。……殊不知仅服 2 剂，患者周身潮热大作，时时上冲头巅，头昏更甚，面赤口苦，眼睛作胀，并见左侧肢体水肿较甚，舌苔黄腻，脉滑数。乃知药不对证，急当改弦易辙。余思之……患者年事虽高，但形体丰腴，肝阳偏旺，若稍施温燥，每易引动肝火上亢，加重病情。故改用龙胆泻肝汤加平肝熄风之品，诸症好转，水肿消失，后宗张锡纯镇肝熄风汤化裁，结合针灸，治疗月余，基本获愈。

分析：此为辨病辨证失当，中风肝阳上亢证误诊为气虚络瘀证。本例患者在治疗时一味墨守专方专药，呆板地套用现代研究证实的某些药理作用，丢掉了中医辨证论治的特色，故而难以获得预期的疗效。医生若在诊治时认识到任何"专方""专药"与疾病都是相对的，而不是绝对的，要想获得好的疗效，就必须正确地掌握辨证论治的原则，做到"方证合拍""药随证变"，即可避免误诊误治，提高疗效。

（二）防范措施

引起中风辨病辨证失当的原因是多方面的，但从临床来看，主要有主观臆断、囿于病史、惑于西医诊断、四诊不详、拘于经验以及辨证之误等，采取以下措施可避免或减少辨病辨证失当。

1. 辨病辨证，结合考虑

中医和西医所研究的客体是一致的，但是所采用的方法不同，中医诊治疾病是运用辨证论治，特别强调人体是一个有机的整体，而西医则是辨病论治，注重疾病的局部病理改变。中医的辨证论治与西医的辨病论治有着根本的不同，不能辨西医之病而用中医之药，中风病包括脑出血、脑栓塞等西医之病。现在有一种倾向，一见脑栓塞半身不遂就应用补阳还五汤及具有活血化瘀作用的中药，一见脑出血昏迷就用清开灵注射液、醒脑静注射液等清热止血和开窍醒脑药，用大量的"治脑"中药去治疗中风病，这样惑于西医诊断，中西汇通不准确，势必造成误诊误治。辨病辨证结合考虑，在明确西医诊断、中医诊断的前提下，抓住中医的特色辨证论治，有助于避免误诊，提高临床疗效。

2. 紧抓鉴别，避免误诊

中风病与口僻、痫证、厥证、痉证、痿证以及痹证等在临床表现上有诸多相似之处，容易出现误诊。不能一见半身不遂、昏迷就考虑是中风，应紧抓鉴别，找出各种疾病特征性的表现仔细分析病情，以避免诊断失误。

3. 详审病史，四诊合参

疾病的临床表现是多种多样、错综复杂的，中风病在发病前多有基础病，且常有先兆，医生在诊断过程中，必须详审病史，仔细诊察，通过望、闻、问、切全面收集临床资料，去伪存真，做到四诊合参，不可顾此失彼，遗漏症状体征。如若凭经验用药，或惑于脉象，或察舌不细，或脉症不参，势必造成误诊误治。在临证时对患者仔细诊察，注意四诊合参，认真分析，综合考虑，分清主次，抓住主要矛盾，有助于避免辨证失误。

4. 掌握特征，分清证型

中风病有中经络、中脏腑两大类型，在中经络中又有气虚血瘀、肝肾阴虚、痰热上扰等诸多因素存在，有各不一样的证型，而中脏腑又有闭证、脱证以及阴闭、阳闭之异，它们的临床表现同中有异。只有认真学习，掌握中风的临床特征，分清其各种不同证型，做到成竹在胸，才能遇到病人从容不乱，不为疑似症状所迷惑，减少误诊误治。

二、治法用药失当

（一）病案举例

病例1：王某，女，45 岁。患者 1990 年 4 月 18 日夜间，因生气后突然昏仆，不省人事，他院诊断为脑出血，抢救 48 小时后神志清醒，我院以中风收住院。入院时患者头痛甚，频频呕吐，语言謇涩，口眼㖞斜，右侧上下肢痿废，双侧瞳孔不等大，测血压 140/110mmHg，血、尿常规正常。经给予降颅压、降血压、止血以及抗炎等支持疗法治疗，3 日后头痛减轻，呕吐止，血压降至 114/97mmHg，但发病来始终未解大便，病人又现烦躁，面部潮红，脘腹胀满，纳食不香，舌红燥，苔黑，脉弦实有力，经甘油灌肠 2 次，每晚用开塞露 2

支，也未能奏效。唯恐再度脑出血，故急服大承气汤以涤荡胃肠之热，大黄用至 20g 后下，芒硝 6g 冲服，仍未大便，腹痛隐隐，烦躁、面赤更甚，恶心，水米不思，提示药不中病。究其根本，此方实属尚未兼顾其大病后阴液亏乏之剂，改服增液承气汤加味……1 日 3 次。当晚大便 1 次，如羊粪状，脘腹胀满大减，烦躁除，面色正常，欲食食物。效不更方，继服 3 剂后，大黄减至 10g，去芒硝，加焦三仙以消食导滞，润肠通便，5 剂后大便通畅，每日 1 次，不干不湿，饮食正常。

分析：此为治法用药失当，大病后津液亏乏，不注意滋养阴液，治疗单用峻下之剂。此患者观其脉症，似具备阳明腑实之痞、满、燥、实之证，投大承气汤亦应有效。无效的原因实属医者辨证不参体质，忽略了患者大病后津液亏乏、舌苔黑之虚，证属本虚标实，医者标本不能兼顾，治标不治本，乃治法用药不当导致的误治。若能注意详辨标本，找出发病的根本原因，可避免出现误治。

病例 2：刘某，男，54 岁，2001 年 12 月 8 日初诊。患者患高血压 5 年，经常头晕头痛，耳鸣心烦，半月前因突然右下肢麻木、走路不稳，继之语言不利而到某处诊治。经查头颅 CT 诊断为脑栓塞，即给予治瘫名方补阳还五汤治疗，用药 4 天，不但症状不减，反而又出现肢体震颤，烦躁易怒，面红目赤等，故邀余再诊。查其舌质红，苔薄黄，脉弦数，测血压 180/95mmHg。证属肝肾阴虚，风阳上扰所致，停用补阳还五汤，改用具有滋养肝肾、潜阳熄风作用的镇肝熄风汤加减。处方：白芍 18g，玄参 15g，天冬 12g，龙骨 24g，牡蛎 24g，代赭石 15g，川牛膝 15g，天麻 12g，钩藤 15g，磁石 18g，龟甲 15g，黄芩 12g，竹茹 12g，丹参 15g，鸡血藤 15g，地龙 12g，甘草 6g。并配合脉络宁注射液 20mL，加入 10% 葡萄糖注射液

500mL 中，静脉滴注，每日一次。1 周后病情明显减轻，用药 2 周，肢体功能恢复，语言流利，其他自觉症状消失。

分析：此为治法用药失当，肝肾阴虚、风阳上扰证误用益气活血通络之补阳还五汤。今之中医，有相当一部分一见到脑栓塞半身不遂，就不加分析地投以所谓的治瘫效方补阳还五汤，似乎已成惯例。殊不知中医贵在辨证，补阳还五汤虽然治疗中风偏瘫有较好的疗效，但也有其适用范围，有是证用是药，方可对号入座，似此，无不偾事者，良可叹也。如若重视辨证施治，不盲目崇拜"治瘫效方"，根据证情选用恰当的治则方药，误治自可避免。

病例3：智某，男，66 岁，2003 年 6 月 9 日初诊。患者 1999 年 3 月发现血压高于正常，即到某医院诊治，诊断为高血压，经常服复方降压片、卡托普利片以控制血压，缓解头晕头痛等自觉症状。2003 年 6 月 2 日因与人吵架，头痛头晕突然加重，继而右侧肢体瘫痪，昏不知人，遂到某医院治疗，经查头颅 CT 等，诊断为少量脑出血，经治疗 3 天后神志清醒，但右侧肢体瘫痪等症状无明显变化。为使疗效更好，前医在继续应用西药治疗的同时，加用华佗再造丸（每次 8g，每日 2 次口服）、三七总皂苷注射液（每次 80mg，加入 10% 葡萄糖注射液 500mL 中，静脉滴注，每日 1 次）。结果适得其反，于 3 天后再次发生脑出血，入我院后虽经积极抢救，但终因出血量较大，病情危重，于 6 月 12 日死亡。

分析：此为治法用药失当，为了使疗效更好，不加分析地加用大量活血通络药，出现用药失误，结果适得其反，而使脑出血再次发生。对于脑出血患者，并不是一概不能用活血化瘀药，关键是要根据辨证对证下药，同时选药和药物用量也要慎重。通常认为，只要有血瘀的情况存在，均可应用活血化瘀药，但应注意选择治法上应是活血止血，在用药上药性要平和，切勿选峻猛之品，并且用量宜小。三七总皂苷注射液在注意事项中明确指出脑出血急性期尽量不用，若用用量也宜控制在每日 100~200mg，1 周后可加大到 400mg；对于华佗再造丸，说明书中也明确指出脑出血急性期不能用。为了取得速效、佳效，医者不顾用药的禁忌，随意加大药物用量，结果出现误治。如若医生在临床中谨慎一些，选药用药时多考虑考虑，则误治不难避免，意外事故自可防止。

病例 4：吕某，男，52 岁，2001 年 11 月 2 日初诊。患者 5 年前发现血压高于正常，时常头晕头痛，经常服复方罗布麻片以控制血压，缓解头晕头痛等自觉症状。3 天前头晕头痛突然加重，并伴发口眼㖞斜、舌根发硬、语言不利、左下肢麻木重滞、行走不便等，查舌质红，苔薄少，脉弦细，测血压 160/92mmHg，头颅 CT 提示脑梗死。临床诊断为脑栓塞，中医辨证属肝肾阴虚，风阳上扰型。在给予脉络宁注射液、维脑路通注射液静脉滴注的同时，配合应用滋阴潜阳、熄风通络之镇肝熄风汤加减。处方：白芍 18g，玄参 15g，大黄 10g，龙骨 24g，牡蛎 24g，代赭石 15g，黄芩 12g，川牛膝 15g，夏枯草 15g，天麻 12g，钩藤 15g，磁石 18g，菊花 15g，龟甲 15g，竹茹 12g，栀子 12g，丹参 15g，地龙 12g，甘草 6g。用药 3 天，患者血压趋于正常，头晕头痛减轻，肢体功能有所恢复。继续按上方再用 1 周，不仅自觉症状没有明显改善，且又出现大便稀溏，日 3~4 次，头部昏蒙，精神萎靡，面色苍白，神疲懒言，纳差恶心，腹胀腹痛等。考虑为过用苦寒，伤及脾胃，方药进行调整，撤苦寒之大黄、黄芩、栀子、菊花等。1 周后，头晕头痛消失，肢体及语言功能明显恢复，精神好转，食欲佳，大便调。继续治疗半月，诸症消失，测血压 140/90mmHg，停止静脉滴注用药，停服中药汤剂，改用复方罗布麻片、中风回春片，以善其后。

分析：此为治法用药失当，过用寒凉伤及脾胃，引发变证。肝肾阴虚，风阳上扰型中风，应用滋阴潜阳、熄风通络之镇肝熄风汤加减，药证相符，可谓对证，但在用药时应仔细考虑，谨慎选用，切忌寒凉太过，并需考虑患者体质等多种因素。本例患者选用脉络宁注射液、维脑路通注射液以及镇肝熄风汤加减，并无过错，所不当的是用药 3 天后血压趋于正常，头晕头痛减轻，肢体功能有所恢复，热象已不明显，但没能及时撤减大黄、黄芩、夏枯草、栀子等苦寒药品，应用苦寒药过多，败胃困脾，造成误治。若医者能做到"观其脉证，知犯何逆，随证治之"，根据病情的变化及时调整用药，则可避免误治发生。

病例 5：于某，男，74 岁，患者平素体质虚弱，经常头晕心悸，气短乏力，测血压偏低，心电图提示心动过缓。半月前早晨锻炼时突然出现左侧肢体麻木无力，行走不便，语言謇涩，即到某医院诊治，测血压为 110/80mmHg，经查头颅 CT 等，诊断为脑梗死。因有面色㿠白，气短乏力，精神不振，动则心悸汗出等症状，舌质黯淡，苔薄白，脉沉细，中医辨证属气虚血瘀型中风，故在应用低分子右旋糖酐注射液、维脑路通注射液静脉滴注的同时，配合中药汤剂补阳还五汤加味水煎服。处方：党参 18g，黄芪 30g，赤芍 15g，川芎 15g，当归 12g，地龙 12g，白术 15g，熟地 12g，茯苓 15g，柴胡 12g，五味子 12g，阿胶 12g（烊化），山茱萸 10g，红花 10g，天麻 10g，桂枝 7g，丹参 15g，陈皮 15g，甘草 6g。用药 1 周，语言变为流利，肢体功能稍有恢复，但又出现脘腹胀满，纳差口苦，心烦急躁，头晕加重，测血压为 160/90mmHg。仔细分析之，考虑为应用滋补之品太过，致使气机壅阻，中焦不利所致。将中药汤剂略做调整，减补气滋腻之药，略加除湿化痰、畅中和胃之品。1周后脘腹胀满、口苦心烦诸症状明显减轻，纳食增加，继续调治半月，除左下肢仍稍有麻木外，已无其他不适。

分析：此类治法与用药失当，虽为气虚血瘀之证，但应用补益太过，引发了变证。气虚血瘀之中风，应用益气活血通络之补阳还五汤治疗并无不妥，但本例患者在治疗中应用了大量的党参、黄芪、熟地、五味子、阿胶、山茱萸、白术、桂枝，不仅补气滋腻碍中，且有生熟之虑，故而引发了脘腹胀满，纳差口苦，心烦急躁，致使头晕加重。如果用药时少滋腻，慎温燥，注意保护中焦脾胃，则误治不难避免。

病例6：姜某，女，57岁，2002年2月15日初诊。患者患高血压6年，测血压在150～180/90～100mmHg之间波动，坚持服卡托普利片、脉通胶囊以治疗之。20天前因忙于儿子结婚，没能按时服药，加之操劳、休息不好，于2月7日突然头痛头晕加重，伴发右侧肢体麻木无力，口眼㖞斜，舌强言謇等，按脑栓塞入某院住院治疗。入院时患者头痛头晕，烦躁失眠，耳鸣如蝉，口眼㖞斜，舌强言謇，右上肢麻木如蚁行，右下肢麻木无力，行走不便，查舌质红，苔薄少，脉弦细数，测血压180/95mmHg。给予胞二磷胆碱注射液、维脑路通注射液、低分子右旋糖酐注射液静脉滴注，消栓再造丸、珍菊降压片、卡托普利片、通脉冲剂口服，并配合应用镇肝熄风汤加减组成的中药汤剂。用药5天，右侧肢体麻木无力有所改善，口眼㖞斜略有好转，语言稍流利，但头痛头晕不减，并出现胃脘部嘈杂不适，腹胀腹痛，恶心欲吐，心悸气短，动则汗出，测血压降为85～50mmHg。考虑为急功近利，用药过多，降压太猛，伤及中焦脾胃，遂停用上述诸药，在静脉滴注低分子右旋糖酐注射液、口服卡托普利片的同时，配合应用滋养肝肾、熄风通络、畅中和胃之中药汤剂。3天后胃脘部嘈杂不适、腹胀腹痛、恶心欲吐消失，血压恢复正常，1周后肢体功能明显恢复，麻木消失。继续治疗3周，血压稳定在正常范围，自觉症状消失，自述一切如常人。

分析：此为用药失当，用药太多太杂，出现了变证。治病用药有一定的法度，不能急功近利，为了提高疗效而盲目地将诸多药物堆积。本例患者在治疗时将口服中成药、西药、静脉输液用药以及中药汤剂，不加分析地加在一起使用，不仅诸多药物堆积伤及脾胃，使中焦功能失常，而且降压的西药卡托普利片与降压的中药珍菊降压片合用使血压降得太猛，从而出现了变证。此例患者告诉我们，治疗用药不是越多越好，要根据病情恰当选用，以防止杂药乱投，适得其反。

病例7：崔某，男，61岁，2001年12月19日初诊。患者体质较胖，平素常有头晕头沉，曾在某医院诊治，测血压在正常范围，诊断为脑动脉硬化，经常服降脂灵片、通脉胶囊以缓解自觉症状。20天前突然出现左侧肢体麻木无力，语言謇涩，口眼喝斜，即到某医院诊治，诊断为脑梗死，经给予脑活素注射液、低分子右旋糖酐注射液治疗，10天后语言清楚流利，口眼喝斜纠正，但左侧肢体麻木无力仍在。为进一步恢复肢体功能，要求服中药汤剂继续治疗。查其舌质黯淡，苔薄白，脉弦滑，中医辨证属风痰瘀血，痹阻脉络，以活血化瘀，化痰通络为治法，方用化痰通络为治法，方用化痰通络汤加减。处方：清半夏10g，茯苓15g，白术15g，天麻10g，香附12g，黄连12g，熟地12g，丹参15g，当归12g，白芍15g，鸡血藤15g，川芎12g，建曲12g，甘草6g。服药半月，患者左侧肢体麻木无力仍无明显改善，辨证无误，治法正确，为何治之不效？细审用药，方知缺少化痰通络之品，遂调整用药，去香附、茯苓、熟地，加全蝎、瓜蒌、郁金、菖蒲、远志、川牛膝、地龙，继续服用。10 天后左侧肢体明显有力，麻木减轻，守方加减继续调治 3 周，自觉症状消失。

分析：此为用药失当，应用活血化瘀、化痰通络之治法，而用药缺少化痰通络之品，出现失误。中医在治病时，必须做到理、法、方、药的统一，即使辨证得当，发病机制明确，治则及选方也正确，如若用药欠妥，同样不能取得好的治疗效果。本例患者，辨证准确，治法选方也无错误，但名为化痰通络汤，而用药欠缺化痰通络之品，药不对证，故而疗效欠佳。如果能认真学习和掌握中医知识，在处方选药时注意药物的功能特性，根据中风的发病机制和治疗原则，恰当选用与之相适应的药物，则疗效自会明显提高。

病例 8：尚某，男，64 岁，2002 年 2 月 15 日初诊。患者患高血压 7 年，测血压在 150～180/90～100mmHg 之间波动，时常头晕头痛、失眠。1 周前头晕头痛突然加重，继而口眼㖞斜，右侧肢体瘫痪，遂到某医院诊治，当时测血压 185/95mmHg，查头颅 CT 提示为脑梗死。临床诊断为高血压、脑栓塞，给予维脑路通注射液、低分子右旋糖酐注射液、胞二磷胆碱注射液静脉滴注，通脉颗粒、华佗再造丸、中风回春片口服。3 天后右侧肢体功能稍有恢复，口眼㖞斜纠正，但头晕头痛不减，并于第 5 天因脑出血昏迷转入我院，经抢救治疗，1 周后脱离危险，3 周后病情好转出院，但还是遗留了右侧肢体瘫痪。

分析：此为用药失当，只顾眼前之脑栓塞，忽视了原发病高血压，结果因血压持续不降，加之应用大剂量活血化瘀通络之剂，诱发了脑出血。治病用药应全面考虑，本例患者虽然目前新病是脑栓塞，但有基础病高血压存在，在治疗时不仅要重视脑栓塞，应用活血化瘀通络、改善微循环之药，同时还需注意高血压之存在，结合应用降低稳定血压之药，由于治疗时顾此失彼，忽略了降低血压，结果出现失误，引发了脑出血。倘若临证时注意全面考虑，谨慎用药，则误治不难避免。

病例 9：智某，男，66 岁，2002 年 4 月 22 日初诊。患者患中风 1 年有余，因大便 9 天未行而来就诊。老人叙述便秘之苦时泪水涟涟，他说自 1 年前患中风出现右下肢瘫痪，行走不便后，便开始出现便秘，起初 3 天或 4 天大便 1 次，大便干结如算盘子，干枯带血，痛苦异常，经常用开塞露、果导片以促进排便、缓解痛苦。近几个月来果导片、开塞露已无济于事，每 3 天就得口服液体石蜡才能勉强便下，近 9 天来虽连用液体石蜡 3 次，大便仍未再下，腹胀满疼痛，甚为痛苦，故来我处要求服中药治之。详审之，患者面色无华，头晕目眩，心悸气短，虽有便意但临厕努挣乏力，右下肢瘫痪，行走困难，口唇色淡，舌质淡，苔薄少，脉细弱。考虑为肢体瘫痪活动较少，加之久病体虚，气血不足，阴虚肠燥，气虚推动无力所致，遂给予润肠丸合黄芪汤、增液承气汤加减组成的中药汤剂，水煎服，并嘱其多活动，12 小时后解大量硬便，脘腹胀满疼痛顿时大减。继续调治 1 周，大便恢复正常。

分析：此为用药失当，不加辨证地单纯用泻药救急，耗气伤阴，出现误治，使病情日渐加重。中风病人便秘多由于病后活动减少或不能活动，肠道蠕动减弱，肠胃积热日久伤阴，津液失于输布，加之年老体弱之人，气血亏虚，气虚则肠道蠕动传导糟粕无力，血虚则津枯肠道失于蠕润，肠道内的粪便犹如舟船一样，若无力行舟或无水载舟，当然滞停肠中，而致大便干结。便秘越久，粪便越干，越难排出，病人不敢吃不敢喝，气血津液更加亏虚，与便秘形成恶性循环。治疗便秘虽以通下为基本原则，但对多数老年人则绝非单纯用泻法而能治愈。便秘用泻药，只能缓解燃眉之急，若欲根本治愈，则应以补虚泻实之方缓缓图之，使气血津液得补，大肠渐复濡润，水充舟行，便秘就可逐渐缓解了。便秘虽然不是大病，但是导致中风复发的危险因素之一，因便秘解大便努挣引发的中风或诱使中风复发者并不少见，所以应注意预防治疗之。

病例 10：刘某，男，62 岁，2002 年 11 月 25 日初诊。患者体形较胖，平素头晕头沉，胸闷痰多，曾多次测血压、查心电图均正常，1 周前因家中翻修房屋操劳过度，突然出现头痛恶心，继而仆倒在地，神志昏迷，呼之能应，口眼㖞斜，左侧肢体瘫痪，喉中痰鸣，查头颅 CT 提示多发性脑梗死。临床诊断为脑梗死，应用 20% 甘露醇注射液、胞二磷胆碱注射液、脑活素注射液等西药治疗 2 天，效果不显。考虑大便 4 日未行，舌质黯有紫气，舌苔黄浊腻，脉沉滑有力、不数，中医辨证属阳明腑实痰热蒙心之证，在西医治疗的同时给予通腑泄热之调胃承气汤合黄连温胆汤加减。1 剂后大便稀溏，神昏全不识人，呼之不应，面色㿠白，额汗频出，四肢不温。经再次详细询问，方知平时大便溏薄，入冬怯冷，为平素即阳气虚弱，今服药后见上述变证，显系误下后伤阳，若再大汗出而气喘脉微，则成脱证危急，急予益气扶正，以防汗脱。之后经中西医结合全力抢救，2 天后神志清醒，病情稳定，1 周后病情明显好转。

分析：此为治法用药失当，证实体虚，误下伤阳致误。腑气内实，痰热蒙心之中风病，其辨证以大便干结、神志昏迷、舌苔黄厚腻、中心老黄而干、脉实有力为准，治疗宜通腑泻实，但应查询平时有无气虚痰湿病史及见症，对于年事已高之患者尤应注意，以便采取相应治疗措施。否则一味攻下，会致变证丛生。本例患者若能四诊合参，仔细分析，则误治自可避免。

（二）防范措施

引起中风治法用药失当的原因有很多，但就临床来看，主要有治疗原则选择不当、根据西医病名选方选药以及用药不当腻味等几个方面，采取以下措施可避免或减少治法用药失误。

1. 恰当选择治疗的法则

中风病的临床表现复杂多样，发病机制也各有侧重。在确立中风的治疗原则时，要根据病症的发病机制，依辨证结果而定，不能毫无目的地乱用。比如中风中经络之气虚血瘀、脉络阻闭型患者，应以益气活血、化瘀通络为治则；中风中脏腑之阳闭型患者，应以清肝熄风、辛凉开窍为治则。反之，治则与证型不符，甚至南辕北辙，必将出现误治。详审疾病的发病机制，根据病情选择与之相适应的治疗法则，才能避免出现治则的失误。

2. 不能被西医病名迷惑

在临床中，忽视中医辨证论治原则，以西医之病遣中医之药，见脑栓塞半身不遂就用益气活血通络之法，选用补阳还五汤、通脉冲剂、华佗再造丸者大有人在。不加辨证地选用中药，见中风就用祛风通络之剂，见脑出血就用止血消瘀之药，见脑栓塞就用活血化瘀之药者，在临床中也为数不少。更有一些医生，一见脑梗死就用所谓的有活血化瘀、改善微循环作用的中药去堆积组方，不知道或不注意根据辨证用药。这是临床中最常见的治法用药失误，也是临床疗效欠佳的主要原因之一。认真学习中医理论，不惑于西医诊断，重视中医辨证论治这一根本原则，依病情辨证选药，有助于减少用药失误，提高临床疗效。

3. 认真学习中药及方剂

中药有四气、五味的特性，有归经的不同，不同的中药有各不相同的功效及其适应证，况且是药三分毒。方剂是治法的具体体现，不同的方剂有着各不相同的功能和主治范围。在临床中，因不懂得药物的功效、用法用量及毒副作用，不懂得中药方剂的功能主治及加减应用，出现选方用药失误甚至引起严重后果者时有发生。为了避免选方用药失误，应认真学习有关中药及方剂的知识，熟练掌握中药及有关方剂的功能主治、用法用量及毒副作用，提高对相似中药的分辨能力，做到正确选方用药，恰当用药。

另外，滋腻药多具有补益之功效，针对虚证而治，也是临床常用的药物，但误补则益疾；同时滋腻之品也易碍胃，影响脾胃的运化功能，临床注意慎用滋腻之品，可减少用药失误，有助提高临床疗效。

三、调养护理失当

（一）病案举例

病例1：高某，男，65岁，2002年4月28日初诊。患者患高血压5年，时常头痛头晕，耳鸣心烦，失眠，2002年3月6日因急性脑梗死入院治疗，给予降低颅内压、减轻脑水肿、控制血压、改善微循环、保护脑细胞等治疗，2周后病情明显好转，但遗留有右侧肢体麻木无力、活动不便。出院后坚持服中风回春片、复方罗布麻片以巩固疗效，防止中风复发。

半月前听人说应用党参、黄芪、鸡血藤组成的偏方，治疗中风偏瘫效果较好，就自作主张，停服中风回春片、复方罗布麻片，取党参18g、黄芪24g、鸡血藤30g，每日1剂，水煎服。前两天服后还觉舒适，从第三天开始，不仅右侧肢体麻木无力、活动不便没见改善，且头疼头晕再次出现，测血压为170/95mmHg，并于第四天中午并发脑出血而再次入院。之后虽经中西医结合积极抢救保住了性命，但还是留下了严重后遗症偏瘫和口眼㖞斜。

分析：此为调养护理失当，误用党参、黄芪、鸡血藤组成的偏方进行调理，停用控制血压的复方罗布麻片和治疗中风的中风回春片，出现了变证。在日常生活中，人们有利用偏方对慢性病进行调理的习惯，但"是药三分毒"，药物都有寒热温凉的偏性，有其不同的适应范围，偏方也不例外，应用偏方也应根据病情的不同辨证选用，否则不但对疾病康复无益，还易引发变证，这也是医生对患者进行健康教育时应当注意的。此例患者自作主张使用党参、黄芪、鸡血藤组成的偏方，此方具有补益气血、活血通络的功效，对气血虚弱之中风患者较为适宜，但对中风有肝肾阴虚、肝阳亢盛等病理机制，血压较高者，均不适宜。由于患者不知道辨证，不懂得此药不可久服，自作主张服用，结果出现了变证。如若应用时慎重一些，问一下医生，其失误是完全可以避免的。

病例2：钟某，男，54岁，2000年12月9日初诊。患者患高血压、脑动脉硬化多年，测血压在145～180/88～100mmHg之间波动，时常头晕头痛，心烦失眠，经常服卡托普利片、降脂灵片等，以降低血压，缓解自觉症状。3天前因突发小中风到附近医院诊治，可喜的是不到1天时间就恢复正常了，儿女们欢欢喜喜地把老先生接回了家，为了庆祝老人有惊无险，全家人到宾馆摆了一桌酒席。饭桌上儿女们又是给老人夹菜，又是敬酒，这顿晚餐一直吃到夜深人静方才散席。不幸的是老人睡后不到 2 小时，就突然语言不利，半身不遂，继而昏迷，发生中风了，经头颅 CT 等检查，诊断为高血压并发脑出血，这次比起 3 天前的小中风来，病情严重多了。

分析：此为调养护理失当，对小中风没能给予高度重视，不注意服药，加之饮酒、劳累，诱发了中风。小中风的发生预示着完全中风的来临，饮酒、劳累、过于激动等都可成为诱发因素。此例患者由于患者及其家属缺乏防护知识，以及一时高兴心存侥幸，酿成了严重的后果，如果抓住小中风及时给予积极的防治，中风的发生就可以推迟或避免。小中风发作突然，消失快，恢复后不留后遗症等，不容易引起患者和家属的警觉和重视，因而常不注意防范和治疗，以至反复发作，最终发展为完全性中风。向高血压、高脂血症等易引发中风的患者宣传普及预防中风的知识，对出现小中风者积极进行治疗，对预防中风的发生有重要意义。

病例 3：杨某，女，56 岁，2000 年 9 月 28 日初诊。患者患高血压 8 年，测血压在 145～180/90～95mmHg 之间波动，时有头晕头痛、心烦失眠，坚持服用复方罗布麻片、维生素 E 胶丸以控制病情。2000 年 7 月 29 日因急性脑梗死入院治疗，给予降低颅内压、减轻脑水肿、控制血压、改善微循环、保护脑细胞功能等治疗，2 周后病情明显好转出院。出院时患者头晕耳鸣、右侧肢体麻木无力，医生嘱咐在调畅情志、注意休息、坚持康复锻炼的同时，继续服用卡托普利、杞菊地黄丸、华佗再造丸以巩固疗效，防止中风复发。10 天前患者自认病久体虚，又自购人参，每次 10g，水煎服。服用 1 周，右侧肢体麻木无力不减，头晕耳鸣反而加重，并且伴发急躁心烦、腹胀纳呆、口苦口干等，测血压 175/95mmHg，查舌质红，苔黄腻，脉弦数。此乃误服人参滋补，以致滋腻之品中胃，湿热痰浊中生，肝阳亢盛加重所致。停用人参，在继续服用卡托普利片、华佗再造丸的同时，给予天麻钩藤饮合黄连温胆汤加减进行调治，1 周后急躁心烦、腹胀纳呆、口苦口干消失，头晕耳鸣减轻，血压降为正常。

分析：此为患者自认体虚，调养失当，滥用滋补之剂致误。趋补厌攻是病家的一大通病，常常干扰病变的进程而导致误治。当今人们生活水平提高了，加上一些商家广告的不恰当宣传，使人们迷信一些保健补品而长期滥用，这样不仅贻误治疗时机，还容易掩盖病情。此例患者本属肝肾阴虚，痰浊瘀血阻滞经络，但患者盲目进补，结果事与愿违，提示我们补药不可滥用、过服。有的患者以为中药补品有益无损，多多益善，但往往适得其反，所谓"补药"的应用仍当以辨证为基础。补药用之得当，确可治病，但病有当补与不当补之分，同时补品还有补阴、补阳、补气、补血之不同，临证时要根据患者的具体情况，有目的、有针对性地选用补品，切不可不加分析地乱用。

病例 4：宋某，男，46 岁，2003 年 3 月 29 日初诊。患者患高血压 7 年，时常头晕头痛，急躁心烦，心悸失眠，测血压在 140～170/90～95mmHg 之间波动，坚持服用复方降压片、谷维素片等以控制血压，缓解自觉症状。2003 年 3 月 11 日早晨起床时突然发现口眼㖞斜，左下肢麻木无力，遂入某医院住院治疗，诊断为脑栓塞。给予胞二磷胆碱注射液、维脑路通注射液等治疗，2 周后血压稳定在正常范围，口眼㖞斜纠正，左下肢麻木无力消失，于 2003 年 3 月 28 日出院。老公病愈出院，妻子自是欢喜若狂，亲密无比，晚上则上床，两人就迫不及待地亲热成一团……快乐得忘乎所以。就在进入高潮之际，宋某突然头痛欲裂，身子往后一仰，进入了昏迷状态，之后以急诊入住我院，诊断为高血压并发脑出血。虽经积极抢救保住了性命，但还是遗留下后遗症口眼㖞斜、半身不遂。

分析：此为调养护理失当，病刚稳定好转出院，过早地过上了夫妻生活，致使血压骤然升高，又并发了脑出血。性生活不仅消耗人的体力，还可引起血压的波动，是诱发中风的一个危险因素，对于刚出院的中风患者来说，过早地过性生活无异于雪上加霜，有加重病情及诱发再次中风的可能性，所以应特别注意节制性生活。中风病情好转稳定后，恢复性生活时，要注意动作宜缓，不要用大力气，不要做过猛的动作，更不要时间过长，以防引发变证。

病例5：张某，女，49岁，1999年5月23日初诊。患者5年前开始出现头晕头沉，头痛耳鸣，测血压在140～170/90～95mmHg之间波动，曾在多家医院诊治，诊断为高血压、脑动脉硬化。半年前因突然舌强语言不利、半身不遂而入某医院治疗，诊断为高血压并发脑栓塞，3周后病情好转出院。2个月后因语言不利、半身不遂又重而再次住院治疗，经治虽然语言恢复正常，但半身不遂无明显改善，生活不能自理。医生嘱咐在忌恼怒、调畅情志、注意休息、坚持康复锻炼的同时，继续服用消栓再造丸、通脉冲剂、卡托普利片等药，以巩固疗效，防止中风再发。今日上午因邻居之间发生误会，与人吵架后突然感到头晕目眩，头痛剧烈，头胀如斗，烦躁不宁，恶心呕吐，继而舌强语言不利，口眼㖞斜，仆倒在地，不省人事，牙关紧闭，两手握固，急诊入我院住院治疗，测血压180/100mmHg，头颅CT检查提示脑出血，临床诊断为高血压并发脑出血。在加强护理、密切注意病情变化、持续吸氧的同时，给予20%甘露醇注射液、胞二磷胆碱注射液、脑活素注射液，以及对症处理、支持疗法等，5周后病情好转出院。

分析：此为调养护理失宜，不注意情志调节，过于激动恼怒，血压在原高血压的基础上骤然上升，致使中风复发，高血压并发脑出血。大量实验及临床研究证实，不良情绪可引起大脑皮质及丘脑下部兴奋，促使去甲肾上腺素、肾上腺素及儿茶酚胺分泌增加，以致全身小动脉出现收缩，心跳加快，血压升高。不良情绪对高血压的治疗和康复有一定的影响，也是诱发中风的重要因素之一，此例患者就因情绪过于激动而诱发了脑出血。奉劝高血压及中风患者，应注意情绪的调节，始终保持心情舒畅，以保持血压的稳定，促进中风病的顺利康复，避免或减少再次发生中风。

病例6：孙某，男，49岁，2000年4月24日初诊。患者平时并无不适之感觉，2000年2月5日因突然头晕头痛、恶心呕吐，继之右侧肢体瘫痪、神志不清，而急诊入某院住院治疗，诊断为脑出血。经抢救脱险，住院治疗月余，病情好转出院。因遗留有右侧肢体瘫痪等，生活不能自理，医生嘱咐其在继续服用中风回春片、血塞通片的同时，注意饮食调理，保持心情舒畅，加强肢体功能锻炼，以巩固治疗，提高生活自理能力。出院后患者坚持每天服药，但自认为是病人，怕跌倒，就是不锻炼，为了补养，饮食上鸡、鸭、鱼、肉整日不断。开始的一段时间并无不适，但1个月后体质明显增胖，不仅右下肢出现挛缩，还伴发头晕头痛、心烦失眠、动则气喘，测血压明显高于正常，因惧怕病情不断加重，再次出现脑出血，故而来我处诊治。考虑为缺乏锻炼，加之不注意饮食调理所致，做好患者的思想工作，嘱其在继续服用中风回春片、血塞通片的同时，加用卡托普利片，并注意情志调节，保持心情舒畅，加强肢体功能锻炼，严格控制饮食，以清淡易消化之素食为主，使热能的供给维持负平衡，使增加的体重降下来。3 个月后见之，患者右侧肢体功能明显恢复，已能独立行走，生活自理，头晕头痛、心烦失眠、动则气喘完全消失，精神与初诊时判若两人，体重下降 4kg，血压控制在 120 ~ 140/80 ~ 92mmHg 之间，没有再发中风。

分析：此为调养护理失宜，患者没能正确对待中风病，情绪上悲观，饮食上无节制，加之缺乏运动锻炼，致使患者肢体功能缺失，出现血压升高，自觉症状丛生。中风病是一种难以根治的慢性病，自我调养在其治疗中占有十分重要的地位，药物治疗只是其中的一个方面。中风患者应在思想上正确对待，情绪上保持乐观，并加强康复锻炼，注意饮食调理，在此基础上，根据病情的需要选用适当的药物进行治疗，则可促进机体各种功能的不断恢复。反之，若时时处处只想着自己是一个病人，虽然坚持服用药物，但对生活失去信心，不注意情志调节、饮食调理和康复锻炼，不注意自我调养，对疾病的治疗和康复是十分不利的。

病例 7：郭某，女，58 岁，2002 年 3 月 24 日初诊。患者平时常有头晕耳鸣，口干心烦，半月前早晨起床下地劳动时突然感到左下肢麻木，随之活动障碍，口角发麻，舌根发硬，语言不利，即到某医院诊治，检查头颅 CT 等诊断为脑栓塞。给予 20% 甘露醇注射液及脑细胞活化剂、增加脑血流和改善微循环的药物等，半月后病情好转出院。出院后一直服用消栓再造丸、维脑路通片以巩固疗效，有一天突然两眼发直，又哭又笑，精神严重失常，这一下儿女们可慌了手脚，认准老人是中了邪，又是烧香拜佛，求神保佑，又是请大神，烧纸消灾。上供的猪头用了四五个，黄纸、金箔烧了半车，用演电影的方式还愿演了三场，反而日见加重。儿女们这才幡然醒悟，遂到医院诊治，诊断为中风后精神失常，住院治疗3周，精神失常之症状就完全消失了。

分析：此为调养护理失宜，不相信科学，把精神失常归咎于鬼神所为，有病不去治，一味地拜佛求神，结果出现了失误。中风病人由于大脑功能障碍，加之心灵的创伤，情绪的改变等，易出现精神失常。对于这些患者，在药物治疗的同时，注意精神护理，做好患者的思想工作，保持心情舒畅，多可很快得到控制。此例患者不注意药物治疗和精神护理，失于调养，盲目相信鬼神作怪，其结果可想而知。

病例8：吴某，女，67岁，2000年3月25日初诊。患者患高血压9年，常有头晕头痛，心烦失眠，急躁易怒等，测血压在145～180/90～100mmHg之间波动，经常服复方降压片、脑力宝、脉通胶囊等以缓解症状。1999年12月曾出现右侧手足无力，手指发麻，脚下如踩棉花，经治疗1天后症状缓解。2000年2月4日因突然晕倒、口眼㖞斜、大小便自遗半小时，急诊入某医院住院治疗。诊断为脑出血，经治疗半月余，病情好转出院。因遗留有头晕目眩、半身不遂、舌强言语不利等，出院时医生嘱其在注意饮食调理、情志调节、加强康复锻炼的同时，继续服用卡托普利片、通脉冲剂、维脑路通片以巩固疗效，防止中风复发。3天前，患者为了使疗效更好，擅自加服脑力清丸，每次10粒，每日2次口服，结果第2天早晨头晕目眩即加重，今日上午出现心悸气短、动则汗出、精神不振等，今日下午又突然出现视物不清、口眼㖞斜，继而昏迷，测血压为90/60mmHg，急诊入院治疗，查头颅磁共振出现了多发性脑梗死，考虑为服用降压药过量又诱发了脑梗死。经中西医结合全力抢救，2天后神志清醒，病情稳定，3周后病情明显好转。

分析：此为调养护理失宜，不按医嘱服药，自作主张加服脑力清丸，致使血压降得过低，又诱发了脑梗死。血压过高可引发中风，血压过低同样可诱发中风。在临床中，医生是根据病情的不同选用药物和确定其用量的，用量过小则达不到应有的治疗效果，用量过大则易引起不良反应，甚至造成严重后果。此患者不按医嘱服药，随意加用药物，结果使血压降得过低，脑出血未愈，又引发了脑梗死。如若患者按医嘱服药，这种情况完全可以避免。

病例9：杨某，男，49岁，2003年12月17日初诊。患者1996年2月开始出现头晕头痛、心烦失眠，因忙于工作，没予注意。1998年9月单位体检时发现血压高于正常，即到某医院诊治，诊断为高血压Ⅱ期，之后坚持服用吲达帕胺片以控制血压，缓解头晕头痛、心烦失眠等自觉症状，防止并发症发生。之后的数年，血压稳定在正常范围，自我感觉一直不错。2002年3月因突然口眼㖞斜、语言不利、半身不遂，急诊入某医院住院治疗，诊断为高血压并发脑栓塞，经治疗3周后病情好转出院，出院后一直服用吲达帕胺片、血塞通片、血脂康胶囊等。1周来因忙于朋友聚会，加之并无不适之感觉，没有服用吲达帕胺片、血塞通片、血脂康胶囊等药，并于中午饮用白酒约半斤。2小时后即出现剧烈头痛、恶心呕吐，继之语言謇涩，一侧肢体麻木不适，口眼㖞斜，并逐渐出现嗜睡、昏迷，测血压为190/100mmHg，急诊入我院住院治疗，经头颅CT证实并发了脑出血。经积极抢救治疗，1个月后病情好转稳定，虽保住了性命，但还是遗留下了口眼㖞斜、语言不利、半身不遂。

分析：此为调养护理失当，盲目停服降压药及治疗脑栓塞的药物，致使血压升高、波动，加之饮酒，出现了严重的并发症脑出血。高血压是一种难以根治的疾病，一旦罹患，就应坚持服药，以保持血压稳定，防止并发症发生，对于高血压并发中风的患者，更应坚持服药，以防止复发。饮酒对高血压的治疗和康复也有明显影响，因饮酒致使高血压加重和出现严重并发症者，在临床中也时常可以见到，对于中风者来说，饮酒是中风复发的一个重要因素。此例患者如若听从医生的劝告，注意自我调护，坚持服用药物，戒除饮酒，则可促进病体的康复，避免中风再次发生。

病例10：牛某，女，57 岁，2003 年 3 月 21 日初诊。患者患高血压 6 年，常有头痛头晕、心烦失眠，测血压在 140～180/90～100mmHg 之间波动，经常服用降压灵片、谷维素片等药以改善症状、稳定血压。2 个月前因头痛头晕加重、语言謇涩、右下肢瘫痪 5 小时急诊入某医院治疗，经查头颅 CT 等，诊断为脑栓塞。经治疗半个月，病情好转出院。因遗留有头晕耳鸣、心烦失眠、舌根发硬、右下肢麻木无力，测血压高于正常，医生嘱其在注意饮食调理、情志调节、加强康复锻炼的同时，继续服用吲达帕胺片、杞菊地黄丸、中风回春片等药，以巩固疗效，防止中风复发。之后的一段时间里，血压稳定在正常范围，精神、饮食均佳，唯感右下肢麻木无力，偶有头晕失眠。半月前看到有一厂家推销补虚治瘫口服液，广告上说可治疗病后体虚、中风偏瘫、肢体麻木、高血压等多种病症，患者自认为对症，便买了 4 盒，欲调补以求早日康复。初服并无明显不适，但从第 5 天开始，逐渐出现头痛如裂，心烦易怒，失眠多梦，大便干结，并连续 3 次又出现小中风，测血压明显高于正常，即以中风先兆再次住院。经中西医结合治疗，半月后血压稳定在正常范围，自觉症状明显减轻，小中风未再发作，病情好转出院。

　　分析：此为调养护理失宜，高血压并发脑栓塞，滥用所谓的调补剂补虚治瘫口服液致误。此例患者从临床表现来看，发病机制主要是肝肾阴虚、肝阳亢盛、血脉瘀阻，在病情稳定阶段，给予适当的滋阴补肾平肝、活血化瘀通络之品并无不当，比如服用由枸杞子、菊花、白芍、山楂、地龙、天麻组成的补肾熄风通络茶就较为对证，对稳定血压、改善中风患者的自觉症状大有好处，但若不加辨证滥用调补之剂，则将适得其反。由于患者不知道辨证，不懂得是药有利也有弊，自作主张服用补虚治瘫口服液，结果事与愿违，出现了变证。如若应用时慎重一些，问一下医生，在医生的指导下根据辨证选用，其失误是完全可以避免的。这样的事例在临床中较为多见，作为医生，应重视对患者进行健康教育，以避免意外情况发生。

（二）防范措施

　　调养和护理在中风病的治疗和康复中占有十分重要的地位，调养护理不当是中风病患者临床疗效欠佳以及遗留半身不遂、语言不利、口眼㖞斜等后遗症的主要原因之一。调养护理失当的原因是多方面的，在日常生活中时常可以看到，其中既有病人和家属不注意的，也有医生没有交代到的。采取以下措施进行防范，可避免或减少调养护理失误，促进中风病顺利康复，防止并发症发生，避免或减少中风复发的可能性。

1. 详细介绍调护知识

　　调养护理失当虽然与病人有关，但关键还是在医生。医生不重视调养护理，不向病人讲授调养护理知识，是致使调养护理失当的主要原因。作为医生，要认识到调养护理在中风病治疗康复中的重要地位，向病人、护理人员及其家属详细介绍有关调养护理的知识，使他们明白日常生活中应注意些什么、怎样做对疾病的治疗康复有利、哪些行为不利于疾病的治疗，只有这样，才能避免或减少调养护理失误，提高临床疗效。

2. 注意避免盲目进补

盲目进补在日常生活中十分常见，也是不利中风的治疗和康复的。为了避免盲目进补，应尽可能不用补品，若是真正需要，也一定要在医生的指导下进行，并注意适可而止，不能过量。

3. 不要轻信偏方验方

中风是一种难以根治的慢性病，尽管有许多偏方验方，但至今仍没有哪一个偏方验方一用就能治好中风病，所以作为患者，应用偏方验方要慎重，要在有经验医生的指导下应用，切勿自作主张。

4. 合理选择日常饮食

中风的发生与饮食不当有密切关系，合理选择日常饮食对中风病的治疗和康复大有帮助。人们常说"民以食为天"，合理的饮食不仅可给机体提供适宜的营养物质，也是促进中风患者顺利康复的重要方面。饮食不当、饮食无节制、过食肥腻之品，甚至饮酒，则不利于中风的治疗和康复。在医生的指导下合理选择日常饮食，戒除饮酒，也是中风病患者日常生活中应当注意的。

5. 重视生活起居调理

除注意合理选择日常饮食外，中风患者还应重视生活起居调理，注意情志调节，保持心情舒畅，并做到合理休息，避免过度劳累，积极参加康复锻炼。只有这样才能充分发挥药物治疗的效能，保证合理调养护理，调动机体各方面的积极性，最大限度地促进中风患者的顺利康复。

第五章

辨证论治与中医分期分型
立法治疗中风

第一节　辨病与辨证

一、辨证论治

辨证论治是中医认识疾病和治疗疾病的基本原则，是中医学对疾病的一种特殊的研究和处理方法，也是中医学的基本特点之一。它是运用中医的理论和诊疗方法来检查诊断疾病，观察分析疾病，治疗处理疾病的原则和方法。这种原则和方法，经历了长期反复的验证和不断的充实完善，已发展为具有独特的理论支持且行之有效的临床诊治方法。

证，是机体在疾病发展过程中的某一阶段的病理概括。由于它包括了病变的部位、原因、性质以及邪正关系，反映出疾病发展过程中某一阶段的病理变化的本质，因而它比症状更全面、更深刻、更正确地揭示了疾病的本质。

所谓辨证，就是将四诊（望、闻、问、切）所收集的资料、症状和体征，通过分析、综合，辨清疾病的原因、性质、部位，以及邪正之间的关系，概括、判断为某种性质的证。论治，又称施治，则是根据辨证的结果，确定相应的治疗方法。辨证是决定治疗的前提和依据，论治是治疗疾病的手段和方法。辨证论治的过程，就是认识疾病和解决疾病的过程。辨证和论治，是诊治疾病过程中相互联系、不可分割的两个方面，是理论和实践相结合的体现，是理、法、方、药在临床上的具体运用，是指导中医临床工作的基本原则。

病和证，都是人体阴阳平衡失调，出现了病理变化的临床反应。它不仅概括了一组症状，而且反映了内外致病因素作用于机体后，表现的不同特征、性质和病理机转。

辨证论治作为指导临床诊治疾病的基本法则，由于它能辨证地看待病和证的关系，既可看到一种病可以包括几种不同的证，又看到不同的病在其发展过程中可以出现同一种证，因此在临床治疗时，还可以在辨证论治的原则指导下，采取"同病异治"或"异病同治"的方法来处理。所谓"同病异治"，是指同一种疾病，由于发病的时间、地区以及患者机体的反应性不同，或处于不同的发展阶段，所表现的证不同，因而治法也不一样。中医治病主要的不是着眼于"病"的异同，而是着眼于病机的区别。相同的病机，可用基本相同的治法，不同的病机，就必须用不同的治法。所谓"证同治亦同，证异治亦异"，实质上是由于"证"的概念中包含着病机的缘故。这种针对疾病发展过程中不同质的矛盾用不同的方法去解决的法则，就是辨证论治的精神实质。

中风的临床表现多种多样，病机错综复杂，不同的发病阶段各有特点。探讨中医治疗中风的方法，无疑要与中医基础理论体系密切联系起来。各种治疗方法都来源于临床实践，各有其具体的适用范围。这些不同的治疗方法的确立与应用，应在辨证论治精神的指导下，以辨病与辨证相结合为前提，根据

"同病异治"的原则，从不同的个体中，抓着中医"证"的特殊性，制定出具体的治疗方法。

二、辨病与辨证的关系

辨证论治是中医的精华之一，是中医认识疾病的基本原则。有人说："治病难，难就难在识病。"此语毫不夸张，正好说明辨识疾病的重要性。古代医家朱肱曾说："因名识病，因病识证，如暗得明，胸中晓然，无复疑虑而处病不差矣。"可见，认识疾病是治疗疾病的先导。要准确识病，还得从"症""证""病"说起。

在中医学中，"证"与"症"二者是有严格区别的。"症"是指单个的症状，是疾病的外在现象。同一症状，可以出现于不同的病、证之中。"证"即证候，通过对症状的辨析而来，是疾病某阶段的主要矛盾和个性，是对疾病发展某阶段的病理概括，它比症状更全面、更深刻、更正确地揭示了疾病的本质，是论治的根据。"病"由症状表现出来，是对疾病全过程的病理概括。由此可见，"症""证""病"三者既互相联系，又有区别。

中医的辨证论治，既讲辨证，也讲辨病。中医认识疾病的方法，简言之，即辨证与辨病相结合。即以中医阴阳、脏腑、经络、病因、病机等学说为理论基础，以四诊收集的资料为依据，共同寻求疾病的本质。

辨证与辨病密切相关。一方面，疾病的本质和属性往往是通过"证"的形式表现于临床的，所以"证"是认识疾病的基础，辨"证"即能识"病"；另一方面，"病"又是"证"的综合和全过程的临床反应，只有在辨"病"的基础上，才能对辨脉、辨证和论治等一系列问题进行较全面的讨论和阐述。具体地说，"辨证"多属反映疾病全过程中某一阶段性的临床诊断，"辨病"则较多地反映疾病全过程的综合诊断。不过"病"和"证"的区别，还不能简单地全部用疾病的"全程"和"阶段"来解释。因为古代不少的疾病，如黄疸、水肿等，今天看来仍属一种症状。同样，一些古代的证，如痉、脱等，今日已逐渐发展成为单独的疾病了。同时，"病"和"证"的关系，还表现在同一疾病可以出现不同的"证"，不同的疾病也可以出现相同的"证"。

中医对疾病的命名，约四分之三是以主症命名的，如咳嗽、泄泻等，而且在论治时又是以"证"作为治则依据，故有人产生一种误解，似乎中医只讲辨证，不讲辨病。其实不然，早期在殷商甲骨文里即有疾首、疾身、疟等病的记载。汉代张仲景所著的《伤寒杂病论》皆用"辨××病脉证并治"为篇之名，示人先辨病，再辨证，然后论治，足见辨病的历史渊源之久。

倘若临证时不辨病，只辨证，医者胸中无全局观念，则辨证也将是漫无边际，顺逆吉凶难以预测的。比如中风，在急性期与痫证、厥证、痉证等病的症状有诸多相似之处，在后遗症期，其症状与痿证也相类似。若不分辨出中风，而只用辨证的方法，就会忽视中风病机以肝肾阴虚为根本，以虚（阴虚、气虚）、火（肝火、心火）、风（肝风、外风）、痰（风痰、湿痰）、气（气逆）、血（血瘀）为主要病理变化这一特点，将出现与痫证症状相似者按痫证辨证，考虑风痰闭阻为患；将与厥证症状相似者按厥证辨证，偏重于从气机突然逆乱考虑；对与痉证症状相似者，则从阴阳失调、阳动阴不濡考虑；而对后遗症中有与痿证症状相似者，可能会按痿证去辨证，从五脏内虚、肢体失养入手。这样，辨证杂乱，不能突出中风的特殊性，不仅医生难以掌握其辨证规律，无从入手，对疾病有效的专方专药也无法选用。错误的辨证结果，其治疗效果也可想而知。"见肝之病，知肝传脾，当先实脾"的整体治疗观，也无法发挥其指导作用。

当然，也不能只讲辨病，而不讲辨证。吴鞠通在介绍《温病条辨》时曾说："是书着眼之处，全在于认证无差……不求识证之真而忘议药之可否，不可与言医也。"由于病处在相对"静态"，而证处于相对"动态"之中，只有通过辨证，才能抓住疾病某阶段的主要矛盾，论治才有依据。比如中风，其发病过程可分为急性期、恢复期及后遗症期三个阶段，在急性期又有中经络、中脏腑的不同，中脏腑中又有闭证、脱证之分，其发病的机制是各不相同的，若不讲辨证，只讲辨病，中医治疗用药便不能针对不同阶段、不同发病情况的不同病机，效果必不满意。抓住不同阶段、不同发病情况的不同病机，详加辨证，论治才有根据。

徐灵胎说："病之总者为之病，而一病有数证。"不难看出，"病"与"证"是总体与局部、共性与个性、纲与目的关系。叶天士也说："盖病有见证，有变证，有转证，必灼见其初终转变，胸有成竹，而后施之以方。"可见辨病对辨证具有指导意义，只有在辨病指导下的辨证，才能全局在握，层次清楚，准确无误，更加有利于提高疾病诊断水平。辨病是认识和解决疾病的基本矛盾，辨证则是认识和解决疾病过程中的主要矛盾。辨证与辨病是相辅相成的，是不可分割的统一体。

由于中医的辨病是建立在经验基础上的，几乎完全是以临床表现为依据，而不同的疾病有相同的临床表现的又很多，因此，中医辨病就不可避免地显得粗糙和笼统，侧重宏观，缺乏微观，在指导临床治疗方面针对性也就比较差。相比之下，西医的辨病是建立在现代自然科学发展的基础上的，是以病因学、病理学、病理生理学、解剖学、组织学等为基础，以实验室检查为依据的，其辨病就比较细致、深入、具体，特异性比较强，在指导治疗上针对性也就显得较强。中医学应当借鉴西医的长处，做到重视宏观，也注意微观，把二者有机地结合起来，使中医辨病提高到新水平。

三、辨证与辨病相结合

辨证与辨病相结合是现代中医临床基本的思路与方法，宏观与微观并重则是提高中医诊疗水平的关键一环。中医在宏观上应用四诊八纲能做出机体疾病机能状态的辨证分析，而运用现代科学的客观检查等，从组织、细胞、分子以及更深的层次上反映病理形态的微观变化，能加深对疾病本质的认识。把二者有机地结合起来，可进一步掌握诊断和治疗规律，对提高疗效有重要意义。比如中风，在急性期，出血性中风与缺血性中风的症状有时很相似，但二者的治疗是有很大区别的，若不结合现代检查，如 CT、MRI 等，有时很难做出正确的诊断，其治疗则缺乏针对性。又比如，有时中风的症状与脑瘤引起的症状难以区别，此时也需借助现代客观检查才能明确诊断，否则，不注意中风的特殊性，按脑瘤去辨治，也难以取得好的效果。实践证明，对于中风，在辨证论治的基础上，结合现代客观检查，血液循环障碍者加用活血化瘀的药物，血液黏稠度增高者加用抗凝、降低血液黏稠度的药物，这样运用改善症状快、效果好。所以，在临床中必须重视辨病、重视微观的变化，在此基础上进行辨证用药，方可取得好的疗效。

辨证与辨病相结合，宏观与微观结合，是中医提高临床疗效的重要途径，也是中医治疗中风的重要方法。中风的临床表现错综复杂，只有依据临床症状、体征、发病原因及诱因，结合现代客观检查如 CT、MRI，以及患者的具体情况和动态变化进行综合分析，做好鉴别，才得以确诊，切忌主观片面地只依靠某一点或一次的异常就肯定诊断。在中风的诊断确立之后，再根据中医辨证论治的观点，进行辨证治疗。

由上可以看出，辨证与辨病相结合是中医临床基本的思路与方法，是提高中风临床疗效的重要途径。

第二节 分期处理与分型立法

一、分期处理与分型立法的依据原理

从中风的概念上看，中风的病因，以内伤积损为主，即脏腑功能失调，阴阳偏盛偏衰；其发病，或由脉络空虚、风邪入中经络引起，或因阳化风动，气血上逆，夹痰夹火，流窜经络，蒙蔽清窍而成，有其统一性。但疾病的过程是由不断地变化发展与相对稳定的阶段组成的，疾病的不断变化发展而形成不同的传变、转归趋势，我们必须用发展的观点、动态的观点进行观察与处理。疾病有相对稳定性，而形成一定的阶段性。疾病的阶段性不仅能反映出病情的轻重、病势的进退等特点，还能揭示出病机的变化，作为易方更药的依据。所以，临床中应动态观察病情，做到分期论治。当然，即使在同一阶段，从不同的个体来看，各人的临床表现不同，所处的地域环境、季节气候以及患者的体质特点、适应能力也不相同，它们各有不同的证候特点，这是它们的矛盾的特殊性。抓住这些特点，采取分段分期处理、分型立法的方法治疗，才能体现中医辨证论治的优越性，这就是通常所说的"同病异治"。

在分期分型的立法中，可以是相似的治法，也可以是相反的治法。从中风这个相对固定的概念上去理解，当然有差异，有矛盾。其实这些不同的治法，又具有统一性，或称之为同一性。这是因为，它们从根本上讲，归根到底，还是改善了脑部的血液供应和脑细胞的功能，改善了肢体的微循环状态，促进了失常的脏腑、气血、阴阳功能的恢复。其所以不同，是从不同的兼证入手罢了。所以，中医治疗中风，从多数情形上看，是对中风的证候进行归类，按中医的"审证求因"原则进行论治。可见，各种方法在本质上是一致的，这一点已被各种实验所证实。

又为什么一定要这样复杂地采用很多不同的治法呢？这是由中风病机的多样性及临床表现的复杂性以及中药成分的复杂性所决定的。不过各种方法殊途同归，在特效的治疗中风的单味中药提炼、合成以前，以中医方法治疗中风，采用各种不同方法进行"证"的治疗，这一点将会持续很长时间，大概是不可避免的。从表面上看，这是很麻烦的事情，但就我们目前的认识水平来考虑，只有这样，才能突出中医辨证论治的特色，才具有"体质特点"，不这样，就违背了具体病人的体质特征。可以说，分段分期处理，分型立法，是中医辨证论治精神的具体体现。

二、中风之中医证型和治法的确立

中医治疗中风的方法很多，但就现阶段而言，仍以在辨病准确的前提下，以辨证分型治疗和专方专药治疗为主。传统的中医辨证分型治疗，忽视疾病的阶段性，辨证分型随意性大，不同的医生存在着偏差；以固定的专方专药治疗，忽视了个体差异和患者不同发病阶段的不同特点，针对性较差，效果也不满意。中医分期辨证分型立法治疗中风，遵循中医学辨证论治的精神，依据同一种疾病，由于发病的时间、地区以及患者机体的反应性不同，或处于不同的发展阶段，所表现的证不同，因而治法也不一样的"同病异治"的原则，紧扣中风不同发病阶段的不同机制，以临床经验为基础，将中风分成急性期、恢复期、后遗症期三期，并把每一期又分成若干不同的证型，用不同的方法进行治疗。在证候分型中，尽量做到分型简单，概括全面，使人们便于掌握，应用方便。

在中风初发的急性期，一部分患者症状较轻，一般无神志改变，病变仅限于血脉经络，此乃中经络；一部分患者病情较重，常呈现神志不清，病变波及有关脏腑，此乃中脏腑。在中经络的患者中，由于发病的原因、诱因以及患者的个体差异等的不同，其发病机制可归纳为四种类型，即络脉空虚、风邪入中型，气虚血瘀、脉络阻闭型，肝肾阴虚、风阳上扰型，痰热上扰、脉络痹阻型。根据辨证论治的原则，紧扣各证型的发病机制，中经络急性期的患者可选用祛风养血通络法，益气活血通络法，以及滋阴潜阳、熄风通络法，清热豁痰、熄风通络法四种方法进行治疗。在中脏腑的患者中，由于有闭证、脱证的不同，以及阳闭、阴闭的区别，所以病机也各不相同。有内风痰火，肝阳暴涨，蒙蔽清窍之阳闭者；有内风痰湿，内闭经络，上蒙清窍之阴闭者；还有阴精欲绝，阳气暴脱之脱证患者。其治疗分别采用清肝熄风、辛凉开窍法，豁痰熄风、辛温开窍法，益气回阳、救阴固脱法。在中风急性期，中经络有四种证型四种治法，中脏腑有三种证型三种治法，所以归纳起来中风急性期共有七种证型七种治法，可用七种治法治疗。

中风病进入恢复期，病情逐日好转，但"虚""瘀"逐渐显露，在制定治法时，应注意这一特点。中经络的患者在恢复期，主要有气虚血瘀、脉络闭阻型，肝肾阴虚、脉络不畅型，阴虚血瘀、痰浊阻络型三种证型，根据其发病机制，可采用益气活血通络法，滋阴清降、活血通络法，育阴凉血、化痰通络法三法进行治疗。中脏腑的患者进入恢复期，主要有阴虚阳亢、瘀血痰阻，风痰上扰、脉络痹阻，以及气虚血瘀、脉络阻闭三种病理机制，据此可采用滋阴潜阳、化痰通瘀法，化痰熄风、祛瘀通络法，益气活血通络法三法进行治疗。由于中经络与中脏腑进入恢复期均可出现气虚血瘀、脉络闭阻之病机，均可用益气活血通络法治疗，所以把恢复期的各种证型归纳起来，计有五种证型，其治疗有五法。

中风后遗症临床中时常可以见到，其中最常见的有半身不遂、语言不利、口眼㖞斜。引起半身不遂的病机有气虚血滞、脉络瘀阻，肝阳上亢、脉络瘀阻，以及痰瘀互结、痹阻脉络三种，所以临床中可分三种证型，分别采用益气活血通络法、平肝活血通络法、化痰活血通络法进行治疗。语言不利多因风痰阻络和肾虚精亏引起，所以可分这两种证型，分别用祛风除痰、宣窍通络法，滋阴补肾利窍法进行治疗。至于中风后遗症口眼㖞斜，常由风痰瘀血阻于面部络道所致，可用祛风除痰通络法进行治疗。把半身不遂的三种证型，语言不利的二种证型和口眼㖞斜的一种证型归纳起来，中风后遗症常见的有六种证型，其治疗也有六法。

在中风病的急性期、恢复期和后遗症期三期中，根据辨证，急性期可分七种证型，恢复期分五种证型，后遗症期分六种证型，合计共三期十八型，其治法也有十八法。由于急性期、恢复期及后遗症期的益气活血通络法三者是相同的，所以把中风的常用治疗方法归纳起来，计有三期十六法（见表5-1）。

表 5-1　中风分期辨证、分型立法治疗中风之证型及治法归纳表

中风分期	辨证分型		治法
急性期	中经络	络脉空虚、风邪入中型	祛风养血通络法
		气虚血瘀、脉络阻闭型	益气活血通络法
		肝肾阴虚、风阳上扰型	滋阴潜阳、熄风通络法
		痰热上扰、脉络痹阻型	清热豁痰、熄风通络法
	中脏腑	阳闭证	清肝熄风、辛凉开窍法
		阴闭证	豁痰熄风、辛温开窍法
		脱证	益气回阳、救阴固脱法
恢复期	气虚血瘀、脉络阻闭型		益气活血通络法
	肝肾阴虚、脉络不畅型		滋阴清降、活血通络法
	阴虚血瘀、痰浊阻络型		育阴凉血、化痰通络法
	阴虚阳亢、瘀血痰阻型		滋阴潜阳、化痰通瘀法
	风痰上扰、脉络痹阻型		化痰熄风、祛瘀通络法
后遗症期	半身不遂	气虚血瘀、脉络瘀阻型	益气活血通络法
		肝阳上亢、脉络瘀阻型	平肝活血通络法
		痰瘀互结、痹阻脉络型	化痰活血通络法
	语言不利	肾虚精亏型	滋阴补肾利窍法
		风痰瘀血阻络型	祛风除痰通络法
	口眼㖞斜	风痰阻络型	祛风除痰、宣窍通络法

第三节　中医辨证治疗中风的思维模式

一、辨证要点

中风病分型复杂，临证时应细访病史，注意其瞑兆，辨明其病性与病情的轻重，注意病势的顺逆和所处的发病阶段。对于中风中脏腑之急症，应辨其属闭、属脱，闭证者还需明辨是

阳闭还是阴闭。

（一）细访病史，多有朕兆

中老年人平素体质虚衰，而常表现为发作性眩晕、头痛，与一过性肢麻、口眼㖞斜、语言謇涩。若急性起病，以半身不遂、口眼㖞斜、语言謇涩为首发症状者，一般诊断不难。但若起病即见神志障碍者，则需深入了解病史和进行详细的体检。

（二）明辨病性与病情轻重

中风病分为中经络和中脏腑两大类，中经络无神志改变而病轻，中脏腑有神志改变而病重。中风病性本虚标实，急性期多以标实证候为主。若素有头痛、眩晕等症，突然出现半身不遂，甚或神昏、抽搐、肢体强痉拘急，属内风动越；若病后咳痰较多或神昏，喉中痰鸣，舌苔白腻，属痰浊壅盛为患；若面红目赤，口干口苦，甚或项背身热，躁扰不宁，大便秘结，小便黄赤，则以邪热为主；若肢体松懈瘫软而舌质紫黯，说明阳气不足，瘀血较甚。恢复期及后遗症期多表现为气阴不足，阳气虚衰。如肢体瘫痪，手足肿胀，口角流涎，气短自汗，多属气虚；若兼有畏寒肢冷，为阳气虚衰的表现；若兼有心烦少寐，口干咽干，手足心热，舌红少苔，多属阴虚内热。

（三）辨病势的顺逆

临床注意辨察病人之"神"，尤其是神志和瞳神的变化。若起病即现昏聩无知，多为实邪闭窍，此为中脏，病位深，病情重。邪扰清窍或痰浊瘀血蒙塞清窍，神志时清时昧者，此为中腑，是正邪交易的表现。如病人渐至神昏，瞳神变化，甚至呕吐、头痛、项强者，说明正气渐衰，邪气日盛，病情加重。

先中脏腑，如神志逐渐转清，半身不遂未再加重或有恢复者，病由中脏腑向中经络转化，病势为顺，预后多好。若目不能瞬，或瞳神大小不等，或突见呃逆频频，或突然昏聩、四肢抽搐不已，或背腹骤然灼热而四肢发凉及至手足厥逆，或见戴阳及呕血症，均属病势逆转，难以挽救。

（四）辨闭证与脱证

如何防治七窍闭塞是中风病急性期治疗的关键，首先须区别闭证、脱证。闭者，邪气内闭清窍，症见神昏、牙关紧闭、口噤不开、肢体强痉，属实证，根据有无热象，又有阳闭、阴闭之分。阳闭为痰热闭郁清窍，症见面赤身热，气粗口臭，躁扰不宁，舌苔黄腻，脉象弦滑而数；阴闭为湿痰内闭清窍，症见面白唇黯、静卧不烦、四肢不温、痰涎壅盛，舌苔白腻，脉象沉滑或缓。阳闭和阴闭可相互转化，当依据舌象、脉象，结合症状的变化来判断。脱证是五脏真阳散脱于外，症见昏聩无知、目合口开、四肢松懈瘫软、手撒肢冷汗多、二便自遗、鼻息低微，乃为中风危候。另外，临床上尚有内闭七窍未开而外脱虚象已露，即所谓"内闭外脱"者，此时往往是疾病安危演变的关键时机，应引起高度重视。

二、辨证论治的思维模式

辨证思维方法得当，条理清楚，才能辨证准确，治病用药恰到好处，有利于提高临床疗效。为了便于临床中对中风进行正确的辨证治疗，现分辨证论治的步骤和示范病例两部分，介绍中医辨证治疗中风的思维模式。

（一）辨证论治的步骤

首先详细了解患者的病情，结合相关的检查，进行鉴别诊断，以确立中风的诊断，区别是缺血性中风还是出血性中风。

接着，分清是急性期、恢复期还是后遗症期，急性期者辨明是中经络还是中脏腑。

再通过进一步分析，找出其发病机制，确立属于中风的何种证型，并注意其兼夹证、并见证等。

最后，根据辨证分型之结果，依病情的轻重缓急，确立是采用中西医结合的方法积极抢救，还是单纯应用中医的方法进行治疗，明确相应的治则、方药、用法以及治疗中需注意的问题。

（二）示范病例

病例 1： 吴某某，男，58 岁，干部，2002 年 12 月 9 日初诊。

患者 3 天前突然出现左下肢麻木，走路不稳，继之舌强、语言不利，经静脉滴注维脑路通注射液，口服通脉冲剂、维生素 B_1 片等治疗 3 天，症状不减。现患者头晕心悸，动则汗出，舌根发麻，舌强、语言不利，口眼㖞斜，口角流涎，面色㿠白，气短乏力，左侧肢体麻木无力，活动障碍。检查舌质黯淡，苔薄白，脉沉细涩，体温 36.7℃，血压 120/80mmHg，鼻中沟变浅，口角稍歪，颈软无抵抗，心肺无明显异常，左上肢肌力Ⅳ级，左下肢肌力Ⅲ级，腱反射活跃，血常规、心电图正常，头颅 CT 提示脑梗死。

辨证思维程序：

第一步：明确中风的诊断，分清是急性期、恢复期还是后遗症期。

根据患者的临床表现，中风之诊断不难确立。依据发病过程和发病时间判断，此乃急性期之患者。

第二步：分清中经络与中脏腑。

根据患者有左侧肢体麻木无力、活动障碍、舌强语言不利、口眼㖞斜等症状，但无神志不清，故可诊断为中风中经络。

第三步：找出其发病机制，分清属于中风的何种证型。

依据八纲辨证、脏腑辨证等中医辨证的方法，患者有面色㿠白、气短乏力等气虚之症状，有左侧肢体麻木无力、舌强语言不利等血瘀络阻的症状，综合分析，此乃气虚血瘀、脉络阻闭型中风。

第四步：可做有关的检查。

头颅 CT 或磁共振检查以明确脑梗死的诊断，此外可做血压测量及一些血液生化的检查以进一步了解病情及可能产生病变的病理基础，如血液流变学、血糖、血脂等的测定等，以明确西医诊断，为中西医结合治疗提供保障。

第五步：根据证型确立相应的治则方药。

辨证属气虚血瘀、脉络阻闭型，根据"治病必求于本"的原则，治当益气活血通络，方选补阳还五汤加减。

处方：黄芪 30g，赤芍 15g，川芎 15g，当归 12g，地龙 10g，红花 9g，丹参 15g，穿山甲 12g，川牛膝 15g，全蝎 6g，清半夏 10g，山楂 15g，蜈蚣 1 条，陈皮 12g，甘草 6g。

用法：每日 1 剂，水煎取汁，分早晚 2 次服。

病例 2：傅某某，男，63 岁，工人，1996 年 10 月 3 日初诊。

患者 2 个月前生气后出现左半身不仁不用，左手肿胀，舌强言謇，经西医确诊为脑血栓形成。现左侧半身不遂，上下肢疼痛，左手肿胀，言语迟缓，纳呆，神疲乏力，二便调，舌质黯淡，脉沉细缓，检查头颅 CT 提示右侧基底节梗死灶。

辨证思维程序：

第一步：明确中风的诊断，分清是急性期、恢复期还是后遗症期。

根据患者的临床表现，中风之诊断不难确立，依据发病过程和发病时间判断，此乃恢复期之患者。

第二步：分清中经络与中脏腑。

根据患者有半身不遂、舌强言謇等症状，但无神志不清，故可诊断为中风中经络。

第三步：找出其发病机制，分清属于中风的何种证型。

依据患者于恼怒后出现半身不仁不用、左手肿胀、舌强言謇、上下肢疼痛，考虑为肝郁气滞、痰瘀阻络之证。患者病程已有 2 个月，纳呆，神疲乏力，舌淡质黯，脉沉细缓，为痰瘀阻络日久，耗伤气血，已出现脾气亏虚之象。综合分析，此病乃属气血亏虚、瘀阻脉络之证。

第四步：可做有关的检查。

头颅 CT、磁共振检查以明确脑梗死的诊断，此外还可做血压测量及一些血液生化的检查以进一步了解病情及可能产生病变的病理基础，如血液流变学、血糖、血脂、心电图等的测定，以明确西医诊断，为中西医结合治疗提供保障。

第五步：根据证型确立相应的治则方药。

辨证属气血亏虚、瘀阻脉络型，治当益气养血，祛瘀通络，方选补阳还五汤合当归补血汤加减。

处方：黄芪 30g，赤芍 15g，川芎 15g，生地 10g，桃仁 9g，白芍 12g，当归 12g，地龙 10g，红花 9g，丹参 15g，穿山甲 6g，桑枝 10g，川牛膝 15g，全蝎 6g，清半夏 10g，陈皮 12g，甘草 6g。

用法：每日 1 剂，水煎取汁，分早晚 2 次服。

第六章
三期十六法辨治中风

　　分期处理、分型立法辨证治疗中风，是理论与实践相结合的产物，是中医学辨证论治精神的具体体现，它具有突出中医特色、分期及证型易于掌握、有章可循、方法简便等特点，是常用的行之有效的治疗中风的方法之一。

　　在中风急性期、恢复期和后遗症期三期中，所归纳的十八种证型，以及所总结的十六种治法，虽然临床常用，但未必尽合情理。由于中风病情复杂，病情重，变化快，并发症多，恢复缓慢，在通过分期处理、分型立法，采取三期十六法辨治中风时，应注意随病情的变化配合其他方法，必要时可采取中西医结合的方法治疗。要想找到治疗中风的较理想的方法，必须广开思路，不断地进行研究、比较、鉴别、充实、提高。

　　下面，就所归纳的中风急性期、恢复期和后遗症期三期的十六种治法及其相对应的证型和具体应用方法逐一进行介绍，以供临床参考。

第一节　急性期

　　中风急性期分为中经络、中脏腑两大类，中经络的常见证型有络脉空虚、风邪入中型，气虚血瘀、脉络阻闭型，肝肾阴虚、风阳上扰型，痰热上扰、脉络痹阻型，中脏腑常见的证型有阳闭证、阴闭证以及脱证。根据以上辨证分型，中风急性期相应的治疗方法有祛风养血通络法，益气活血通络法，滋阴潜阳、熄风通络法，清热豁痰、熄风通络法，清肝熄风、辛凉开窍法，豁痰熄风、辛温开窍法，以及益气回阳、救阴固脱法共七种治疗方法。

一、祛风养血通络法

祛风养血通络法适用于中风中经络的急性期，以正气不足，络脉空虚，风邪入中，痹阻经络气血为主要发病机制者。此类患者中医辨证属络脉空虚、风邪入中型，患者一般血压正常，常见于缺血性中风，以短暂性脑缺血发作、腔隙性脑梗死、脑栓塞为多见。

1. 辨证依据

平素常无不适之感觉，也可有肌肤不仁、手足麻木、头晕等症状，突然口眼喎斜，语言不利，口角流涎，甚则半身不遂。或兼见恶寒发热、肢体拘急、关节酸痛等症状。查其舌质淡红或黯红，舌苔薄白，脉浮数、浮弦数或弦细。

2. 治疗法则

祛风养血通络。

3. 选方用药

大秦艽汤加减。

秦艽 15g，赤芍 15g，白芍 15g，羌活 12g，防风 12g，熟地 12g，当归 9g，黄芩 9g，白术 15g，茯苓 15g，生地 12g，川芎 15g，桂枝 9g，菖蒲 12g，清半夏 6g，水蛭 6g，甘草 6g。

4. 处方分析

方中秦艽、羌活、防风解表祛风；生地、熟地、当归、赤芍、白芍、川芎养血行血，取"血行风自灭"之意，且川芎走而不守，能载药上行头巅，下达四肢，外彻皮毛，旁通肌肉；配嗜血之水蛭破血逐瘀，消已形成的血肿；清半夏、茯苓、菖蒲化痰通络醒脑；白芍、甘草缓急解痉，能缓解血管痉挛，促进血液流通；当归、赤芍、白芍、桂枝、甘草取当归四逆汤之意，以温经散寒，养血通脉；用黄芩内清积热，白术、茯苓、清半夏健脾化湿祛痰，以利脉络通畅。诸药配合，相互为用，既能养血扶正，又能祛除风邪，还可活血通络，保证脑部血流的畅通，切中络脉空虚，风邪入中，痹阻经络气血之病机。

5. 加减用药

兼有风热表证者，去羌活、桂枝、防风，加桑叶、菊花、薄荷；呕逆痰盛、苔腻脉滑者，去生地、熟地，加陈皮、竹茹、胆南星；心烦失眠者，加炒栀子、黄连；两目干涩者，加枸杞子、草决明、何首乌；大便秘结者，加大黄、火麻仁。

6. 临证注意

此型患者以短暂性脑缺血发作、腔隙性脑梗死、脑栓塞等缺血性中风为多见，有经络不通、微循环障碍的情况存在。为了取得较好的治疗效果，在应用中药汤剂的同时，可配合使用血塞通注射液、维脑路通注射液、低分子右旋糖酐注射液，以及通脉冲剂、中风回春片、消栓再造丸等中西药物，也可配合应用针灸、按摩、饮食调养等。

祛风养血通络法所适宜的患者血压不高，若兼有头晕头痛、耳鸣目眩等症状，血压明显高于正常者，可根据病情加用降压剂稳定血压，或改用其他治疗方法。

此型患者预后较好，经积极正确地治疗，自觉症状可很快消失。

7. 病案举例

王某某，男，51 岁，农民，1996 年 3 月 4 日初诊。

患者早晨吃饭时突然出现头晕、筷子落地，之后便感右下肢麻木无力，走路不稳，当时测血压 130/86mmHg，在村诊所给予 50% 葡萄糖注射液 100mL，加入维生素 C 注射液 1.5g、维生素 B$_6$ 注射液 100mg，静脉滴注，口服维脑路通片等，症状不减。来诊时患者头晕，身热，微恶风，汗出不畅，右下肢麻木无力，走路不稳，口角及舌根麻木。检查舌质黯红，苔薄白微黄，脉浮数，体温 37.5℃，血压 116/84mmHg，两侧瞳孔等大等圆，对光反射灵敏，颈软无抵抗，两肺呼吸音清，心率 94 次/分，节律规整，未闻及明显杂音，右下肢肌力稍弱，腱反射活跃，头颅 CT 提示脑梗死。临床诊断为中风中经络，证属急性期的络脉空虚、风邪入中型。治以祛风养血通络为法。

处方：秦艽、菊花、白芍、黄芩各 15g，赤芍、桑叶、白术、当归、川芎、茯苓各 12g，生地、薄荷、菖蒲、熟地、水蛭各 9g，清半夏、甘草各 6g。每日 1 剂，水煎 2 次，分早晚温服。

同时配合低分子右旋糖酐注射液，每次 500mL，每日 1 次，静脉滴注；脑复康片每次 0.8g，每日 3 次口服。

4 天后患者头晕、身热、恶风除，口角麻木消失，但仍右下肢麻木无力，走路不稳，舌根麻木，检查舌黯红，苔薄少，脉弦细，体温 36.7℃，血压 114/80mmHg。中药守方去菊花、桑叶、生地、熟地，加桑枝 24g，黄芪 18g，枸杞子 12g，苏木 10g，建曲 9g，继续服用，其余治疗维持不变。

继续治疗 10 天，患者舌根麻木消失，右下肢麻木减轻，走路平稳，但力量仍稍弱。中药守方继续服用，停用低分子右旋糖酐注射液及脑复康片，改用维脑路通片，每次 200mg，每日3次口服。

1周后复诊，患者自述精神、饮食、睡眠均佳，除仍感右下肢力量稍弱外，别无不适。停服中药汤剂，维脑路通片继续服用，加用消栓再造丸，每次1丸，每日2次，温开水送服。

2周后再查，诸症状悉除。停药1个月后再诊，一切如常人。

二、益气活血通络法

益气活血通络法不仅适用于中风中经络的急性期，还常用于中风患者进入恢复期以及中风后遗症期，不论是中风急性期、恢复期，还是后遗症期，只要有气虚血瘀、脉络阻闭的病理机制存在，都可应用益气活血通络法，只不过用药各有侧重罢了。

益气活血通络法适用于中风中经络急性期以气虚血瘀、脉络阻闭为主要发病机制者，此类患者中医辨证属气虚血瘀、脉络阻闭型，常见于缺血性中风，可见于短暂性脑缺血发作、腔隙性脑梗死、脑栓塞等病中。

1. 辨证依据

半身不遂，口眼㖞斜，语言謇涩不利，偏身麻木，面色㿠白，气短乏力，口角流涎，动则汗出，舌质黯红或黯淡，苔薄白或白腻，脉沉细或细弦。

2. 治疗法则

益气活血通络。

3. 选方用药

补阳还五汤加减。

黄芪30g，赤芍15g，丹参15g，川牛膝15g，川芎15g，当归12g，茯苓15g，地龙12g，红花10g，菖蒲12g，山楂

10g，蜈蚣2条，桂枝9g，清半夏6g，全蝎6g，穿山甲6g，砂仁5g，甘草5g。

4. 处方分析

方中重用黄芪，以补气为主，与当归、赤芍、川芎、地龙、红花配合，取补阳还五汤之意，以补气活血，通经活络；用穿山甲以逐瘀活络，菖蒲、川牛膝透窍通络舒筋，丹参活血祛瘀，桂枝、地龙、蜈蚣、全蝎温经通络，茯苓、清半夏健脾化湿祛痰，山楂、砂仁、甘草健胃和中。诸药配合，相互为用，既能补气养血，活血化瘀，又能化痰通络，切中气虚血瘀、脉络阻闭型中风中经络急性期患者之病机。

5. 加减用药

气虚明显者，加党参、白术；心悸、喘息者，加炙甘草、远志；肢体麻木者，加木瓜、伸筋草；下肢瘫软无力者，加川断、桑寄生、杜仲；小便失禁者，加桑螵蛸、益智仁。

6. 临证注意

气虚血瘀、脉络阻闭型是中风病最常见的证型之一，益气活血通络乃治疗中风常用的方法。王清任创立的补阳还五汤以其显著的疗效为现代医者所推崇，许多治疗中风病的中成药都是在补阳还五汤的基础上研制而来的。

气虚血瘀、脉络阻闭型患者不但在中风急性期中经络中可以出现，在中风病恢复期以及后遗症期也可出现，它们的临床表现极为相似，不过随发病时期的不同，其治疗方法和用药也略有区别。在急性期应注意应用通窍之品，恢复期可加大活血化瘀通络的力度，后遗症期则应重视补气和通络。

常用的治疗中风病的中成药如血塞通注射液、通脉冲剂、中风回春片、华佗再造丸等，对气虚血瘀、脉络阻闭型患者有肯定的疗效，临床中可根据病情选用。

中风病病情重、病程长、后遗症多、致残率高，应坚持早发现，早治疗，争取尽快康复，避免后遗症的发生。康复锻炼是防止肢体残废，促进中风患者康复的重要手段，在应用药物、针灸等方法治疗的同时，积极配合康复锻炼也是十分重要的。

7. 病案举例

孙某某，女，61 岁，退休工人，1996 年 10 月 20 日初诊。

患者平素身体虚弱，时有头晕心悸、乏力，10 月 17 日突然出现舌根发硬、语言不利、左半身麻木，断之半身不遂。来诊时患者头晕，面色㿠白，气短乏力，舌强，语言不利，口眼㖞斜，口角流涎，左侧肢体麻木不遂，检查舌质黯淡，舌苔薄白，脉沉细涩，体温 36.7℃，血压 120/70mmHg，鼻中沟变浅，口角稍㖞，颈软无抵抗，心率 90 次/分，节律规整，未闻及杂音，左半身浅感觉迟钝，左上肢肌力Ⅱ级，左下肢肌力Ⅲ级，右侧正常，血常规、心电图检查正常，头颅 CT 提示脑梗死。临床诊断为中风中经络，证属急性期的气虚血瘀、脉络阻闭型。治以益气活血通络为法。

处方：黄芪 30g，赤芍 15g，川芎 15g，丹参 15g，川牛膝 15g，茯苓 15g，当归 12g，地龙 12g，菖蒲 12g，红花 10g，山楂 10g，桂枝 9g，蜈蚣 2 条，全蝎 6g，清半夏 6g，穿山甲 6g，砂仁 5g，甘草 5g。每日 1 剂，水煎 2 次，分早晚温服。

同时，配合三七总皂苷注射液，每次 400mg，加入 10% 葡萄糖注射液 500mL 中，静脉滴注，每日 1 次。

1 周后患者精神明显好转，头晕消失，口角流涎停止，舌体较前活动灵活，检查患侧肌力上肢Ⅲ级，下肢Ⅳ级，继续按原方案治疗。

又服中药 10 剂，患者口眼基本端正，语言较前明显流利，已能下床活动，但口苦，纳食不香。病情属康复阶段，中药守方去穿山甲、清半夏、砂仁，加入清热化痰和胃的麦芽、建曲各15g，黄连10g，活血化瘀通络的桑枝24g，苏木10g，继续服用。停用三七总皂苷注射液，并加强肢体功能锻炼。

1个月后患者精神、饮食、睡眠正常，口眼端正，语言清楚流利，左侧肢体功能恢复，行走如常人，自述已无不适的感觉，查体无明显阳性体征。嘱停服中药汤剂，改服中风回春片，每次6片，每日3次，以巩固疗效。

三、滋阴潜阳、熄风通络法

有一部分中风患者平时血压较高，经常头晕头痛，耳鸣心烦，多因生气、饮酒、失眠等诱发，以肝肾阴虚、风阳上扰为发病机制，滋阴潜阳、熄风通络法就是为此类患者而设立的。滋阴潜阳、熄风通络法也是中风中经络急性期常用的治法之一，它的特点是既滋肝肾之阴以治本，又平熄亢盛的风阳以治标，还清热祛痰、活血通络，达到标本兼治，滋阴潜阳与熄风通络两者兼顾的目的。

滋阴潜阳、熄风通络法适用于中风中经络的急性期，以肝肾阴虚，风阳上扰，挟痰走窜经络，痹阻气血为主要发病机制者。此类患者中医辨证属肝肾阴虚、风阳上扰型，患者多有高血压病史，常见于缺血性中风，以短暂性脑缺血发作、腔隙性脑梗死、脑栓塞为多见。

1. 辨证依据

平素常有头晕头痛，耳鸣目眩，手足心热，烦躁失眠，腰膝酸软，突然发生口眼㖞斜、舌强、语言不利，或手足重滞，偏身麻木，甚则半身不遂等，舌质红，苔薄少或腻，脉弦细数或弦滑。

2. 治疗法则

滋阴潜阳，熄风通络。

3. 选方用药

天麻钩藤饮合镇肝熄风汤加减。

龙骨 24g，牡蛎 24g，白芍 15g，代赭石 15g，钩藤 15g，桑寄生 15g，丹参 15g，鸡血藤 15g，玄参 15g，天冬 15g，川牛膝 15g，龟甲 15g，天麻 12g，黄芩 12g，地龙 12g，菖蒲 12g，竹茹 9g，建曲 12g，甘草 6g。

4. 处方分析

方中白芍、玄参、天冬、龟甲滋阴柔肝熄风，龙骨、牡蛎、代赭石镇肝潜阳，天麻、钩藤、黄芩、桑寄生取天麻钩藤饮之意，以平肝潜阳，川牛膝引血下行，丹参、鸡血藤、地龙、菖蒲透窍活血通络，黄芩清除心中烦热，竹茹祛除体内的痰热，建曲调理脾胃，甘草调和诸药。合而用之，肝肾之阴得养，上亢之阳得潜降，内动之风自熄，同时还有清热祛痰、活血通络的作用，切中肝肾阴虚，风阳上扰，挟痰走窜经络，痹阻气血的病机。

5. 加减用药

痰热较重者，去丹参、鸡血藤、代赭石，加胆南星、瓜蒌、川贝母；内热较盛出现烦躁不安、大便秘结者，去天冬、牡蛎、天麻、龟甲，加生石膏、栀子、黄连、大黄；血压较高、头痛较重者，去天冬、丹参、竹茹、菖蒲，加石决明、夏枯草。

6. 临证注意

此型患者多数血压较高，降低并稳定血压在治疗中尤为重要。应注意血压的变化，必要时可适当配合应用降压药，否则不利于中风的治疗，并有血管破裂，发生出血性中风的危险。

此类患者风阳上扰的症状较为突出，注意应用钩藤、天麻等清利头目的药物，可明显改善头晕头痛、耳鸣目眩等自觉症状，有利于疾病的顺利康复。

不良情绪、吸烟、饮酒不仅可引起血压波动，不利于中风患者的康复，而且有导致中风复发的危险。所以中风患者应学会自我调整，保持健康的心态和良好的情绪，并注意戒除烟酒。

7. 病案举例

刘某，男，49 岁，工人，1998 年 1 月 7 日初诊。

患者自 1988 年开始出现无明显诱因的头晕头痛，耳鸣心烦，之后时轻时重，常有发作。曾在某医院诊治，诊断为高血压，经常服心痛定、谷维素、维生素 E 等以缓解症状。2 天前患者头痛头晕再现并加重，当时测血压 156/94mmHg，虽再服心痛定等，症状不减，并逐渐出现右下肢麻木无力、活动不便、舌强、语言不利、口眼㖞斜。来诊时患者神志清楚，头晕头痛，耳鸣目眩，右下肢麻木无力，活动不便，不能站立、行走，舌强，语言不利，口角流涎，口眼㖞斜，心烦急躁，失眠多梦，腰膝酸软，口干口苦，大便秘结，检查舌质黯红，舌苔薄黄，脉弦细，测血压 152/90mmHg，鼻中沟变浅，颈软无抵抗，心肺无异常，右下肢肌力为 III 级，腱反射活跃，头颅 CT 提示脑梗死。临床诊断为中风中经络，证属急性期的肝肾阴虚、风阳上扰型，乃内热较盛者。治以滋阴潜阳、熄风通络为主，佐以清热泻火除烦。

处方：龙骨 24g，生石膏 18g，白芍 15g，代赭石 15g，桑寄生 15g，丹参 15g，鸡血藤 15g，玄参 15g，钩藤 15g，栀子 12g，川牛膝 15g，黄芩 12g，黄连 12g，大黄 6g，地龙 12g，菖蒲 12g，竹茹 9g，甘草 6g。每日 1 剂，水煎 2 次，分早晚温服。

配合20%甘露醇注射液，每次125mL，每日2次，快速静脉滴注；应用低分子右旋糖酐注射液，每次500mL，每日1次，静脉滴注。

5天后患者头痛、耳鸣目眩、心烦急躁消失，头晕减轻，睡眠增加，口角流涎停止，舌体活动较原来灵活，语言清楚，但稍有迟钝，右下肢麻木减轻，活动明显灵活，但力量仍弱，大便已顺畅。检查舌质红，苔薄少，脉弦细，血压160/90mmHg。停用20%甘露醇注射液，低分子右旋糖酐注射液的应用维持不变，中药守方继续服用，并加强康复训练。

继续治疗10天，患者口眼端正，舌体活动灵活，语言清楚流利，右下肢麻木减轻，已能自己下床行走，但仍感右下肢力弱，腰膝酸软，时有头晕，测血压为146/90mmHg。停用低分子右旋糖酐注射液，中药守方去黄连、生石膏，加天麻9g，山茱萸12g，再服。并配合维脑路通片，每次200mg，每日3次，温开水送服。

继续服用中药24剂，患者右下肢功能恢复，自述饮食、睡眠均可，除仍稍有头晕、右下肢麻木外，别无明显不适，查体无明显阳性体征，测血压142/90mmHg，病体已趋康复。停服中药汤剂，坚持康复锻炼，并继续服用维脑路通片，配合杞菊地黄丸（每次9g，每日2次，温开水送服）、盐酸氟桂嗪胶囊（每次10mg，每日1次，晚上服用），以巩固疗效。

四、清热豁痰、熄风通络法

清热豁痰、熄风通络法是针对中老年人形体多肥胖，多湿多痰，发生中风常以内风痰热，上扰清窍，痹阻脉络为主要发病机制而设立的。清热豁痰、熄风通络法也是中风中经络急性期常用的治法之一，其特点是健脾清热豁痰与熄风活血通络并重。

清热豁痰、熄风通络法适用于痰热上扰、痹阻脉络型中风中经络的急性期患者，此类患者一般形体较胖，常见于短暂性脑缺血发作、腔隙性脑梗死、脑栓塞、脑栓塞等缺血性中风。

1. 辨证依据

形体较胖，平素常有头昏头沉，突然口眼㖞斜，语言不利，痰涎较多，偏身麻木，手足重滞，或半身不遂，舌质红，舌体胖大，边有齿痕，舌苔黄腻，脉弦滑。

2. 治疗法则

清热豁痰，熄风通络。

3. 选方用药

清半夏白术天麻汤加减。

白术 15g，茯苓 15g，陈皮 12g，清半夏 6g，天麻 9g，黄连 6g，川贝母 9g，节菖蒲 12g，黄芩 12g，地龙 12g，代赭石 15g，丹参 15g，全蝎 6g，白附子 9g，白芍 12g，薏苡仁 15g，建曲 12g，甘草 6g。

4. 处方分析

方中天麻、全蝎、代赭石、白附子平肝熄风化痰，白术、陈皮、清半夏、茯苓健脾利湿化痰，白芍柔肝熄风，黄连、川贝母、黄芩、节菖蒲清热豁痰利窍，薏苡仁清热除湿，地龙、全蝎、丹参活血通络熄风，白术、茯苓、陈皮、建曲健脾和胃以绝生痰之源，甘草调和众药。诸药合用，可使脾胃强健，热清痰除，风熄络畅，则中风自愈。

5. 加减用药

痰热较重者加全瓜蒌、天竹黄、胆南星，语言不利明显者加石斛，大便秘结明显者可加用泻热通腑之品。

6. 临证注意

痰热上扰、痹阻脉络型中风患者多湿多痰，痰热交阻，因湿性重浊黏腻，不易速去，祛湿易助热，清热易生湿，所以治疗常收效较慢，临证时切忌操之过急，要善于守法守方。

在饮食的选择上，应以祛湿热、化痰热、散瘀血、易消化为原则，避免助湿生热及肥甘厚腻之品。

7. 病案举例

杨某某，男，56 岁，工人，1988 年 10 月 15 日初诊。

患者平素贪食酒肉，形体较胖，1 年前开始出现头晕头沉，身困乏力，之后头晕常有发作，今日早饭后头晕再次出现，并逐渐伴发舌根及口角发麻，右下肢重滞、麻木无力。就诊时患者头晕头沉，舌根及口角发麻，口眼㖞斜，口角流涎，喉中痰鸣，纳差脘痞，右下肢重滞、麻木无力，不能站立、行走。检查患者形体较胖，神志清楚，精神疲惫，舌质红，舌体胖大，边有齿痕，舌苔黄腻，脉弦滑，测血压 130/80mmHg，两侧瞳孔等大等圆，对光反射灵敏，鼻中沟变浅，口角稍㖞，颈软无抵抗，心肺无明显异常，右下肢活动障碍，肌力Ⅲ级，腱反射活跃。临床诊断为中风中经络，证属急性期的痰热上扰、痹阻脉络型，治以清热豁痰、熄风通络为法。

处方：白术 15g，茯苓 15g，陈皮 12g，清半夏 6g，天麻 9g，黄连 6g，川贝母 9g，节菖蒲 12g，黄芩 12g，地龙 12g，代赭石 15g，丹参 15g，全蝎 6g，白附子 9g，白芍 12g，薏苡仁 15g，建曲 12g，甘草 6g。每日 1 剂，水煎 2 次，分早晚温服。

配合胞二磷胆碱注射液，每次 1.0g，加入 5% 葡萄糖注射液 500mL 中，静脉滴注，每日 1 次；低分子右旋糖酐注射液，每次 500mL，静脉滴注，每日 1 次。

半月后患者精神明显好转，头晕头沉、喉中痰鸣、脘痞、舌根及口角发麻消失，口角流涎止，口眼㖞斜纠正，纳食增加，右下肢轻松，已能徒手行走，但仍感右下肢沉重、麻木、力弱。病已明显好转，停用胞二磷胆碱注射液及低分子右旋糖酐注射液，中药守方继续服用，同时配合针灸疗法，每日1次，加强康复锻炼。

继续治疗3周，患者精神、饮食、睡眠均佳，自述除仍稍感右下肢麻木、走路时腿软外，别无明显不适，病体逐渐趋于康复。停用针灸治疗，中药守方再服半月，并继续坚持康复锻炼同时注意节制饮食。

半年后随访，自述一切如常人，已上班2个月。

五、清肝熄风、辛凉开窍法

在中风患者中，除中经络者外，还有以突然昏倒、不省人事为主要表现者，此乃中脏腑，清肝熄风、辛凉开窍法就是为中脏腑的阳闭患者而设立的。清肝熄风、辛凉开窍法是中风中脏腑急性期常用的治疗方法之一，其特点是清肝熄风与辛凉开窍互相配合，治标与治本两者兼顾。

清肝熄风、辛凉开窍法适用于中风中脏腑的急性期呈现阳闭症状者，此类患者多数有高血压、脑动脉硬化病史，发病时血压较高，以肝阳暴涨，阳升风动，气血上逆，挟痰挟火，蒙蔽清窍为主要病机，常见于脑出血、蛛网膜下腔出血等出血性中风病例中，也见于大面积脑梗死患者。

1. 辨证依据

突然昏倒，不省人事，牙关紧闭，口噤不开，两手握固，大小便闭，口眼㖞斜，面赤身热，气粗口臭，躁扰不宁，发热呕吐，痰声如锯，肢体强痉，间有抽搐，舌质红，苔黄腻，脉弦滑数。

2. 治疗法则

清肝熄风，辛凉开窍。

3. 选方用药

首先灌服（或鼻饲）安宫牛黄丸或至宝丹，并用羚羊角汤加减调理。

羚羊角粉0.5g（冲服），生地20g，菊花15g，龟甲15g，瓜蒌15g，丹皮12g，白芍15g，石决明15g，黄芩12g，蝉蜕9g，郁金9g，节菖蒲12g，生大黄3~10g，全蝎6g，竹茹12g，甘草6g。

4. 处方分析

方中羚羊角为清肝熄风的主药，配菊花、蝉蜕、石决明、黄芩平肝清热，熄风潜阳，使火降风熄，则气血下归；龟甲、白芍、石决明育阴潜阳；丹皮、郁金、生地凉血清热；瓜蒌、竹茹清化痰热，调畅气机；瓜蒌、节菖蒲豁痰透窍醒脑；全蝎熄风化痰通络；大黄清热解毒，泻火凉血通便；甘草调和众药。诸药合用，结合具有清热解毒、豁痰镇惊开窍功能的安宫牛黄丸或具有清热解毒、化浊开窍镇惊功能的至宝丹，不仅能清肝熄风、辛凉开窍，还具有平肝潜阳、化痰通络、清热泻火等作用，对中风中脏腑的阳闭证患者，有顿挫病势之效。

5. 加减用药

痰多者加天竹黄、胆南星，热甚者加栀子、夏枯草，抽搐较明显者加蜈蚣、僵蚕等。

6. 临证注意

中风中脏腑的阳闭证发病急、病情重、变化快，易出现肺部感染、泌尿系感染、褥疮等并发症，应认真观察病情，密切注意病情变化，加强护理，必要时可进行监护，以便及时采取相应的措施，防止并发症的发生。

由于中风中脏腑的闭证有阳闭和阴闭之异，且两者都有突然昏倒、不省人事、牙关紧闭、口噤不开、两手握固、大小便闭、肢体强痉的表现，有相似之处，临证时应注意区别，详加辨证，谨慎用药。阳闭证患者除上述症状外，常有面赤身热、气粗口臭、躁扰不宁等热象；而阴闭证患者除上述症状外，常有面白唇黯、静卧不烦、四肢不温、痰涎壅盛等表现，并无热象表现。

中风中脏腑的阳闭患者病死率、致残率相当高，多途径用药，多方法配合，是提高临床疗效、降低病死率的重要手段，在用药途径上，可肌内注射、静脉滴注，也可灌服、鼻饲或保留灌肠，可诸途径同时用药。在治疗方法上，宜采取中西医结合的方法，充分发挥综合治疗的优势，以阻止病情的发展，维持患者的生命，提高生存率和生存质量。

对于出血性中风患者，在急性期应尽量避免使用破血活血之药，对药性峻猛者尤应注意，确有应用指征，也应选用药性和缓者，从小剂量开始，并注意病情的变化，以防用之不当而引发再出血。

由于患者多处于昏迷状态，吞咽困难，不能经口自己进食，为了给机体提供基本的能量和营养，以维持生命，帮助患者度过危险阶段，还应注意饮食的调理，适时应用鼻饲法供给营养物质。

7. 病案举例

王某某，男，58 岁，司机，1997 年 3 月 14 日初诊。

患者患高血压 10 年余，常有头晕头痛，心烦急躁，失眠，经常服用复方降压片、脑力宝、谷维素等药以缓解症状。3 小时前饮酒时突然出现头痛头晕，恶心呕吐，左侧肢体无力，继之语言不利，仆倒在地，不省人事，两手握固，气粗口臭，喉中痰鸣，鼾声大作，口眼㖞斜，躁扰不宁，左侧肢体时有抽搐。检查脉弦滑而数，体温37.2℃，血压180/95mmHg，呈浅昏迷，两侧瞳孔等大，对光反射存在，痛觉反应减退，颈部稍强，两肺呼吸音粗，未闻及干湿啰音，心率90次/分，节律规整，未闻及明显杂音，腹软无抵抗及压痛，肝脾未触及，左侧肢体瘫痪，腱反射活跃，血常规血红蛋白105g/L，白细胞11.5×10⁹/L，中性粒细胞0.74，淋巴细胞0.26，血小板105×10⁹/L，心电图大致正常，头颅CT提示脑出血。临床诊断为中风中脏腑，证属肝阳暴涨，阳升风动，气血上逆，夹痰火蒙蔽清窍的阳闭证。治以清肝熄风，辛凉开窍为法。

处方：羚羊角粉0.5g（冲服），生地20g，菊花15g，龟甲15g，瓜蒌15g，丹皮12g，白芍15g，石决明15g，黄芩12g，蝉蜕9g，郁金9g，节菖蒲12g，生大黄6g，全蝎6g，竹茹12g，甘草6g。

给予安宫牛黄丸3g，研碎水化后鼻饲；上方水煎取汁，每次用50～100mL，每日2～4次，鼻饲或灌服，必要时安宫牛黄丸每日鼻饲2～3次。同时配合应用清开灵注射液，每次30mL，加到10%葡萄糖注射液300mL中，静脉滴注，每日1次；结合应用20%甘露醇注射液、胞二磷胆碱注射液、抗生素、降压剂等；并给予吸氧、支持疗法对症处理，加强护理，密切注意病情变化。

3天后患者神志逐渐清醒，但体温较高，在37.8℃～38.8℃之间波动，仍烦躁不宁，口眼㖞斜，大便较稀，每日2～3次，检查舌质红，苔黄腻，脉弦数，血压150/90mmHg，左侧肢体瘫痪，上肢肌力Ⅲ级，下肢肌力Ⅱ级。停用安宫牛黄丸，中药守方去大黄、羚羊角粉，加栀子、车前子各12g，枣仁 15g，改为水煎服，每日 1 剂，其余治疗维持不变。

　　2 周后，患者精神明显好转，烦躁消失，纳食增加，大小便正常，但感乏力，仍口眼㖞斜，舌强语言不利，左侧肢体活动障碍，检查舌质红，苔黄腻，脉弦细，体温 36.6℃，血压 150/90mmHg，病已明显好转。中药守上方，去竹茹、蝉蜕、栀子、甘草，加黄芪 24g，川牛膝 15g，当归、川芎各 12g，三七粉（冲服）3g，继续服用，其他治疗视病情酌减，并加强肢体功能的康复锻炼。

　　继续治疗半月余，患者精神、饮食、睡眠均可，体力明显恢复，口眼㖞斜有所纠正，舌体活动较前明显灵活，语言清楚但不流利，左侧肢体肌力上肢Ⅳ级、下肢Ⅲ级。中药守方继续服用，停用清开灵注射液、胞二磷胆碱注射液等药物，加用中风回春片，每次 6 片，每日 3 次口服，配合针灸疗法，坚持康复锻炼。

　　再治 3 周，患者口眼基本端正，语言清楚但时有迟钝，已可持拄杖行走，检查舌质淡红，苔薄少，脉沉弦，测血压 150/90mmHg。中药改用下方制成散剂，每次 12g，每日 2 次，温开水送服；配合服用盐酸氟桂嗪胶囊（每次 12mg，每日 1 次，晚上服用）、脑复康片（每次 0.8g，每日 3 次口服）、中风回春片（每次 6 片，每日 3 次口服），停用针灸疗法，坚持康复锻炼。

　　处方：黄芪 30g，龟甲 30g，白芍 15g，赤芍 15g，丹皮 12g，地龙 12g，川芎 15g，牛膝 15g，黄芩 15g，水蛭 12g，当归 15g，石决明 15g，郁金 15g，三七 9g，蜈蚣 3 条，全蝎 9g。

　　继续服药治疗 2 个月余，患者语言正常，口眼端正，左侧肢体功能基本恢复，能独立行走，日常生活自理，但仍常有头晕失眠，血压时有波动。嘱其继续服药 1 个月，加强锻炼，以巩固疗效，并注意血压的变化，必要时予以降压治疗。

六、豁痰熄风、辛温开窍法

在中风中脏腑急性期的患者中，不仅有阳闭证，还有阴闭证，针对中脏腑的患者常出现阴闭证的情况，制定了豁痰熄风、辛温开窍法。豁痰熄风、辛温开窍法也是中风中脏腑急性期常用的治疗方法，其特点是辛温开窍与豁痰熄风相互配合，以开闭祛邪治标为主，兼以平肝熄风豁痰以治本。

豁痰熄风、辛温开窍法适用于中风中脏腑的急性期，由于痰湿内盛，肝气上逆，风挟痰湿，上蒙清窍，内闭经络而呈现阴闭表现者。此类患者形体一般较肥胖，常有脑动脉硬化病史，多见于大面积脑梗死、脑出血等病例中。

1. 辨证依据

形体较胖，平素多湿多痰，突然昏倒，不省人事，牙关紧闭，两手握固，大小便闭，面白唇黯，口眼㖞斜，静卧不烦，痰涎壅盛，四肢不温，半身不遂，舌质黯淡或淡红，舌苔白腻，脉沉滑或沉缓。

2. 治疗法则

豁痰熄风，辛温开窍。

3. 选方用药

灌服（或用鼻饲法）苏合香丸，并用涤痰汤加减调理。

钩藤 15g，茯苓 12g，白芍 15g，竹茹 12g，地龙 12g，菖蒲 12g，陈皮 9g，天麻 12g，郁金 12g，枳实 9g，胆南星 9g，蝉蜕 12g，川芎 12g，清半夏 6g，甘草 6g。

4. 处方分析

方中天麻、蝉蜕、白芍、钩藤平肝熄风，陈皮、清半夏、茯苓、胆南星、竹茹除痰理气，菖蒲、郁金、胆南星开窍豁痰，地龙、钩藤、川芎熄风活血通络，枳实降气和中，气降则痰消。上药结合，与苏合香丸共用，具有辛温豁痰开窍之功，兼有平肝熄风、理气活血通络的功效，切中中风中脏腑阴闭的病机。

5. 加减用药

出现手足抽搐者，加全蝎、僵蚕；寒象明显者，加桂枝。

6. 临证注意

阴闭证除了具有闭证的共同症状外，还有面白唇黯、静卧不烦、痰涎壅盛、四肢不温等痰湿壅盛的表现，临床辨证时应抓住这些特征，注意与阳闭证相鉴别。

闭证患者以突然昏倒、不省人事、牙关紧闭等为突出表现，以邪实内闭为主，治疗应急以祛邪，尽快使其清醒。不论是治疗阴闭证还是治疗阳闭证，在应用中药汤剂时都急用中成药以祛邪透窍，就是基于这个考虑。

针灸治疗中风闭证有其独特的优势。中西医结合多方法配合，多途径用药，积极救治，能发挥综合治疗的效能，有利于提高临床疗效，在临床中应注意采取中西医结合的治疗方法。

吸氧是纠正脑缺氧、保护脑细胞的重要手段，对昏迷患者有促进清醒的作用，在中风闭证的治疗中，应注意保持呼吸道的通畅，给予持续吸氧。由于此类患者病情重，卧床时间长，病情多变，且易出现并发症，所以还应加强护理，注意病情变化。

7. 病案举例

燕某某，男，61岁，退休干部，1995年12月25日初诊。

患者素有头晕头痛，曾多方诊治，诊断为脑动脉硬化，常服脉通等药治疗。中午开始，无明显诱因再次出现头晕头痛，相继伴发恶心呕吐，右侧肢体麻木，给予维生素 C 注射液

1.5g、维生素 B_6 注射液 200mg，加到 50% 葡萄糖注射液 100mL 中，静脉注射。之后头晕头痛、恶心呕吐有所缓解。2 小时后头晕头痛、恶心呕吐再次发作，并逐渐出现意识障碍，昏迷。来诊时患者牙关紧闭，两手握固，面白唇黯，口眼㖞斜，喉中痰鸣，鼾声时作，卧而少动，四肢不温，检查脉沉滑，测体温 36.3℃，血压 130/90mmHg，呈浅昏迷，两侧瞳孔等大等圆，对光反射存在，颈部稍强，两肺呼吸音增粗，可闻及哮鸣音，心率 84 次/分，节律规整，未闻及明显杂音，右侧肢体瘫痪，腱反射活跃，心电图大致正常，B 超显示肝、胆、脾、肾无异常发现，头颅 CT 提示多发性脑梗死。临床诊断为中风中脏腑，证属痰湿内盛，肝气上逆，风夹痰湿，上蒙清窍，内闭经络的阴闭证。治以豁痰熄风，辛温开窍为法。

处方：钩藤 15g，茯苓 12g，白芍 15g，竹茹 12g，地龙 12g，菖蒲 12g，陈皮 9g，天麻 12g，郁金 12g，枳实 9g，胆南星 9g，蝉蜕 12g，川芎 12g，清半夏 6g，甘草 6g。

急取人中、涌泉、内关、足三里、丰隆穴，用泻法强刺激，留针并加强手法，必要时每日可针刺 2~3 次；给予苏合香丸 3g，研碎水化后鼻饲，视病情可再用；应用 20% 甘露醇注射液、脑活素注射液、三七总皂苷注射液等，并给予持续吸氧、对症处理、支持治疗；上方水煎取汁，每次用 50~100mL，每日 2~4 次，鼻饲或灌服。同时加强护理，注意病情的变化。

2 天后患者神志逐渐清醒，但精神疲惫，腹部胀满，停用针刺治疗，停服苏合香丸，中药守上方，加厚朴 9g，焦三仙各 12g，改为每日 1 剂，水煎服，其余治疗酌情增减。

继续治疗半月，患者精神、饮食均可，腹部腹满消失，但仍感乏力，口眼㖞斜，舌强语言不利，检查舌质红，苔薄腻，脉弦细，测体温 36.7℃，血压 120/90mmHg，右侧肢体肌力上肢Ⅲ级，下肢Ⅲ级。停用其他药物，中药在原方的基础上减少透窍豁痰之药的用量，增加补气活血、通经活络之品，改用下方水煎服；并用维脑路通注射液 400mg，加入低分子右旋糖酐注射液 500mL 中，静脉滴注，每日 1 次，同时加强肢体功能的康复锻炼。

处方：黄芪 24g，牛膝 15g，陈皮 12g，当归 12g，赤芍 12g，茯苓 15g，钩藤 15g，白芍 12g，川芎 12g，胆南星 9g，地龙 12g，郁金 12g，全蝎 6g，黄芩 12g，建曲 12g，清半夏 6g，三七 3g，甘草 3g。

1 个月后患者肢体功能明显恢复，已能下床持杖活动，语言清楚但时有迟钝，口眼基本端正，停用中药汤剂及维脑路通注射液、低分子右旋糖酐注射液，改服华佗再造丸（每次 8g，每日 3 次口服）、脑血康口服液（每次 10mL，每日 3 次口服）、脑复新片（每次 20mg，每日 3 次口服）、维生素 B$_1$ 片（每次 20mg，每日 3 次口服）。继续坚持康复锻炼。

5 周后再诊，患者口眼㖞斜基本纠正，语言清楚但稍有迟钝，能持杖到处行走、自己吃饭等，日常生活基本自理，自述除仍感右下肢力量稍弱，活动不够灵活，右手拿细小东西不便外，别无不适。嘱坚持康复锻炼，继续服上述药物 1 个月，以善其后。

七、益气回阳、救阴固脱法

益气回阳、救阴固脱法是为中风中脏腑脱证患者设立的，此法针对脱证病情危重、阳气欲脱的情况，以益气回阳、救阴固脱、扶助正气、挽救生命为立法原则。

益气回阳、救阴固脱法适用于中风中脏腑的急性期，由于阳浮于上，阴竭于下，阴精欲绝，阳气暴脱，阴阳有离决之势而出现脱证表现者。此类患者常见于脑出血，也见于大面积脑梗死、蛛网膜下腔出血及脑出血与脑梗死同时出现者。中风中脏腑之脱证属临床急危重症，治疗十分棘手，死亡率很高，若能正确辨证施治，采取中西医结合的方法积极抢救，也有生还的希望。

1. 辨证依据

突然昏倒，不省人事，目合口开，鼻鼾息微，手撒肢冷，汗多，大便自遗，小便失禁，肢体软瘫，痰声如锯，舌痿，舌质紫黯，苔白腻，脉细弱或弦微欲绝。

2. 治疗法则

益气回阳，救阴固脱。

3. 选方用药

参附汤合生脉散加减。

人参 15g，麦冬 15g，五味子 12g，附子 6～10g，山萸肉 12g，黄芪 30g，熟地 10g，三七 3g。

4. 处方分析

方中人参、麦冬、五味子取生脉散之意大补气阴，人参大补元气，附子回阳固脱，三七活血止血，黄芪、山萸肉敛汗固脱，更用熟地、山萸肉、麦冬、五味子护阴敛阳。合而用之，具有益气回阳、救阴固脱的功效，切中阴精欲绝，阳气欲脱之脱证的病机。

5. 加减用药

汗出不止者加龙骨、牡蛎，兼有瘀象者加丹参、丹皮。

6. 临证注意

中风中脏腑之脱证是中风急性期极其危重的一种证型，其治疗较为困难，病死率极高，单用中医或西医的方法治疗往往很难取得好的疗效，临床中应注意采取中西医结合的方法，诸疗法配合，综合治疗，积极救治。

中药汤剂应急煎取汁，每次 50～150mL，灌服或鼻饲，每日 2～4 次，开始时可频频服用。及时使用中药针剂参附注射液、参麦注射液、生脉注射液等，能有效缓解中风脱证的手撒肢冷、汗出不止、脑微欲绝等症状，有利于维持患者生命和中风的抢救治疗，临床中可根据病情有选择地配合应用。

虽然中风闭证较多见，脱证较少见，但是闭证与脱证可互相转化，又可同时并见，应注意闭证与脱证之间的转化，及时调整治疗方案。在治疗时要随时掌握标本缓急和扶正祛邪的原则，一般情况下闭证以开闭祛邪为主，脱证以扶正固脱为重，闭脱互见者，要权衡主次，标本兼顾。闭证如出现脱证症状，是病情转重的趋势，在祛邪的同时，应注意扶正；脱证经过治疗，正气渐复，症状逐渐消失，亦有好转之机。

加强护理有利于中风的抢救治疗，可以预防或减少各种并发症。在中风脱证的治疗中，也应注意认真观察病情，密切注意病情的变化，做到科学合理地护理患者，通常要进行监护，以随时观察生命体征。

7. 病案举例

任某某，女，61 岁，退休工人，1998 年 5 月 19 日初诊。

患者素有高血压病史，1998 年 5 月 17 日以头痛、呕吐 6 小时，意识障碍、烦躁不安 3 小时为主诉入某院治疗。入院时患者呕吐不止，不省人事，牙关紧闭，躁扰不宁，两手握固，检测体温 37.4℃，血压 170/100mmHg，呈昏迷状，口眼㖞斜，两侧瞳孔等大，对光反射存在，颈部稍强，心肺检查无明显异常，头颅 CT 提示脑出血。临床诊断为脑出血。

住院后为降低颅内压，控制脑水肿，改善脑细胞功能，给予 20% 甘露醇注射液、胞二磷胆碱注射液等，结合应用抗生素、镇静剂，以及加强护理、持续吸氧、保持呼吸道通畅和对症处理等综合治疗。

用药 2 天，患者病情未见稳定、好转，并出现目合口开、鼻鼾息微、手撒肢冷、汗多、痰声如锯、血压下降等情况。经患者家属要求，拟采取中西医结合的方法抢救，故邀中医参加治疗。

诊时患者脉细弱，肢体软瘫，大小便自遗，汗出如洗，鼻鼾息微，四肢不温。此为中风中脏腑的急性期，闭证转化的阳浮于上，阴竭于下，阳气暴脱，阴阳将离，气血将脱之脱证。在原来治疗的基础上配合生脉注射液 100mL，加到 5% 葡萄糖注射液 500mL 中，静脉滴注，每日 1 次；下方水煎取汁，每次用 50～100mL，每日 2～4 次，鼻饲或灌服。

处方：黄芪 30g，牡蛎 30g，龙骨 18g，人参 15g，麦冬 18g，五味子 12g，附子 10g，山萸肉 12g，熟地 10g，三七 3g。

2 天后患者出汗明显减少，四肢转温，血压恢复正常。中药维持不变，其他治疗视病情应用。继续治疗 1 周，患者病情明显好转，神志逐渐清醒。但之后终因住院期间突然出现高热，再次出现昏迷，经抢救治疗无效而死亡。

第二节　恢复期

中医对中风恢复期患者的治疗较西医有其显著的优势，临床中中风恢复期患者找中医治疗者尤多。由于恢复期患者的各种功能恢复较快，应抓住这一有利时机，采取各种方法积极治疗，以预防和减少后遗症的发生。在药物治疗的同时，可配合针灸、按摩、康复锻炼等治疗调养方法。

根据辨证，中风恢复期可分为气虚血瘀、脉络阻闭型，肝肾阴虚、脉络不畅型，阴虚血瘀、痰浊阻络型，阴虚阳亢、瘀血痰阻型，风痰上扰、脉络痹阻型五种证型，相应的治疗方法则有益气活血通络法，滋阴清降、活血通络法，育阴凉血、化痰通络法，滋阴潜阳、化痰通瘀法，以及化痰熄风、祛瘀通络法五种治疗方法。这当中，恢复期的气虚血瘀、脉络阻闭型与急性期的气虚血瘀、脉络阻闭型在发病机制上大致一样的，所以治疗方法都是采取益气活血通络法，只不过由于急性期、恢复期的不同而用药的侧重点略有不同罢了。

一、益气活血通络法

益气活血通络法是为气虚血瘀、脉络阻闭型患者设立的，由于气虚血瘀、脉络阻闭型患者在中风恢复期相当常见，所以益气活血通络法也是治疗中风恢复期患者最常用的方法。中风恢复期气虚血瘀、脉络阻闭型患者，可见于现代医学的脑栓塞、腔隙性脑梗死患者进入恢复期，也见于脑出血、蛛网膜下腔出血经治疗病情稳定、好转进入恢复期者，这当中病情演变及治疗经过有助于气虚血瘀、脉络阻闭之证型的判断。

1. 辨证依据

口眼㖞斜，舌强言謇，偏身麻木或半身不遂，面色㿠白，气短乏力，口角流涎，心悸自汗，纳差便溏，手足肿胀，舌质黯淡，舌苔薄白或白腻，脉沉细。

2. 治疗法则

益气活血通络。

3. 选方用药

补阳还五汤加减。

黄芪30g，赤芍15g，苏木10g，川牛膝15g，川芎15g，当归 12g，茯苓 15g，地龙 12g，红花 10g，桃仁 10g，山楂 10g，蜈蚣1 条，桂枝9g，桑枝30g，全蝎6g，陈皮12g，桑寄生 15g，甘草 5g。

4. 处方分析

本方是在急性期气虚血瘀、脉络阻闭型患者用方的基础上，去穿山甲、菖蒲、清半夏、丹参、砂仁，加入理气健脾的陈皮，补肾强筋骨的桑寄生以及活血化瘀通络的苏木、桃仁、桑枝而来的，具有益气活血通络的作用，而活血化瘀、强筋壮骨的作用更强，用于治疗中风恢复期气虚血瘀、脉络阻闭型患者，能促进机体各种功能的恢复。

5. 加减用药

小便失禁者，加桑螵蛸、山萸肉、益智仁；下肢瘫软无力者，加杜仲、川断；手足肿甚者，加薏苡仁、防己、泽泻。

6. 临证注意

中风恢复期气虚血瘀、脉络阻闭型患者虽与急性期气虚血瘀、脉络阻闭型患者病机一致，但其血瘀络阻的表现更为突出，在用药上要注意加大活血化瘀通络的力度，以促进肢体功能尽快恢复。

针灸治疗对语言功能、肢体功能等的恢复有肯定的作用，康复锻炼是防止肢体残废、促进中风患者康复的重要手段。故在药物治疗的同时，还应注意积极配合针灸治疗和康复锻炼，以提高疗效。

饮食调养也有助中风病的治疗和康复，中风患者应在医生的指导下，根据自己的饮食习惯和饮食调养的要求，有目的地选择药膳进行食疗。

7. 病案举例

张某某，女，44 岁，农民，1996 年 3 月 14 日初诊。

患者 1996 年 2 月 6 日因与人吵架突然感到头晕目眩，头痛恶心，周身麻木无力，站立不稳，口不能言，被人扶住而未摔倒，随后急诊入某医院住院治疗。诊断为脑出血，昏迷 3 天，经抢救苏醒，住院治疗月余，病情好转出院。因遗留有偏瘫、舌强语言不清等症状，再次就医。来诊时患者头晕气短、乏力，纳差腹胀，舌强语言不清，口眼㖞斜，吃饭漏饭，左侧肢体瘫痪，手足肿胀，检查舌质黯淡，苔薄白稍腻，脉弦细，测体温 36.3℃，血压 130/80mmHg，心肺无明显异常，肌力左下肢Ⅱ级，左上肢Ⅱ级。临床诊断为中风中脏腑，属于恢复期的气虚血瘀、脉络阻闭型。治以益气活血通络为法。

处方：黄芪 30g，桑枝 30g，茯苓 15g，赤芍 15g，苏木 10g，川牛膝 15g，川芎 15g，当归 12g，地龙 12g，红花 10g，桃仁 10g，山楂 10g，蜈蚣 1 条，桂枝 9g，全蝎 6g，陈皮 12g，砂仁 6g，甘草 6g。每日 1 剂，水煎 2 次，分早晚温服。

为了提高临床疗效，在服汤药的同时，配合应用针灸疗法，并加强康复锻炼。

2 周后患者精神、饮食转佳，头晕气短消失，腹胀消除，口眼稍端正，语言较以前明显清楚，但仍手足肿胀，检查舌质黯淡，舌苔薄白，脉沉细，测血压 130/80mmHg，肌力左下肢Ⅲ级，左上肢Ⅲ级。中药守方去山楂、砂仁，加薏苡仁、白术各 12g，防己 9g，继续服用，针灸治疗及康复锻炼不变。

继续服用中药 18 剂，患者手足肿胀消除，口眼基本端正，语言清楚，但稍有迟钝，在搀扶下能下床行走。停用针灸疗法，中药仍按上方服用，继续坚持康复锻炼。

1 个月后再诊，患者语言基本正常，能徒手行走，自己吃饭，生活自理。继续治疗半月，时逢麦收，已能下田劳动。

二、滋阴清降、活血通络法

针对中风恢复期常出现肝肾阴虚、脉络不畅病理机制的情况，制定了滋阴清降、活血通络法。滋阴清降、活血通络法也是中风恢复期常用的治疗方法之一，它既滋肝肾之阴，以清降内热，又活血通络，使气血通畅，达到标本兼治的目的。

滋阴清降、活血通络法适用于中风恢复期肝肾阴虚、脉络不畅型患者，此型患者多见于脑栓塞、腔隙性脑梗死、脑栓塞等缺血性中风，经积极治疗，病情稳定、好转，进入恢复期的患者，病情演变及治疗经过有助于肝肾阴虚、脉络不畅之证型的判断。

1. 辨证依据

头晕头痛，耳鸣目眩，心烦失眠，腰膝酸软，口眼㖞斜，语言不利，半身不遂，舌质红，苔薄黄，脉弦细数。

2. 治疗法则

滋阴清降，活血通络。

3. 选方用药

滋水清肝饮合通窍活血汤加减。

川芎15g，生地12g，牛膝15g，白芍12g，酸枣仁15g，赤芍12g，白术15g，当归12g，茯苓12g，栀子9g，丹皮12g，红花9g，泽泻12g，土元9g，柴胡12g，苏木9g，地龙12g，蜈蚣1条，全蝎6g，甘草6g。

4. 处方分析

方中生地、白芍、当归、茯苓、泽泻、柴胡、丹皮、栀子、酸枣仁取滋水清肝之意，以滋阴清降，滋水清肝养肝，使内动之风阳自熄；赤芍、川芎、红花活血祛瘀，通经活络；牛膝通利血脉，引血下行，酸枣仁养血安神；配地龙、全蝎、蜈蚣、土元、苏木活血通络熄风；白术、茯苓、泽泻健脾祛湿化痰；甘草调和诸药。上药合用，共奏滋阴清降，活血通络之功，使机体脏腑功能恢复，阴阳恢复新的平衡，经脉气血通畅，则中风患者自会逐渐康复。

5. 加减用药

头晕头痛、耳鸣目眩较重者，去地龙、白术、茯苓，加珍珠母、菊花、夏枯草；心中烦热、失眠较重者，去牛膝、茯苓，加生石膏、黄芩；语言不利明显者，去栀子、泽泻，加节菖蒲、穿山甲。

6. 临证注意

"血瘀"在中风恢复期肝肾阴虚、脉络不畅型患者的发病中占有重要地位，在应用滋阴清降、活血通络之法治疗时，应注意有选择地使用具有活血化瘀、改善微循环作用的药物，以提高临床疗效。中成药脉络宁注射液具有清热养阴、活血化瘀的作用，与肝肾阴虚、脉络不畅型中风恢复期患者的病机相适宜，临床中应注意配合应用。

在药物治疗的同时，应注意配合针灸、按摩、气功等治疗方法，在做好护理工作的前提下，还应尽早进行康复锻炼，以促进肢体功能尽快恢复。康复锻炼要持之以恒，活动方式和方法要因人而异，科学安排。在康复锻炼过程中要密切注意心血管系统的功能状态，康复活动的运动量和动作的难度要根据患者具体情况逐步提高，做到循序渐进。

7. 病案举例

王某某，男，57岁，电工，1996年12月16日初诊。

患者有头晕失眠史6年，时常头晕头痛，耳鸣，心烦失眠。10天前早晨起床时突然发现口眼㖞斜，语言不利，半身不遂，遂入某医院住院治疗，诊断为脑栓塞。给予维脑路通注射液 400mg，加入低分子右旋糖酐注射液 500mL 中，静脉滴注，每日 1 次，10 天后病情好转出院。为进一步缓解症状，再来诊治，要求服中药治疗。

来诊时患者头晕耳鸣，心烦失眠，口角麻木，口眼㖞斜，语言不利，右下肢麻木无力，活动障碍，检查舌质红，苔薄黄，脉弦细数，测体温 36.7℃，血压 130/90mmHg，鼻中沟变浅，口角略向左歪，右下肢活动障碍，肌力 Ⅲ 级。临床诊断为中风，证属恢复期的肝肾阴虚，脉络不畅型。治以滋阴清降，活血通络为法。

处方：川芎 15g，牛膝 15g，生地 12g，白芍 12g，酸枣仁 15g，赤芍 12g，白术 15g，当归 12g，茯苓 12g，栀子 9g，丹皮 12g，红花 9g，泽泻 12g，土元 9g，柴胡 12g，苏木 9g，地龙 12g，蜈蚣 1 条，全蝎 6g，甘草 6g。每日 1 剂，水煎 2 次，分早晚温服。

在服汤药的同时，配合应用脉络宁注射液，每次 20mL，加到 10% 葡萄糖注射液 500mL 中，静脉滴注，每日 1 次，同时加强康复锻炼。

用药 1 周，患者心烦失眠消除，口角麻木消失，头晕耳鸣明显减轻，但又出现纳差，其余症状同前。检查舌质淡红，苔薄少，脉弦细，测血压 130/90mmHg，中药守方去栀子，加焦三仙各 12g，继续服用，其余治疗维持不变。

20 天后患者精神、饮食、睡眠均佳，头晕耳鸣消失，口眼基本端正，语言清楚，但时有迟钝，右下肢较原来轻松、灵活，已能徒手行走，但仍感麻木无力。停用脉络宁注射液，中药在原方的基础上减滋阴清降之品，增加益气活血之药，改为下方继续服用。坚持康复锻炼。

处方：黄芪 30g，牛膝 15g，赤芍 12g，白术 15g，白芍

12g，枸杞子 15g，当归 12g，茯苓 12g，丹皮 12g，红花 9g，土元 9g，川芎 12g，苏木 9g，地龙 12g，陈皮 12g，蜈蚣 1 条，全蝎 6g，三七 3g，甘草 3g。

继续治疗 4 周，患者口眼端正，语言基本正常，右下肢活动灵活有力，生活自理，并能从事家务劳动，自述除仍稍有右下肢麻木外，别无明显不适。停服中药汤剂，改用活血通脉胶囊（每次 6 粒，每日 3 次口服）、知柏地黄丸（每次 1 丸，每日 2 次口服）、维脑路通片（每次 200mg，每日 3 次口服），并坚持康复锻炼，以巩固疗效。

三、育阴凉血、化痰通络法

育阴凉血、化痰通络法是中风恢复期又一常用的治疗方法，它针对有些患者既有阴虚血分有热，又有瘀血痰浊阻滞经络，气血运行不畅，痰瘀交阻明显的情况，从育阴凉血、化痰活血通络两方面入手，把育阴凉血熄风、健脾化痰透窍、活血化瘀通络有机地结合起来，达到标本同治，阴足热清，痰除外通的目的。

育阴凉血、化痰通络法适用于中风患者进入恢复期，出现阴虚血瘀、痰浊阻络病理机制者，此类患者多见于现代医学的脑栓塞、腔隙性脑梗死等缺血性中风经治疗进入恢复期，也见于少量脑出血患者经治疗病情好转进入恢复期者，病情演变及治疗经过有助于阴虚血瘀、痰浊阻络之证型的判断。

1. 辨证依据

口干夜甚，烦躁失眠，手足心热，头晕耳鸣，语言不利，口眼㖞斜，半身不遂，偏身麻木，舌质红绛或黯红，苔薄少或无苔，脉弦细或弦细数。

2. 治疗法则

育阴凉血，化痰通络。

3. 选方用药

大补阴丸合通脉汤加减。

玄参 15g，生地 12g，龟甲 15g，熟地 12g，赤芍 15g，女贞子 12g，白术 15g，白芍 12g，知母 12g，牛膝 15g，当归 12g，菖蒲 12g，丝瓜络 12g，陈皮 12g，清半夏 6g，红花 9g，白附子 9g，全蝎 6g，郁金 9g，白花蛇 9g，甘草 6g。

4. 处方分析

方中生地、熟地、玄参、女贞子、白芍、知母、龟甲育阴冰凉血熄风，当归、红花、赤芍、丝瓜络活血化瘀通络，白术、清半夏、陈皮健脾化痰，菖蒲、郁金豁痰透窍，牛膝、全蝎、白附子、白花蛇活血通络、化痰熄风，甘草调和诸药。合而用之，具有育阴化痰，活血通络之功，切中阴虚血瘀、痰浊阻络之病机。

5. 加减用药

腰酸腿软明显者，去熟地、白附子、白术，加桑寄生、杜仲；大便秘结者，去清半夏、生地，加火麻仁、郁李仁。

6. 临证注意

阴虚血瘀、痰浊阻络型患者痰瘀交阻于血脉，且又阴虚血分有热，化痰祛瘀不利于养阴清热凉血，育阴凉血又碍于化痰祛瘀，在临证时应注意这一点，治疗时做到育阴凉血与化痰祛瘀通络互相兼顾，谨慎用药。由于阴虚痰瘀互结，治疗往往取效较慢，虽经积极治疗，仍会有一部分患者在恢复期不能康复而遗留后遗症。适当延长治疗时间，尽可能采取药物、针灸、按摩等相结合的综合治疗措施，加强康复锻炼，可提高临床疗效，减少后遗症的发生。

中风恢复期的治疗以中药治疗、功能锻炼，以及按摩、针灸、理疗等为主。尽管西药的疗效已没有急性期那样明显，并不是说西药已失去应用的意义，在中风的恢复期应用脑细胞活化剂及增加脑血流、改善微循环的西药，对中风的康复同样是有效的，对于血压较高者，应用降压剂更具有重要的意义。

多食蔬菜、水果及豆类等清淡利湿的食物有助此型患者的康复，而肥腻之品能助湿生热，影响阴虚内热的清退及痰瘀的消散，这也是日常饮食中应当注意的。

7. 病案举例

崔某，男，48 岁，干部，1993 年 11 月 29 日初诊。

患者形体较胖，3 年前无明显诱因开始出现头晕头沉，曾到多家医院诊治，诊断为脑动脉硬化。本月 21 日突然出现舌强语言不利，右侧肢体麻木，活动障碍，即以脑栓塞入某医院住院治疗。给予胞二磷胆碱注射液、维脑路通注射液、低分子右旋糖酐注射液等治疗 1 周，舌强消失，语言清楚流利，但右侧肢体麻木、活动障碍不减，并出现口干、烦躁失眠、手足心热等症状。诊时患者头晕耳鸣，口干，入夜尤甚，手足心热，烦躁失眠，右侧肢体麻木，活动障碍，手不能握，足不能行，检查舌质黯红，苔薄少，脉弦细数，测体温 36.7℃，血压 150/90mmHg，右侧肢体活动障碍，肌力上肢Ⅳ级，下肢Ⅲ级。临床诊断为中风，属于恢复期的阴虚血瘀、痰浊阻络型。治以育阴凉血、化痰通络为法。

处方：玄参 15g，生地 12g，龟甲 15g，熟地 12g，赤芍 15g，女贞子 12g，白术 15g，白芍 12g，知母 12g，牛膝 15g，当归 12g，菖蒲 12g，丝瓜络 12g，陈皮 12g，清半夏 6g，红花 9g，白附子 9g，全蝎 6g，郁金 9g，白花蛇 9g，甘草 6g。每日 1 剂，水煎 2 次，分早晚温服。

配合应用脉络宁注射液，每次 20mL，加到 5％葡萄糖注射液 250mL 中，静脉滴注，每日 1 次；口服维脑路通片，每次200mg，每日3次，同时加强康复锻炼。

半月后患者头晕耳鸣、口干消除，手足心热、烦躁失眠减轻，右上肢麻木消失，手指活动明显灵活，已能自己拿筷子吃饭，但右下肢仍麻木，活动不便，检查舌质黯红，苔薄少，脉弦细，测血压140/90mmHg。停用脉络宁注射液，中药守方继续服用，维脑路通片的应用维持不变，配合针刺疗法（每日1次），坚持康复锻炼。

继续治疗4周，患者精神好，饮食、睡眠正常，能徒手到处行走，日常生活自理，自述除仍稍有右下肢麻木、力弱外，别无明显不适，检查舌质淡红，苔薄白，脉细弱，测血压140/85mmHg。停用针灸治疗和口服维脑路通片，继续坚持康复锻炼，中药汤剂减育阴凉血之品，加用益气活血通络之药，改为下方继续服用。

处方：鸡血藤24g，黄芪24g，桑枝24g，玄参15g，女贞子12g，白术15g，赤芍12g，白芍15g，川芎12g，牛膝15g，当归12g，菖蒲12g，红花9g，丝瓜络12g，白花蛇9g，丹皮12g，清半夏6g，郁金12g，全蝎6g，甘草6g。

1个月后再诊，患者右侧肢体活动灵活，右下肢麻木消失，除仍感右下肢力量稍弱外，别无异常，已能开始上班。停服中药汤剂，在坚持康复锻炼的同时，继续服用脉通片（每次4片，每日3次口服）1个月，以巩固疗效，并注意饮食调理，戒除烟酒。

四、滋阴潜阳、化痰通瘀法

在中风恢复期，有些患者不仅阴虚肝阳亢盛，而且痰浊瘀血交阻于经络，为此从滋阴平肝潜阳与化痰通瘀活血入手，制定了滋阴潜阳、化痰通瘀法。滋阴潜阳、化痰通瘀法是中风恢复期常用的治疗方法之一，它以化痰通瘀为中心，促进肢体功能恢复为重点，兼顾滋阴平肝潜阳，达到阴滋阳平，痰浊祛，瘀血化，气血能通的目的。

滋阴潜阳、化痰通瘀法适用于中风患者进入恢复期，出现阴虚肝阳亢盛，痰浊瘀血阻滞经络病理机制者。此类患者可见于脑出血、脑栓塞及蛛网膜下腔出血等，经治疗病情稳定、好转，进入恢复期者，病情演变及治疗经过有助于阴虚阳亢、瘀血痰阻之证型的判断。

1. 辨证依据

此型患者一般血压较高，主要表现为头晕头痛，耳鸣目眩，面红目赤，心烦易怒，脘腹胀闷、纳差，口眼㖞斜，舌强语言不利，偏身麻木，半身不遂，舌质黯红，舌苔黄腻或薄少，脉弦滑。

2. 治疗法则

滋阴潜阳，化痰通瘀。

3. 选方用药

建瓴汤加减。

生龙骨 30g，生牡蛎 30g，山药 24g，桑寄生 30g，生代赭石 15g，白芍 15g，生地 12g，珍珠母 15g，赤芍 12g，牛膝 15g，丹皮 12g，玄参 15g，菖蒲 12g，鸡血藤 15g，郁金 12g，天竹黄 9g，水蛭 6g，胆南星 9g，全蝎 6g，川芎 9g，三七 3g，甘草 3g。

4. 处方分析

方中山药、牛膝、生代赭石、生龙骨、生牡蛎、生地、白芍取建瓴汤之意，以清肝热、镇阳亢、熄肝风，牛膝、白芍、玄参、丹皮、珍珠母滋阴清热潜阳，菖蒲、郁金、天竹黄、胆南星化痰透窍，鸡血藤、水蛭、桑枝、全蝎、川芎、三七、牛膝、赤芍活血化瘀，通利经络，甘草调和众药。诸药合用，具有滋阴平肝潜阳、化痰通瘀活血的功效，切中中风恢复期阴虚肝阳亢盛、痰浊瘀血阻络之病机。

5. 加减用药

小便失禁者，去生代赭石、天竹黄、赤芍，加益智仁、五味子；烦躁不安、失眠突出者，去全蝎、菖蒲、珍珠母，加夜交藤、合欢花；大便秘结者，去牛膝、郁金、胆南星，加火麻仁、大黄。

6. 临证注意

由于阴虚阳亢、瘀血痰阻型患者之症状与恢复期之阴虚血瘀、痰浊阻络型，肝肾阴虚、脉络不畅型，以及风痰上扰、脉络痹阻型患者有诸多相似之处，临证时应仔细观察，详加辨证，注意区别，恰当用药。

此型患者一般血压较高，且不易控制，血压稳定的好坏直接影响着中风的治疗和康复，临床中应注意控制血压，必要时可根据病情选择应用脑立清丸、牛黄降压片、罗黄降压片、卡托普利片、替米沙坦、复方降压片、心痛定片等中西药物降压。

对于脑出血、蛛网膜下腔出血等出血性中风，经治疗病情稳定、好转，进入恢复期的各型患者，在应用活血化瘀通络药时，还要做到辨证准确，注意药物用量和药物间的配合及血压的变化，以防用药不当诱发再次出血。

7. 病案举例

杨某某，男，52岁，工人，1994年3月19日初诊。

患者患高血压10余年，时常头晕头痛，血压在140~180/85~100mmHg之间波动，2年前曾突然出现左侧肢体麻木无力，诊断为短暂性脑缺血发作，经治疗症状缓解。5周前突然昏倒，神志不清，按脑出血入某院住院治疗。1 个月后患者神志清楚，精神、饮食尚可，但仍舌强，语言不利，左下肢麻木，活动障碍，特来诊治。

就诊时患者头晕头痛，耳鸣目眩，面红目赤，心烦易怒，胸闷纳差，舌强语言不利，左下肢麻木，活动障碍，检查舌质黯红，苔黄腻，脉弦滑，测体温 36.5℃，左下肢肌力Ⅳ级。临床诊断为中风，属于恢复期的阴虚肝阳亢盛，痰浊瘀血阻络型。治以滋阴潜阳，化痰通瘀为法。

处方：生龙骨 30g，生牡蛎 30g，桑枝 30g，山药 24g，生代赭石 15g，白芍 15g，生地 12g，珍珠母 15g，赤芍 12g，牛膝 15g，丹皮 12g，玄参 15g，菖蒲 12g，鸡血藤 15g，郁金 12g，天竹黄 9g，水蛭 6g，胆南星 9g，全蝎 6g，川芎 9g，三七 3g，甘草 3g。每日 1 剂，水煎 2 次，分早晚温服。

在服中药汤剂的同时，配合应用针灸疗法，每日 1 次，并加强康复锻炼。

20 天后患者面红目赤、心烦易怒消除，头晕头痛、耳鸣减轻，舌体较以前活动灵活，语言稍清楚，左下肢活动较原来有力，但仍麻木，胸闷纳差仍无改善，检查舌质黯红，舌苔黄腻，脉弦滑，测血压 160/95mmHg。中药守方去胆南星、珍珠母、生代赭石、山药，加薏苡仁、瓜蒌各 15g，建曲 12g，黄连 9g，继续服用；坚持针灸治疗及康复锻炼。

继续治疗 4 周，患者胸闷消除，饮食正常，语言清楚，但时有迟钝，左下肢麻木消失，已能徒手行走，唯左下肢仍力弱，头晕头痛、耳鸣时轻时重，血压偏高且不稳。中药改为下方继续服用，停用针灸治疗，坚持康复锻炼。

处方：生龙骨 30g，生牡蛎 30g，夏枯草 20g，桑枝 30g，菊花 15g，白芍 15g，生地 12g，钩藤 15g，赤芍 12g，牛膝

15g，丹皮 12g，鸡血藤 15g，玄参 15g，地龙 12g，建曲 12g，天竹黄 9g，薏苡仁 9g，白花蛇 9g，全蝎 6g，三七 3g，甘草 6g。

1 个月后再诊，患者自述精神、饮食、睡眠均可，日常生活自理，左下肢活动灵活有力，但仍稍有麻木，语言基本正常，头晕头痛偶有出现，血压维持在 140～165/85～95mmHg 之间。停服中药汤剂，给予清眩治瘫丸（每次 1 丸，每日 2 次口服）、杞菊地黄丸（每次 1 丸，每日 2 次口服）以及西药降压药等，以调理善后。

1 年后随访，除左下肢稍有麻木不适，血压常有波动而出现头晕头痛外，别无明显异常。

五、化痰熄风、祛瘀通络法

化痰熄风、祛瘀通络法是为中风恢复期风痰上扰、脉络痹阻之患者而设立的，它是中风恢复期常用的治法之一，既能化痰熄风，又可祛瘀通络，而以祛瘀通络、促进肢体功能尽快恢复为主。

化痰熄风、祛瘀通络法适用于中风患者进入恢复期，出现风痰上扰、脉络痹阻病理机制者。此类患者一般形体较胖，可见于脑出血、脑栓塞以及蛛网膜下腔出血等，经治疗病情稳定、好转，进入恢复期者，病情演变及治疗经过有助于风痰上扰、脉络痹阻之证型的判断。

1. 辨证依据

头晕目眩，口眼㖞斜，半身不遂，手足重滞，偏身麻木，舌强、语言不利，纳差痰多，舌质黯淡，舌苔薄白或白腻，脉弦滑。

2. 治疗法则

化痰熄风，祛瘀通络。

3. 选方用药

清半夏白术天麻汤和解语丹加减。

桑枝 30g，白术 15g，牛膝 15g，菖蒲 12g，丹参 15g，丹皮 12g，赤芍 12g，白芍 12g，川芎 12g，天麻 9g，远志 9g，清半夏 6g，白附子 9g，胆南星 9g，全蝎 6g，木香 6g，白花蛇 6g，蜈蚣 1 条，甘草 3g。

4. 处方分析

方中白术、清半夏、胆南星祛湿化痰，白芍、天麻、全蝎、胆南星、白附子平肝熄风祛痰，远志、菖蒲、木香、桑枝行气通络，丹参、丹皮、赤芍、川芎、牛膝活血祛瘀，白花蛇、蜈蚣熄风通络活血。合而用之，可使痰除风熄，瘀祛络通，促进肢体功能的恢复，故适用于风痰上扰、脉络痹阻之中风恢复期的患者。

5. 加减用药

手足肿甚者去木香、胆南星，加薏苡仁、防己；下肢软瘫无力较重者，去菖蒲、木香，加桑寄生、续断；上肢偏废疼痛者，去白附子、远志，加桂枝、羌活。

6. 临证注意

恢复期是中风治疗的关键时期，各种功能恢复较快，要抓住这一有利时机，采取综合措施，药物、针灸、按摩等治疗康复方法可综合用之，以促进病体尽快康复，防止和减少后遗症的发生。

对于出血性中风患者，在恢复期应注意谨慎使用破血活血药，以防引发再次出血，确有应用的指征时，宜选用药性和缓者，并注意从小剂量开始，根据情况逐渐增加用量，切勿一开始就用大剂量药性峻猛者。

由于中风患者的各种功能障碍，其自理能力大为下降，在康复治疗中要学习使用辅助装置和简单的工具，应注意安全，尽量避免各种不利因素，以防发生意外损伤。另外，患者家属要注意训练中防止过度地替代患者，过度地替代和照顾会对康复起到相反的作用。

7. 病案举例

赵某某，男，48岁，干部，1994年8月6日初诊。

患者平素喜欢吸烟饮酒，1986年开始出现头晕头痛，急躁失眠等，测血压波动在 150～170/85～95mmHg 之间。1992年10月酒后曾出现右侧手足无力，手指麻木，脚下如踩棉花，经治疗3天后症状缓解。1994年6月21日，因突然昏倒、大小便自遗半小时，急诊入某院住院治疗，诊断为脑出血，经治疗月余，病情好转出院。因遗留有头晕目眩，半身不遂，舌强语言不利等，故再来我处诊治。

来诊时患者头晕目眩，舌强语言不利，右侧肢体麻木、重滞，活动障碍，纳差脘痞，痰多，检查舌质黯淡，苔白腻，脉弦滑，测体温 36.5℃，血压 170/95mmHg，右侧肢体活动障碍，肌力上肢Ⅲ级，下肢Ⅲ级。临床诊断为中风，此乃恢复期的风痰上扰、脉络痹阻型。治以化痰熄风，祛瘀通络为法。

处方：桑枝30g，白术15g，丹参15g，白芍15g，牛膝15g，菖蒲12g，丹皮12g，赤芍12g，川芎12g，天麻9g，胆南星9g，远志9g，清半夏6g，白附子9g，全蝎6g，木香6g，白花蛇6g，蜈蚣1条，甘草3g。每日1剂，水煎2次，分早晚温服。

在服汤药的同时，选取肩髃、臂臑、曲池、尺泽、外关、合谷、环跳、承扶、殷门、阳陵泉、三阴交、承山等穴，应用电针疗法，每日1次，14次为一个疗程，疗程结束休息3日，再进行下一个疗程。同时配合运动疗法，加强肢体功能锻炼。

半个月后患者头晕减轻，纳食增加，身体较以前轻松，余症同前。中药守方，加鸡血藤 30g，继续服用，针灸治疗维持不变。

继续治疗 1 个月，患者精神、饮食均佳，但仍稍有头晕，舌体活动明显灵活，语言清楚，时有迟钝，已能持杖行走，检查舌质黯红，苔薄腻，脉弦滑，血压 170/95mmHg，右上肢肌力Ⅳ级，右下肢肌力Ⅳ级。中药守方去木香、胆南星，加钩藤 15g，石决明 18g，继续服用；停用针灸疗法，坚持康复锻炼。

又服药治疗 2 个月余，患者语言基本正常，右侧肢体功能明显恢复，能徒手行走，吃饭、刷牙、穿衣等日常生活自理，惟仍时有头晕，血压常有波动。停服中药汤剂，改用人参再造丸（每次 1 丸，每日 2 次，温开水送服）、活脑通栓胶囊（每次 3 粒，每日 3 次，温开水送服），坚持康复锻炼，根据病情适当应用心痛定控制血压，以提高生活自理能力。

半年后随访，病情稳定，除血压时有波动外，别无明显异常。

第三节 后遗症期

中风后遗症主要有半身不遂、语言不利以及口眼㖞斜三种表现形式，根据辨证，半身不遂有气虚血瘀、脉络瘀阻型，肝阳上亢、脉络瘀阻型，以及痰瘀互结、痹阻脉络型三种证型存在，语言不利有风痰阻络型和肾虚精亏两种证型存在，而口眼㖞斜的发病机制主要在于风痰瘀血阻络，所以相应的治疗方法则有益气活血通络法，平肝活血通络法，化痰活血通络法，祛风除痰、宣窍通络法，滋阴补肾利窍法，以及祛风除痰通络法共六种治疗方法。这当中，后遗症期的气虚血瘀、脉络瘀阻型半身不遂，与恢复期的气虚血瘀、脉络阻闭型与急性期的气虚血瘀、脉络阻闭型在发病机制上大致一样的，所以治疗方法都是采取益气活血通络法。

中风后遗症一旦出现，其治疗较为困难，医生要向患者解释清楚，取得患者的理解和配合，治疗要持之以恒，不能急于求成，在药物治疗的同时，可配合针灸、按摩、熏洗以及康复锻炼等方法，最大限度地促进疾病康复，防止病情反复。

一、益气活血通络法

半身不遂是中风后遗症最主要的表现形式，在中风后半身不遂者中，以气虚血瘀、脉络瘀阻为主要发病机制者占其中的绝大多数，所以相应的益气活血通络法是治疗中风后半身不遂的主要方法。

1. 辨证依据

以半身不遂为突出表现，主要症状为半身不遂，肢软无力，偏身麻木，患侧手足肿胀，可伴有语言不利、口眼㖞斜，面色萎黄或㿠白，气短乏力，舌质淡或淡紫，苔薄白，脉细涩无力。

2. 治疗法则

益气活血通络。

3. 选方用药

补阳还五汤加减。

黄芪 30g，赤芍 15g，川牛膝 15g，秦艽 12g，白花蛇 6g，川芎 15g，当归 12g，茯苓 15g，地龙 12g，白术 12g，丹参 15g，党参 15g，蜈蚣 1 条，桂枝 9g，桑枝 30g，全蝎 6g，菖蒲 12g，甘草 6g。

4. 处方分析

此方是在中风急性期气虚血瘀、脉络阻闭型患者用方的基础上，去穿山甲、清半夏、砂仁、山楂、红花，加用补气的党参、白术，以及通络的秦艽、白花蛇而成的，具有益气活血通络之功，而补气和通络的作用进一步加强，切中中风后遗症气虚血瘀、脉络阻闭型患者的发病机制。

5. 加减用药

小便失禁者，加桑螵蛸、益智仁；下肢瘫软无力为主者，加肉苁蓉、木瓜、川断；手足肿甚者，加薏苡仁、防己、泽泻；兼有语言不利者，加胆南星、远志。

6. 临证注意

在中风急性期、恢复期以及后遗症期，均有气虚血瘀、脉络阻闭不通之证型存在，其治疗也均用益气活血通络之法，不过在用药时应突出重点，根据病期的不同各有侧重，以提高临床疗效。

中风后遗症半身不遂在临床最为常见，虽然都以半身不遂为主要表现，但依其发病机制有气虚血瘀、脉络瘀阻，肝阳上亢、脉络瘀阻，痰瘀互结、痹阻脉络三种证型，其治疗方法也各不一样，临证时应注意辨证，恰当选法选药，不能一见半身不遂就用益气活血通络之法。

7. 病案举例

赵某某，男，55 岁，干部，1994 年 4 月 8 日初诊。

患者患高血压数年，1993 年 10 月 1 日晚，酒后突然出现头痛头晕，恶心呕吐，继之口眼㖞斜，不能言语，神志不清。当即到某医院住院治疗，诊断为脑出血，经抢救脱险。住院治疗 2 个月，病情好转出院。出院后虽继续服药数月，但仍留有半身不遂等症状，生活不能自理。这次再来就医，以提高生活自理能力。来诊时患者面色萎黄，神疲乏力，时有头晕，语言不利，左侧肢体活动障碍，手足肿胀，肢软无力，下肢尤甚，检查舌质淡紫，舌苔薄白，脉细涩，测血压 150/80mmHg。临床诊断为中风后遗症，证属半身不遂的气虚血瘀、脉络阻闭型。治以益气活血通络为法。

处方：黄芪 30g，白花蛇 6g，川芎 15g，赤芍 15g，川牛膝 15g，秦艽 12g，当归 12g，茯苓 15g，丹参 15g，党参 15g，地龙 12g，白术 12g，蜈蚣 1 条，桂枝 9g，桑枝 30g，全蝎 6g，菖蒲 12g，甘草 5g。每日 1 剂，水煎 2 次，分早晚温服。

在服用中药汤剂的同时，配合服用中风回春片，每次 6 片，每日 3 次；应用针灸疗法，每日 1 次，半个月为 1 个疗程，休息 3 日后进行第 2 个疗程；加强肢体功能康复锻炼，以提高综合治疗效果。

用药 5 周，患者头晕消失，面色逐渐润泽，精神明显好转，手足肿胀减轻，左侧肢体较以前轻松有力，语句略清，检查舌质黯淡，苔薄白，脉细弱，测血压 140/85mmHg。继续按原方案治疗，并逐步增加康复锻炼的强度。

继续治疗 6 周，患者体力明显恢复，能持杖到处行走，自己吃饭，语言清楚但时有迟钝。停用针灸疗法，停用中药汤剂，坚持康复锻炼，在继续服用中风回春片的同时，将下方制成散剂，每次 6g，每日 2 次，温开水送服，以巩固疗效。

处方：黄芪 60g，当归 18g，赤芍 15g，川芎 15g，地龙 15g，全蝎 9g，水蛭 9g，三七 9g，蜈蚣 3 条，白花蛇 2 条。

3 个月后再诊，患者血压基本正常，语言清楚，自述无明显不适之感觉，左侧肢体功能基本恢复，生活自理，并能做一些家务活动。

二、平肝活血通络法

在中风后遗症中，半身不遂相当常见，而由于肝阳上亢、脉络瘀阻所引起者，占相当大的比例，平肝活血通络法就是为此类患者而设立的。平肝活血通络法是中风后半身不遂的主要治疗方法之一，它以平亢盛之肝阳、活血通络为主线，基于对"久病必瘀""久病必虚"以及中风后遗症瘀阻较深入的认识，在平肝潜阳熄风的基础上，重用活血化瘀通络之药，兼用益气养血之品，以活血通络为中心，促进肢体功能康复为重点，达到肝阳平、瘀阻化、气血通的目的。

平肝活血通络法适用于中风后半身不遂以肝阳上亢、脉络瘀阻为主要发病机制者。由于是中风后遗症，其发病常在半年以上，多由急性期患者经治疗病情好转，但恢复期已过，而遗留的主要症状不能缓解而来。

1. 辨证依据

以半身不遂为突出表现，有时也可兼见语言不利、口眼㖞斜，主要表现为患侧肢体僵硬拘挛，活动障碍，头晕头痛，面赤耳鸣，舌质黯红或红绛，舌苔薄黄或薄少，脉弦涩或弦而有力。

2. 治疗法则

平肝活血通络。

3. 选方用药

天麻钩藤饮、阿胶鸡子黄汤合通经活血汤加减。

桑枝30g，石决明24g，钩藤15g，天麻12g，牛膝15g，黄芩12g，白芍15g，生地12g，杜仲15g，赤芍12g，鸡血藤15g，当归12g，桑寄生15g，黄芪15g，阿胶9g（烊化），川芎9g，木瓜9g，鸡子黄2个，乌梢蛇9g，穿山甲6g，水蛭6g，甘草6g。

4. 处方分析

方中天麻、钩藤、石决明平肝熄风；钩藤、石决明介类潜阳,平息肝木之亢;黄芩、生地清热泻火,制肝热之偏亢;阿胶、鸡子黄滋阴血,熄风阳;生地、白芍、甘草酸甘化阴,柔肝熄风;牛膝活血通络,引血下行;杜仲、桑寄生补益肝肾,以利筋骨;当归、赤芍、白芍、川芎、生地取四物汤之养阴补血;黄芪、当归取当归补血汤之益气养血;赤芍、川芎、牛膝、鸡血藤、水蛭活血化瘀通络;桑枝、木瓜、鸡血藤、乌梢蛇、穿山甲通达经络,散瘀舒筋;甘草调和诸药。诸药合用,共奏平肝潜阳、熄风活血、化瘀通络之功,同时能补养气血、补益肝肾,兼顾了中风后肝肾不足、气血渐虚的特点,适用于中风后半身不遂以肝阳上亢、脉络瘀阻为主要病机者。

5. 加减用药

兼见语言不利者,去鸡血藤、杜仲、加菖蒲、远志;半身不遂,肢体麻木明显者,去桑寄生、赤芍,加伸筋草、丝瓜络;兼有口眼㖞斜者,去木瓜、鸡子黄、白芍、杜仲,加白附子、僵蚕、葛根。

6. 临证注意

从血压上看,中风后半身不遂之肝阳上亢、脉络瘀阻型患者血压常较高且不稳定,降低、稳定血压对病体的康复有重要意义,这也是临床中应当特别注意的。由于中风后半身不遂患者的肢体关节常有僵硬拘挛,在治疗时还应重视熏洗、按摩疗法的运用,以利恢复患肢的功能。

为了让患者逐渐适应个人生活、家庭生活、社会生活的种种需求,还应注意进行包括衣食住行的日常生活基本动作、职业劳动动作以及工艺劳动动作等的训练。

7. 病案举例

罗某某,男,61 岁,退休工人,1993 年 5 月 14 日初诊。

患者 10 年前开始出现头晕头痛,曾在多家医院诊治,诊断为高血压，经常服用罗布麻片等以缓解症状。半年前因突然跌倒、语言不利、半身不遂等入某医院住院治疗，诊断为脑栓塞，6 周后病情好转出院。2 个月后因语言不利、半身不遂加重再次住院治疗。经数月调治，虽然患者语言不利大有改善，但右下肢瘫痪无明显好转，整日卧床，生活不能自理。

来诊时患者右下肢瘫痪、麻木、僵硬拘挛，轻度肿胀，语言清楚，但时有迟钝，伴有头晕头痛，面赤耳鸣，检查舌质红绛，舌苔薄黄，脉弦，测体温 36.5℃，血压 180/95mmHg，右下肢瘫痪，肌力Ⅲ级。临床诊断为中风后遗症，属于半身不遂之肝阳上亢、脉络瘀阻型。治以平肝潜阳，活血化瘀通络为法。

处方：桑枝 30g，石决明 24g，钩藤 15g，牛膝 15g，天麻 12g，白芍 15g，黄芩 12g，杜仲 15g，生地 12g，鸡血藤 15g，赤芍 12g，桑寄生 15g，当归 12g，黄芪 15g，阿胶 9g（烊化），鸡子黄 2 枚，川芎 9g，木瓜 9g，水蛭 6g，穿山甲 6g，乌梢蛇 9g，甘草 6g。每日 1 剂，水煎 2 次，分早晚温服。

在服汤药的同时，配合针灸疗法，每日 1 次，14 次为 1 个疗程；应用桑枝、槐枝、柳枝、茄汁各 50g，红花、川芎、钩藤、鸡血藤各 30g，组成外洗方，水煎后取药液浸洗右足至踝部以上，每次 20 分钟，每日 1 次，14 次为 1 个疗程，并加强康复锻炼。

1 个月后患者头晕头痛、面赤明显减轻，耳鸣消失，语言基本正常，右下肢较原来轻松，僵硬、拘挛减轻，肿胀消除，检查舌质红，苔薄少，脉弦，血压 170/90mmHg，右下肢肌力Ⅳ级，仍按原方案治疗。

继续治疗 4 周，患者精神、饮食、睡眠均佳，右下肢活动明显灵活，麻木减轻，已能下床活动，但仍时有头晕头痛，检查舌质黯红，苔薄少，脉弦，测血压 160/90mmHg。中药守方去鸡子黄、阿胶，加地龙、红花各 12g，继续服用；停用针灸、外洗疗法，坚持康复锻炼。

又服中药月余，患者能徒手到处行走，日常生活自理，自述除仍时有头晕、右下肢力稍弱外，别无明显异常，检查舌质黯红，苔薄少，脉弦细，测血压 150/90mmHg。停服中药汤剂，改用牛黄降压丸（每次 1 丸，每日 2 次口服）、杞菊地黄丸（每次 1 丸，每日 2 次口服）、消栓通络片（每次 8 片，每日 3 次口服）、维生素 B_1 片（每次 20mg，每日 3 次口服）以调理善后。

三、化痰活血通络法

痰瘀互结，痹阻脉络，积久难消，是中风患者出现半身不遂后遗症的主要原因之一，化痰活血通络法就是针对这一情况制定的。化痰活血通络法也是中风后遗症半身不遂的主要治疗方法之一，它以化痰祛瘀、活血通络、改善肢体功能为重点，兼用益气健脾养血之品，照顾中风后遗症气血多有亏虚的特点，达到痰浊化、瘀血祛、经络通、气旺血行的目的。

化痰活血通络法适用于中风后半身不遂，以痰瘀互结、痹阻脉络为主要发病机制者，由于是中风后遗症，其治疗显得较为困难，要有充分的思想准备，治疗的目的是最大限度地改善肢体各种功能，阻止肢体功能废用加重。

1. 辨证依据

以半身不遂为突出表现，有时也可兼见语言不利、口眼㖞斜，主要表现为半身不遂，患侧手足肿胀，心烦胸闷，恶心欲吐，纳差，舌质黯淡，舌苔黄腻，脉弦滑。

2. 治疗法则

化痰活血通络。

3. 选方用药

活络效灵丹合小活络丹加减。

桑枝 30g，丹参 15g，乳香 9g，鸡血藤 15g，没药 9g，牛膝 15g，胆南星 9g，桑寄生 15g，党参 15g，当归 12g，地龙 12g，白术 12g，天竹黄 9g，赤芍 12g，白花蛇 9g，川芎 9g，清半夏 6g，甘草 6g。

4. 处方分析

方中当归、丹参、乳香、没药取活络效灵丹之意以活血化瘀通络；地龙、胆南星、乳香、没药取小活络丹之意以祛痰逐瘀，通经络；赤芍、川芎、牛膝、白花蛇、桑枝、鸡血藤活血化瘀通络，与活络效灵丹、小活络丹配合，加强化瘀通络活血之力；胆南星配天竹黄、清半夏、白术健脾祛痰；鸡血藤配合当归、川芎养血行血，舒筋活络；党参、白术健脾益气，甘草调和诸药。上药合用，具有化痰祛瘀、活血通络之功，兼有益气健脾养血之效，不仅切中中风后遗症半身不遂痰瘀互结、痹阻脉络之病机，同时兼顾了中风后气血亏虚的特点。

5. 加减用药

兼有语言不利者，去清半夏、桑寄生，加郁金、远志、全蝎；兼有口眼㖞斜者，去没药、牛膝、清半夏，加钩藤、僵蚕、丝瓜络、红花；兼有大便秘结者，加火麻仁、杏仁、郁李仁；下肢瘫软无力明显者，加山茱萸、续断。

6. 临证注意

痰瘀互结、痹阻脉络型中风后半身不遂患者在临床中较为多见，四诊所得无明显虚象，与中风后半身不遂之气虚血瘀、脉络阻闭型有不同之处，但通过一段时间的祛瘀化痰、活血通络治疗，虚象逐渐显露，气虚血虚者多，此时与气虚血瘀、脉络阻闭型多相似，需要调整治疗方案，注意益气养血活血。

多种方法综合应用是恢复中风后遗症患者肢体功能，提高临床疗效的可靠手段。在中风后半身不遂的治疗中，应注意采用综合措施，可把药物治疗、针灸、按摩疗法，以及各种理疗及作业疗法、运动疗法等结合起来使用。另外，中药外洗对消除肢体关节肿胀，解除僵硬拘挛有较好的效果，对中风后半身不遂患者出现肢体关节肿胀、僵硬拘挛者，尤应注意使用。

7. 病案举例

王某某，男，64岁，农民，1994年1月19日初诊。

患者6年前开始出现头晕头沉，诊断为脑动脉硬化；3年前头晕头沉等症状加重，并伴有右侧肢体麻木无力，在某医院诊断为腔隙性脑梗死，住院治疗半月，症状缓解出院。半年前因突然口眼㖞斜、半身不遂再次入某院住院治疗，诊断为脑栓塞，给予低分子右旋糖酐注射液、维脑路通注射液、胞二磷胆碱注射液等治疗3周，口眼㖞斜纠正，但半身不遂无明显改善。出院后继续服药数月，半身不遂仍无明显改变。现患者右侧肢体肿胀、麻木，活动障碍，手不能握，足不能行，头晕心烦，脘闷纳差，恶心欲吐，检查舌质黯紫，舌苔黄腻，脉弦滑，测血压120/80mmHg，右侧肢体活动障碍，肌力上肢Ⅳ级，下肢Ⅲ级。临床诊断为中风后遗症，属于痰瘀互结、痹阻脉络之半身不遂，治以化痰活血通络为法。

处方：桑枝30g，丹参15g，当归12g，鸡血藤15g，地龙12g，牛膝15g，赤芍12g，桑寄生15g，白术12g，党参15g，乳香9g，清半夏6g，没药9g，胆南星9g，天竹黄9g，白花蛇9g，川芎9g，甘草6g。每日1剂，水煎2次，分早晚温服。

在服用中药汤剂的同时，配合应用偏瘫治疗仪进行治疗，每日1次，14次为1个疗程，间隔3日后进行下一个疗程；应用桑枝、鸡血藤、柳枝、槐枝各50g，秦艽、牛膝、丝瓜络、川芎、木瓜、乌梢蛇各 15g，乳香、没药、胆南星各 9g，冰片 2g，组成外洗方，将药液煎成后捞出药渣，加入冰片，外洗患肢，每日 1 次，14 日为 1 个疗程。同时加强康复锻炼。

1 个月后患者纳食增加，头晕脘闷、恶心欲吐、右侧肢体麻木减轻，手已能握，但不能拿细小的东西，下肢较原来轻松，活动灵活，但仍稍有肿胀，尚感心烦口苦，检查舌质黯红，苔黄腻，脉弦滑，测血压 120/80mmHg。中药守方去没药、清半夏，加黄连、龙胆草、大腹皮各 10g，继续服用，其余治疗维持不变。

3 个月后再诊，患者精神、饮食、睡眠均佳，心烦口苦消除，右侧肢体麻木、肿胀消失，右手能拿小勺吃饭，能徒手行走 10m 左右，但右下肢仍感乏力。中药守方去龙胆草、大腹皮，加黄芪 30g，苏木 9g，继续服用，停用偏瘫治疗仪，坚持康复锻炼及中药外洗。

继续治疗月余，患者能徒手到处行走，吃饭、穿衣等日常生活自理。停服中药汤剂及中药外洗，在坚持康复锻炼的同时，继续服用偏瘫复原丸（每次 1 丸，每日 2 次口服），以巩固疗效。

四、祛风除痰、宣窍通络法

中风后语言不利者，在临床中时常可以见到，其发病有虚实两端，实者多由风痰阻络所致，虚者则由肾虚精亏引起，祛风除痰、宣窍通络法就是为风痰阻络之实证患者而设立的。祛风除痰、宣窍通络法是治疗中风后语言不利的主要方法，它以祛风除痰为基础，宣窍通络、促进语言恢复为重点，兼用益肾养肝、养血活血之品，达到标本兼治的目的。

祛风除痰、宣窍通络法适用于中风后语言不利以风痰上阻、经络失和为主要发病机制的患者，此类患者以语言不利为突出表现，可单独出现，也可与半身不遂、口眼㖞斜并见。

1. 辨证依据

以语言不利为突出表现，主要表现为舌强语言不利或不语，舌体活动不灵活，可伴有肢体麻木、口眼㖞斜、半身不遂，舌质黯淡或淡紫，舌苔薄少或白腻，脉弦滑。

2. 治疗法则

祛风除痰，宣窍通络。

3. 选方用药

解语丹加减。

鸡血藤 15g，牛膝 15g，白附子 9g，天麻 12g，菖蒲 12g，胆南星 9g，制远志 9g，羌活 12g，天竹黄 9g，当归 12g，枸杞子 12g，郁金 9g，茯苓 12g，木香 6g，白花蛇 9g，川芎 9g，全蝎 6g，清半夏 6g，琥珀 1.5g（冲服），甘草 6g。

4. 处方分析

方中天麻、白附子、全蝎、胆南星平肝熄风祛痰；胆南星、菖蒲、郁金芳香开窍；远志交通心肾，清半夏、菖蒲、胆南星、天竹黄、木香豁痰行气开窍；清半夏、茯苓健脾化痰；羌活祛风，琥珀镇惊熄风，活血化瘀；枸杞子滋补肝肾；当归、川芎养血活血；白花蛇、鸡血藤、川芎、牛膝活血化瘀通络；甘草调和诸药。合而用之，具有祛风除痰、宣窍通络之功，兼有益肾养肝、健脾养血、活血化瘀之效。

5. 加减用药

兼有口眼㖞动、口眼㖞斜者，去牛膝、清半夏，加僵蚕、钩藤；头晕头痛明显、血压较高者，去鸡血藤、胆南星、木香，加石决明、钩藤、夏枯草。

6. 临证注意

中风后遗症语言不利的治疗颇为棘手，一般取效较慢，治疗时不能急于求成，要善于守方。针刺廉泉、金津、玉液、哑门等穴对语言不利患者有较好的疗效，若与中药汤剂、散剂等配合应用，则可事半功倍。同时，耐心教患者锻炼发音，对恢复语言功能大有帮助，临床中应给予高度重视。不论应用中药治疗还是针灸治疗，均需配合语言训练，语言训练应按发音→拼音→单词→短语→短句→长句的顺序，有计划、循序渐进地进行。

对于语言不利兼有半身不遂或口眼㖞斜的患者，还应注意采取综合措施，兼顾其兼证。如在应用中药汤剂治疗时，可适当调整用药，采用针灸疗法时，可在原来取穴的基础上增加一些必要的穴位。同时，还应注意结合肢体功能锻炼，以最大限度地促进语言功能和肢体功能的恢复。

由于此类患者病程已长，往往收效缓慢，内服中药可以丸剂、散剂为主，汤剂则宜少用，以其方便、经济，患者乐于接受。

7. 病案举例

朱某某，女，52岁，教师，1993年5月23日初诊。

患者1992年11月8日下午突然出现头晕头痛，继而口眼㖞斜，不能言语，昏迷，当即送某医院诊治，诊断为脑出血，住院治疗月余，病情好转出院。出院后继续调治数月，左侧肢体功能基本恢复，口眼㖞斜明显纠正，但舌强、语言不利变化不大。来诊时患者舌强、语言不利，能讲"喝""拿""1""2"等单字，舌体活动不灵活，口角稍歪，能徒手行走，但左下肢麻木力弱，检查舌质黯淡，舌苔白腻，脉弦滑，测血压150/90mmHg。临床诊断为中风后遗症，属于风痰阻络所致的语言不利，治以祛风除痰、宣窍通络为法。

处方：鸡血藤15g，牛膝15g，白附子9g，天麻12g，菖蒲 12g，胆南星 9g，远志 9g，羌活 12g，天竹黄 9g，当归 12g，枸杞子 12g，郁金 9g，茯苓 12g，木香 6g，白花蛇 9g，川芎 9g，全蝎 6g，清半夏 6g，琥珀 3g（冲服），甘草 6g。

把上方共研细末，制成蜜丸，每次 9g，每日 2 次，温开水送服；配合针刺神门、金津、玉液、廉泉、大椎、百会等穴，每日 1 次。坚持语言训练及肢体功能锻炼。

20 天后患者能讲短句，但不很清楚。继续治疗 3 周，语句略清，但不流利，舌体活动已明显灵活，左下肢麻木消失，仍感乏力，口角稍歪。停用针刺治疗，其余治疗维持不变。

2 个月后再诊，患者舌体活动灵活，语言清楚，但仍时有迟钝、不利，口眼㖞斜基本纠正，左下肢仍稍感力弱。嘱在坚持康复训练的同时，继续服用上述蜜丸 1 个月，以巩固疗效。

五、滋阴补肾利窍法

滋阴补肾利窍法是针对肾虚精亏之中风后遗症语言不利而设立的，它以滋阴补肾为基础，化痰利窍为重点，与益气活血、熄风通络互相配合，扶正与利窍兼顾，达到肾阴足、肾气充、风熄痰除、络通窍开的目的。

滋阴补肾利窍法适用于中风后语言不利，以肾虚精亏，精气不能上承为主要发病机制者，此类患者以语言不利为突出表现，可单独出现，也可与半身不遂、口眼㖞斜并见。

1. 辨证依据

以语言不利为突出表现，主要表现为语言不利、不清或失语，舌体痿软收缩，心悸气短，腰膝酸软，口干不欲饮，或有遗尿，可伴有肢体麻木、口眼㖞斜、半身不遂，舌质黯红，苔薄少或薄白，脉沉细。

2. 治疗法则

滋阴补肾利窍。

3. 选方用药

地黄饮子加减。

黄芪 24g，熟地 15g，山茱萸 12g，肉苁蓉 15g，枸杞子 12g，五味子 9g，菖蒲 12g，远志 9g，当归 12g，石斛 12g，郁金 9g，茯苓 12g，杏仁 9g，天竹黄 9g，桔梗 12g，白花蛇 9g，全蝎 6g，蜈蚣 1 条，木蝴蝶 3g，甘草 3g。

4. 处方分析

方中熟地、山茱萸滋阴补肾，枸杞子补肾益精养肝；肉苁蓉补肾助阳，石斛、五味子滋阴敛液，使阴阳相配；更用菖蒲、远志、茯苓交通心肾，开窍化痰；郁金行气解郁，活血祛瘀；黄芪、当归补益气血；天竹黄、菖蒲、茯苓豁痰利窍；全蝎、蜈蚣、白花蛇熄风通络；杏仁、桔梗、木蝴蝶开音利窍；甘草调和众药。诸药合用，共成滋阴补肾、化痰利窍之功，兼有益气活血、熄风通络之效，使水火相济，痰除风熄窍开，则语言不利自能逐渐纠正而恢复正常。

5. 加减用药

兼有小便失禁者，去茯苓、石斛，加桑螵蛸、益智仁；肢体麻木明显者，去五味子、天竹黄，加木瓜、伸筋草；气虚乏力明显者，去山茱萸、茯苓，加党参、山药；口眼㖞斜明显者，去石斛、天竹黄、茯苓、蜈蚣，加白附子、葛根、僵蚕、地龙。

6. 临证注意

肾精亏虚引起的语言不利的治疗较风痰阻络所致者更为困难，并非一朝一夕或一方一药所能取效，应当细心揣摩，树立信心，持之以恒，综合治疗，方可有效。

肾虚精亏型中风后语言不利和风痰阻络型一样，在治疗中也应注意配合针灸疗法和语言训练，做好患者的思想工作，使之与医生密切配合，调动各方面的积极性，促进语言功能的恢复。

7. 病案举例

黄某某，男，57 岁，农民，1996 年 2 月 26 日初诊。

患者 1995 年 8 月 18 日因急性脑梗死入某院住院治疗，3 周后肢体功能恢复，口眼喎斜纠正，语言不利明显改善，病情好转出院。2 个月前患者语言不利加重，且有右下肢麻木无力，活动障碍，给予低分子右旋糖酐注射液、复方丹参注射液治疗半月，服用脑活素胶囊、活血通胶囊等月余，虽然右下肢功能明显恢复，但语言不利仍在。现患者语言不利，讲话不清，能说单词和短语，舌体痿软，活动欠灵活，口角发麻，稍向右歪，右下肢力弱，行走不便，心悸气短，腰膝酸软，口干不欲饮，检查舌质黯红，苔薄少，脉沉细，测血压 120/80mmHg。临床诊断为中风后遗症，属于肾精亏虚所致的语言不利。

采用药物、针灸、语言训练相结合的方法综合治疗。取廉泉、通里、三阴交、太溪、合谷穴，用平补平泻手法，通里、三阴交、太溪、合谷穴得气后留针 20 分钟，每隔 5 分钟行针 1 次，廉泉穴不留针，每日 1 次，14 次为 1 个疗程，间隔 3 日可进行下 1 个疗程；把下方制成散剂，每次 9g，每日 2 次，温开水送服。并坚持语言训练和肢体功能锻炼。

处方：黄芪 24g，熟地 15g，五味子 9g，肉苁蓉 15g，远志 9g，山茱萸 12g，郁金 9g，枸杞子 12g，杏仁 9g，菖蒲 12g，天竹黄 9g，当归 12g，白花蛇 9g，石斛 12g，全蝎 6g，茯苓 12g，蜈蚣 1 条，桔梗 12g，木蝴蝶 3g，甘草 3g。

5 周后患者口角发麻消失，语言不利稍有改善。停用针灸疗法，坚持口服中药散剂及语言训练和肢体功能锻炼。

3个月后再诊，患者口喝纠正，可成句说话，语言基本清楚，但时有迟钝，右下肢明显有力，能徒手到处行走。继续服用中药散剂1个月，并加强康复训练，以调理善后。

六、祛风除痰通络法

中风后遗症口眼㖞斜，多由中风日久不愈，风痰瘀血浊邪阻于面部络道，使之麻木不仁、弛张不用而成，祛风除痰通络法就是针对这一情况而设立的。

口眼㖞斜可与语言不利并见，也可与半身不遂同见，是中风常见的后遗症。祛风除痰通络法以益气养血、活血通脉为基础，祛风除痰通络为重点，使风熄痰除外通，口眼㖞斜得到纠正，是治疗中风后遗症口眼㖞斜最基本的方法。

1. 辨证依据

以口眼㖞斜为突出表现，主要表现为口眼㖞斜，半面麻痹，口角流涎，口眼㖞动，有时也可兼见半身不遂，语言不利，舌质黯红，苔薄少，脉沉弦。

2. 治疗法则

祛风除痰通络。

3. 选方用药

牵正散加减。

桑枝24g，黄芪24g，白附子9g，白芍15g，僵蚕9g，钩藤15g，穿山甲9g，鸡血藤15g，木瓜9g，川芎12g，胆南星9g，当归12g，白芥子9g，赤芍12g，全蝎6g，天麻12g，水蛭6g，香附12g，生地12g，熟地12g，甘草6g。

4. 处方分析

方中白附子、僵蚕、全蝎取牵正散之意，以熄风化痰通络；天麻、钩藤、赤芍、白芍、木瓜平肝熄风，活血舒筋；当归、赤芍、川芎养血活血；香附为血中气药，既可理气，又能活血，配水蛭、穿山甲逐瘀血，利经络；白芥子、胆南星涤除经络顽痰；鸡血藤、桑枝、木瓜活血通络；用黄芪、当归、赤芍、白芍、川芎、生地、熟地取四物汤和当归补血汤之意，以补养气血。诸药配合，具有祛风除痰通络之功，兼有益气养血、活血通脉之效，切中口眼㖞斜风痰阻络的病机，兼顾中风后气血亏虚、久病必瘀的特点，故适用于中风后遗症之口眼㖞斜。

5. 加减用药

兼有口眼瞬动者，去鸡血藤、胆南星，加石决明、蜈蚣；兼有阴虚症状者，加制首乌、麦冬。

6. 临证注意

除中药汤剂外，中药散剂、外敷法以及针灸疗法、按摩疗法等治疗中风后遗症口眼㖞斜也均有较好的疗效，临床中可根据情况选择应用，也可诸方法配合应用。

由于此类患者病程已长，往往起效较慢，治疗时应树立信心，坚持治疗，不能急于求成。若兼有半身不遂、语言不利者，还应注意其兼证的治疗。

7. 病案举例

周某某，男，50岁，工人，1994年3月16日初诊。

患者1993年9月7日因突发中风入某医院住院治疗，6周后病情好转出院。出院后虽继续服药治疗数月，但仍口眼㖞斜，右下肢麻木无力，为进一步纠正口眼㖞斜，特要求服中药治疗。

来诊时患者口眼㖞斜，口角流涎，右眼迎风流泪，右下肢麻木无力，步履蹒跚，头晕心疲，心悸汗出，检查舌质黯红，苔薄少，脉沉弦，测血压130/80mmHg。临床诊断为中风后遗症，属于风痰阻于面部络道所致的口眼㖞斜，治以祛风除痰通络为法。

处方：桑枝 24g，石决明 15g，当归 12g，白芍 15g，天麻 12g，黄芪 24g，熟地 12g，钩藤 15g，香附 12g，川芎 12g，生地 12g，赤芍 12g，白附子 9g，白芥子 9g，水蛭 6g，木瓜 9g，全蝎 6g，穿山甲 6g，僵蚕 9g，蜈蚣 1 条，甘草 6g。每日 1 剂，水煎 2 次，分早晚温服。

服药 15 剂，口角流涎减少，头晕心悸减轻，但右眼迎风流泪、身疲汗出、右下肢麻木无力、口眼㖞斜无明显变化。中药守方加防风 12g，黄芪用至 30g，继续服用，并加强康复锻炼。继续服用中药 21 剂，患者头晕心悸消失，口角流涎、右眼迎风流泪及汗出止，口眼略正，身体较原来轻松，右下肢麻木减轻，活动明显有力，但又出现纳差、腹胀、口苦、大便干，检查舌质黯红，苔薄黄，脉弦滑，测血压 130/80mmHg。中药方剂略做调整，改为下方继续使用，并坚持锻炼。

处方：黄芪 30g，白芍 15g，桑枝 30g，钩藤 15g，鸡血藤 30g，川芎 12g，当归 12g，白附子 9g，赤芍 12g，僵蚕 9g，竹茹 12g，黄连 9g，香附 12g，建曲 12g，穿山甲 6g，防风 12g，木瓜 9g，胆南星 9g，全蝎 6g，白芥子 9g，水蛭 6g，大黄 6g，甘草 6g。

继续治疗 4 周，患者精神、饮食、睡眠均佳，口眼基本端正，右下肢麻木消失，活动灵活有力，行走平稳，自述除偶有右下肢发软外，别无明显异常，病体趋于康复。停服中药汤剂，把下方制成散剂，每次 3g，每日 2 次，温开水送服，再用 1 个月，以巩固疗效。

处方：白附子、僵蚕、全蝎、地龙各等分。

第七章
治疗中风常用的中药及方剂

第一节　常用中药

一、常用单味中药

单味中药是治病组方的基础，掌握其性味归经以及功效、应用和现代研究成果，是实施辨证选药，制定最佳用药配方，提高临床疗效的前提和基础。为了掌握和正确运用治疗中风的单味中药，现将治疗中风常用单味中药的性味归经、功效、应用等介绍如下。

1. 秦艽

性味归经：苦、辛，微寒。归胃、肝、胆经。

功效：祛风湿，止痹痛，通虚热，清湿热。

应用：本品苦而不燥，辛能宣散，为风药中之润剂，能祛风胜湿，舒筋通络，流利关节，活血止痛，常用于痹证之风湿热痹的发热、肢体关节游走酸痛、筋脉挛急，以及风寒湿痹肢体关节酸痛、遇寒即发或背痛连胸者；也用于中风之风中阳明的口眼㖞斜、语言不利、恶风恶寒，血虚风中、经脉不利之舌强不语、半身不遂等；还用于便血之风客大肠，下血鲜红、大便燥结者。由于秦艽能清热邪、凉痹热、除湿热、利小便，所以也用于虚劳发热、骨蒸潮热、湿热黄疸等。

现代研究及应用：秦艽含有生物碱、挥发油、糖类等多种成分，药理研究证明具有镇静、镇痛、利尿、解热、抗炎、抗过敏等作用，能升高血糖、降低血压，并有抗组胺的作用。在临床中，秦艽是治疗中风常用的中药之一，不论是急性期、恢复期，还是后遗症期的患者，都可根据病情先用。秦艽治疗中风多复方入药，取其祛风通络之功，尤其适用于中医辨证属络脉空虚、风邪入中型的患者，代表方剂如大秦艽汤。其他证型也可根据情况选用，如治疗中风半身不遂，尤其上肢拘挛者，表现为血虚可配当归、白芍、何首乌等养血药，方如秦艽当归汤；表现为风火兼见者可与防风、石膏、菊花、黄芩、生地等祛风清火和养血药同用。乔长山报道以大秦艽汤为主随证加减治疗37例中风患者，30天为1个疗程，结果服药12剂痊愈3例，2个疗程痊愈8例，3～4个疗程痊愈8例，5～6个疗程痊愈12例，总有效率为91.88%。笔者经临床对照观察证明，在补阳还五汤的基础上加用大剂量秦艽（24g）治疗中风后遗症半身不遂，疗效可明显提高，致残率显著降低。

用法用量：煎服5～15g，大剂量可用30g。

注意事项：寒湿较盛者不宜用。

2. 黄芪

性味归经：甘，微温。归脾、肺经。

功效：补气升阳，益卫固表，利水消肿，托疮生肌。

应用：适用于脾胃气虚及中气下陷诸证，肺气虚及表虚自汗、气虚外感诸证，气虚水湿失运的水肿、小便不利，气血不足、疮疡内陷脓成不溃或溃久不敛，以及气虚血亏的面色萎黄、神倦脉虚，气虚不能摄血的便血、崩漏，气虚血滞不行的痹痛、肢体麻木或半身不遂，气虚津亏的消渴等证。

现代研究及应用：黄芪含有苷类、多糖、氨基酸、维生素P、微量元素等成分，具有增强机体免疫功能、利尿、抗衰老、保肝、降压等作用，能促进机体代谢，保护心血管系统，促进造血功能，大量研究表明黄芪扩张血管、改善微循环及增加脑血流量的作用显著。黄芪是补气药的代表，历代名医对黄芪的临床效用均推崇备至，传统名方中以黄芪为主药且疗效显著者甚众，现在广泛应用于感冒、病毒性肝炎、冠心病、高血压、中风、胃炎、免疫性疾病、慢性感染等疾病。黄芪用于治疗中风多根据辨证取复方制剂，尤其适宜于中医辨证属气虚血瘀的患者，以黄芪为主药的补阳还五汤是治疗气虚血瘀型中风及其后遗症的传统名方，在现今治疗中风的中药汤剂中，绝大多数都有黄芪。刘刚报道用黄芪为主药组成的通络汤剂治疗脑栓塞110例，结果治愈52例，显效36例；刘志民报道用芪芍消障汤治疗中风后遗症42例，有效者占24例。也有报道用黄芪、丹参注射液静脉滴注治疗气虚血瘀型脑栓塞120例，结果显效52例，有效47例，无效21例。临床常用的治疗中风的中成药，如醒脑再造胶囊、中风回春片、通脉冲剂、活血通脉胶囊等药中，也均用有黄芪。

用法用量：煎服，10~15g，大剂量可用30~60g。益气补中宜炙用，其他方面多生用。

注意事项：凡表实邪盛，内有积滞，阴虚阳亢，疮疡阳证实证等，均不宜用。

3. 党参

性味归经：甘，平。归脾、肺经。

功效：益气，生津，养血。

应用：适用于中气不足的体虚倦怠、食少便溏，肺气亏虚的咳嗽气促、语声低弱，气津两伤的气短口渴，以及气血两亏的面色萎黄、头晕心悸等证。作为最常用的补气药，只要中风患者有气虚、气血虚或气阴虚的情况存在，都可应用党参，在中风后遗症的调理中更是少不了用党参。

现代研究及应用：党参含有皂苷、微量生物碱、糖类、维生素 B_1、维生素 B_2、多种人体必需的无机元素及氨基酸等成分，对神经系统有兴奋作用，能增强机体免疫功能，调节胃肠运动，扩张周围血管而降低血压，同时还能抑制胃酸分泌、抗溃疡、降低胃蛋白酶活性，并对化疗和放射线所引起的白细胞减少有提升作用。现在广泛应用于神经衰弱、高脂血症、贫血、高血压、中风及其后遗症、糖尿病、低血压症、绝经期综合征等病证的治疗。党参治疗中风病多根据中医辨证与其他药物配伍应用，单独使用者鲜见。

用法用量：煎服，10～30g。

注意事项：湿热中满者不宜用。

4. 地龙

性味归经：咸，寒。归肝、脾、膀胱经。

功效：清热熄风，通络，平喘、利尿。

应用：适用于高热惊厥、癫狂、气虚血滞之半身不遂、痹证、热结膀胱的小便不利，以及肺热哮喘、瘰疬、疟腮等证。中风常因风动络阻引起，作为熄风通络的良药，地龙适宜于中风急性期、恢复期及后遗症期的所有患者，其中对中医辨证属于肝肾阴虚、风阳上扰型，肝阳上亢、脉络瘀阻型，痰热上扰、痹阻脉络型，以及阳闭证的效果尤佳。

现代研究及应用：地龙含有蚯蚓解热碱、蚯蚓素、蚯蚓毒素、多种氨基酸、黄嘌呤、腺嘌呤、鸟嘌呤、胆碱等成分，具有解热、平喘、降压、抗心律失常、抗肿瘤、镇静、抗惊厥以及抑制血栓形成等功效。现在广泛应用于气管炎、支气管哮喘、高血压、癫痫、精神分裂症、缺血性中风、高热惊厥、流行性腮腺炎等的治疗。地龙用于治疗中风主要取决于其平肝熄风通络之功能，不仅可用复方，也可单独使用。有报道用补阳还五汤在原方的基础上适当加大地龙的用量治疗脑栓塞50例，显效28例，有效17例，无效5例，总有效率为90%；郭丰涛报道用地龙酊剂——瘫复康合剂治疗脑血栓形成和高血黏度综合征，每次10mL，每日3次口服，14日为1个疗程，1~2个疗程后38例脑血栓形成和高血黏度综合征患者的血液流变学8项指标（除红细胞电泳外）均有显著改善，总有效率为79%。治疗中风的人参再造丸、小活络丹、散风活络丸等中成药，也均有地龙在方中。

用法用量：煎服，5~15g，鲜品10~20g；研末吞服，每次1~2g。

注意事项：脾胃虚寒者不宜服，孕妇禁用。

5. 天麻

性味归经：甘，平。归胆经。

功效：平抑肝阳，熄风止痉，祛风通络。

应用：天麻乃平肝熄风的良药，可用于肝阳上亢所致的眩晕、头痛，肝风内动之惊痫抽搐，以及肢体麻木、口眼㖞斜、半身不遂、语言謇涩、风寒湿痹等病证。

现代研究及应用：天麻含有天麻苷（天麻素）、赤箭苷、香荚兰醇、香荚兰醛、胡萝卜苷、琥珀酸、棕榈酸等成分，具有镇静、镇痛、抗惊厥、抗衰老等作用，能改善心肌血液循环，降低血压，降低脑血管阻力，改善脑血流灌注和脑部微循环，促进脑细胞新陈代谢，可用于治疗高血压、神经衰弱、血管神经性头痛、中风、脑外伤后综合征等多种疾病。天麻用于治疗中风通常与其他药物配伍应用，能有效缓解头晕头痛、肢体麻木、语言不利等症状，促进肢体功能恢复，在中经络之肝肾阴虚、风阳上扰证，中脏腑之阴闭、阳闭证，以及中风后遗症出现肝阳上亢、风痰阻络病机者，应用较多，常用的方剂有天麻钩藤饮、解语丹、清半夏白术天麻汤等。有报道采用中西医结合的方法，在西医治疗的基础上，根据辨证配合应用天麻钩藤饮治疗中风（中经络）患者 63 例，疗效显著优于纯西药组，致残率明显降低。

用法用量：煎服，3 ~ 10g；研末冲服，每次 1 ~ 1.5g。

注意事项：天麻偏燥，凡阴血虚损而虚风内生者不宜单独应用，一般应与补阴养血药配伍。

6. 全蝎

性味归经：辛，平。有毒。归肝经。

功效：熄风止痉，攻毒散结，通络止痛。

应用：用于中风病之口眼㖞斜、半身不遂、语言不利，高热动风、风痰上扰所致之发热、烦躁、抽搐，外伤感染毒邪之破伤风，以及气滞痰结所致的痰核瘰疬、湿热火毒所致的疮疖痈肿、毒蛇咬伤所致的肢体红肿疼痛等证。全蝎熄风通络的功效显著，大凡中风患者，不论是急性期、恢复期，还是后遗症期，都可应用全蝎进行治疗，能纠正口眼㖞斜，促使肢体恢复各种功能，消除肢体麻木等自觉症状。

现代研究及应用：全蝎含有蝎毒、三甲胺、甜菜碱、牛黄酸、软脂酸、硬脂酸、胆甾醇、卵磷脂等成分，能镇静、降压、抗惊厥、抗癫痫，并能抗凝血，改善血液循环，促进乙酰胆碱释放，可用于小儿惊厥、癫痫、坐骨神经痛、中风、破伤风、高血压头痛等多种病症。在临床中，全蝎较少单独入药，多与动物性药物如蜈蚣、僵蚕、地龙、地鳖虫等配伍应用。全蝎治疗中风常复方入药，常用的治疗中风的方药如牵正散、解语丹等，均有全蝎在内。

用法用量：煎服，2~5g；研末冲服，每次 0.6~1g。外用适量。

注意事项：本品有毒，用量不宜过大，孕妇忌用。

7. 钩藤

性味归经：甘，微寒。归肝、心包经。

功效：熄风止痉，清热平肝。

应用：适用于肝火上攻之头胀头痛，肝阳上亢之头晕目眩，热病高热、肝风内动之惊痫抽搐，以及妇女子痫等病证。作为平肝熄风之良药，钩藤具有温和的降压作用，对中风伴有血压升高者，均可选用钩藤治疗，其中对中医辨证出现肝阳上亢、阴虚阳亢及肝肾阴虚病理机制者疗效尤佳。

现代研究及应用：钩藤含有钩藤碱、异钩藤碱等成分，具有降压、镇静、解痉等作用，能扩张外周血管、抗心律失常、抑制血小板聚集和抗血栓形成，其煎剂对高血压及脑梗死等均有一定的治疗作用，能缓解头痛头晕等自觉症状，促进肢体恢复各种功能。钩藤用于治疗中风多取复方，在中经络的肝肾阴虚、风阳上扰型，中脏腑的阳闭证，以及后遗症出现肝肾阴虚、肝阳上亢病理机制者均可选用，常用的方剂有天麻钩藤饮、清肝散风饮、钩藤地龙汤等。临床研究表明，服用钩藤煎剂对促进中风患者肢体功能的恢复有重要意义；也有报道应用天麻钩藤饮加减治疗肝肾阴虚、风阳上扰型中风中经络患者60例，结果显效28例，有效30例，无效2例。

用法用量：煎服，10~15g。钩藤的有效成分钩藤碱加热后易破坏，故不宜久煎，一般不超过20分钟。

注意事项：脾胃虚寒者慎服。

8. 白附子

性味归经：辛、甘，温。有毒。归胃、肝经。

功效：祛风痰，燥湿痰，止痉，止痛，解毒散结。

应用：本品能升散祛风，通络涤痰，定惊止搐，为治上焦风痰诸疾的要药，用于风邪犯脑所致的眩晕、偏正头痛，中风痰壅络阻引起的口眼㖞斜、口角流涎、手足瘫痪，还用于破伤风、瘰疬痰核以及上焦风热喉痹、咽喉肿痛、毒蛇咬伤等证。

现代研究及应用：白附子含有 β－谷甾醇、葡萄糖苷、肌醇、皂苷、有机酸等成分，具有镇静、抗炎、提高耐缺氧能力等作用。白附子用于治疗中风多根据辨证复方入药，有关白附子治疗中风的现代研究的报道较少。中风口眼㖞斜多因风痰阻络所致，白附子有祛风豁痰通络之功，所以为治中风口眼㖞斜常用的药物之一。白附子治疗中风口眼㖞斜、口角流涎、肢体麻木瘫痪多与川芎、红花、全蝎、蜈蚣等活血通络药配伍，治疗中风口眼㖞斜的名方牵正散就是由白附子、僵蚕、全蝎三味药物组成的。大量临床观察表明，以白附子为主药组成的牵正散治疗中风口眼㖞斜确有良效。

用法用量：煎服，3～5g；研末冲服，每次 0.5～1g。外用适量。

注意事项：本品辛温燥烈，阴虚血虚动风、热动肝风以及孕妇均不宜用。

9. 红花

性味归经：辛，温。归心、肝经。

功效：活血通经，祛瘀止痛。

应用：红花作为活血通经、消散瘀血的良药，适用于血滞经闭、痛经、产后瘀滞腹痛以及癥瘕积聚、跌仆损伤、关节酸痛、疮痈肿毒等瘀血阻滞的病证。由于其具有散郁开结的功效，也用于忧思郁结、胸膈痞闷、胁肋疼痛、伤寒发狂、惊怖恍惚等证。近年来取其活血通经的功效，还用于治疗冠心病、脑梗死、血栓闭塞性脉管炎、多形性红斑等。

现代研究及应用：红花含有红花苷、红花黄色素、红花醌苷、亚油酸、花生酸、棕榈酸等成分，能增强免疫功能、降低血脂、扩张血管、改善微循环，具有增强尿激酶及纤维蛋白溶酶活性、抗凝血、抗血小板聚集和抗血栓形成、降低血压等作用。红花活血化瘀、改善微循环的作用显著，对缺血性中风患者，不论是急性期、恢复期，还是后遗症期，均可应用，能有效改善患者语言不利、口眼㖞斜、半身不遂、偏身麻木等症状；对出血性中风，在急性期最好不用，如若确有瘀血的病理机制存在，也应谨慎地从小剂量开始，并密切注意病情变化，以免发生意外，而对于病情稳定之恢复期及后遗症期患者，则可根据病情恰当选用。临床中治疗中风后遗症半身不遂，多在辨证的方剂中加用红花以增强活血祛瘀通经的作用，王清任创立的治疗中风后遗症的名方补阳还五汤，其药物组成就有红花。

用法用量：煎服，3~9g。外用适量。

注意事项：孕妇忌用，有出血倾向者不宜用。

10. 鸡血藤

性味归经：苦、甘，温。归肝经。

功效：行血补血，调经，舒筋活络。

应用：本品气味平和，守走兼备，能化阴生血，温通经脉，活血通络，为补肝血、通经络之佳品。用于血虚气弱之心悸气短、头晕目眩、面色㿠白，血虚瘀滞之经闭、痛经、月经不调，经脉阻滞之肢体麻木疼痛、活动不便、瘫痪，以及风湿痹痛、跌打损伤、瘀滞疼痛等证，现在多用于治疗贫血、中风、白细胞减少症、乳腺增生等疾病。

现代研究及应用：鸡血藤含有鸡血藤醇、铁质、菜油甾醇、豆甾醇、谷甾醇等成分，具有升高血红蛋白、降低血液黏稠度、抑制血小板聚集、增加血流速度、抗血栓形成等作用，是治疗缺血性中风常用的中药，能有效改善缺血性中风患者语言不利、口眼㖞斜、半身不遂、偏身麻木等症状，促使病体顺利康复。鸡血藤用于治疗中风多取复方，有人用以鸡血藤配合解语丹治疗中风恢复期 50 例，结果显效 31 例，有效 16 例，无效 3 例，总有效率为 94%；笔者曾在补阳还五汤的基础上重用鸡血藤（30～50g）治疗脑梗死，临床观察表明，其疗效明显优于单用补阳还五汤。

用法用量：煎服，10～15g，大剂量可用至 30g。也可浸酒服，或熬成膏服。

注意事项：月经过多者不宜用，孕妇忌用。

11. 桂枝

性味归经：辛、甘，温。归心、肺、膀胱经。

功效：发汗解肌，温通经脉，助阳化气。

应用：桂枝有解肌、温阳、行水等功效，可外可内，能散能补，在外感、内伤病中均有广泛用途。可用于外邪袭表的风寒感冒、营卫不和的汗证，以及虚劳、痰饮、水肿、心悸、胸痹、脱疽、冻疮、寒凝血滞的诸痛等证。

现代研究及应用：桂枝含有桂皮醛、桂皮油等成分，能扩张血管，调整血液循环，促进发汗，有镇静、镇痛、解热、抗惊厥、抗过敏、止咳、抗炎、利尿等作用，其挥发油有特异性充血作用，能加强其他活血化瘀药的功效。桂枝用于治疗中风，多取其温经通脉的功效与其他活血化瘀通络药配伍，有人曾用加味当归四逆汤（当归、桂枝、白芍、细辛、通草、水蛭、琥珀、川芎）治疗脑栓塞72例，结果痊愈39例，显效18例，总有效率为97.2%，疗效优于常规的低分子右旋糖酐注射液加维脑路通注射液静脉滴注疗法。在焦树德编著的《用药心得十讲》中，有"桂枝横通肢节的特点，能引诸药横行至肩、臂、手指，故又为上肢病的引经药"的论述，根据这一理论，人们常在治疗中风的方剂中加入桂枝，以增强恢复肢体功能的作用；李振华编著的《常见病辨证治疗》一书中，用于治疗脑血管意外气虚血瘀型的方剂加减补阳还五汤中，也用有桂枝。

用法用量：煎服，3～10g。

注意事项：本品辛温助热，容易伤阴动血，凡外感热病、阴虚火旺、血热妄行等证，均当忌用，孕妇及月经过多者慎用。

12. 牛膝

性味归经：苦、甘、酸，平。归肝、肾经。

功效：活血通经，补肝肾，强筋骨，利水通淋，引火（血）下行。

应用：牛膝有川牛膝与怀牛膝之分，两者功效基本相同，但川牛膝偏重于活血祛瘀、利尿通淋，怀牛膝偏重于补肝肾、强筋骨、利关节。适用于瘀血阻滞的经闭、痛经、月经不调、产后腹痛、跌打损伤、肝肾不足之腰膝酸痛、下肢活动不便，以及肝阳上亢或阴虚火旺、火热上炎引起的头痛眩晕、吐血衄血等病证。根据其补肝肾、益虚损、强筋骨、壮腰膝、通经络、利关节、起痿废、蠲痹痛的功效，还用于风寒湿痹络阻气血所致的周身关节疼痛、肌肤麻木不仁、关节屈伸不利以及中风偏瘫、痿证下肢痿废等。

现代研究及应用：牛膝含有促脱皮甾酮、牛膝甾酮、三萜皂苷等成分，具有利尿、降压之功效，能扩张血管、降低血液黏稠度、解除红细胞及血小板的聚集，并有溶解血栓、改善微循环的作用。对高血压、脑动脉硬化、神经衰弱、冠心病心绞痛、脑栓塞形成、跌打损伤、妇女月经不调、痛经、类风湿性关节炎等多种疾病有治疗作用。牛膝用于治疗中风常根据其活血祛瘀通经的功能复方入药，不仅适用于中风急性期的患者，在中风恢复期、后遗症期根据辨证与其他药物配合应用同样可取得满意的疗效。由南京金陵制药厂生产的专治脑梗死、脑动脉硬化、冠心病等缺血性心脑血管疾病的纯中药制剂脉络宁注射液，其主要成分就有中药牛膝，大量临床研究表明，脉络宁注射液治疗脑梗死、脑动脉硬化的疗效显著。

用法用量：煎服，6~15g。活血通经、利水通淋，引火下行宜生用，补肝肾、强筋骨宜酒炙用。

注意事项：孕妇及月经过多者忌用。

13. 白花蛇

性味归经：甘、咸，温。有毒。归肝经。

功效：祛风通络，止痉攻毒。

应用：本品性善走窜，内走脏腑，外彻皮毛，无处不到，能搜风邪，透关节，定惊抽，止痉挛，乃顽痹风瘫、癣癞恶疮之要药。常用于风寒痹阻、肢体疼痛、骨节不利、肌肉顽麻、筋脉拘急，以及风中经络、口眼㖞斜、语言謇涩、半身不遂等证，也用于破伤风、头风痛、疬风、疥癣、杨梅毒、瘰疬等。

现代研究及应用：白花蛇含有蛋白质、脂肪、皂苷等成分，动物实验证明具有镇静、镇痛作用，能直接扩张血管，降低血压，改善微循环。白花蛇治疗中风所致口眼㖞斜、语言謇涩、半身不遂诸症的历史悠久，一般根据辨证复方入药，也有单独研粉吞服者。有人曾报道用白花蛇止瘫丸，每次6g，每日2次吞服,半月为1个疗程,治疗中风后遗症半身不遂91例,60例患者肢体功能明显改善,有效率达91%。也有人在补阳还五汤的基础上加用白花蛇治疗脑梗死,临床观察发现其疗效明显优于单用补阳还五汤。

用法用量:煎服,3~9g。研粉吞服,每次0.6~1g。

注意事项:本品有毒,用量不宜过大,孕妇忌用。

14. 羚羊角

性味归经:咸,寒。归肝、心经。

功效:平肝熄风,清肝明目,清热解毒。

应用:适用于肝风内动之惊痫抽搐、中风昏迷,热极动风之高热痉厥,肝阳上亢、肝火上炎之头晕耳鸣、目赤肿痛,同时还用于温热病躁热神昏、热毒发斑、烦躁谵语以及肺热咳喘等,近年来也用于治疗小儿肺炎、流感发热、麻疹及其他发热病症。

现代研究及应用:羚羊角含有磷酸钙、角蛋白、胆固醇、微量元素等成分,具有镇静、催眠、解热、抗惊厥等作用。由于羚羊角价格昂贵,且羚羊乃国家重点保护动物,所以应用羚羊角应慎重,只有在一般药物治疗效果不明显、病情较重的情况下,方可考虑应用,现多用于高热昏迷、惊厥抽搐等危重症患者。羚羊角用于治疗中风多在辨证的基础上与其他药物配合应用,一般研粉另外吞服,只要辨证准确,应用合理,确可起到立竿见影、起死回生的效果,特别适用于中风高热昏迷者。羚羊角主要用于治疗中风急性期中经络的肝肾阴虚、风阳上扰型的重症患者及中脏腑的阳闭证,常用方剂如紫雪丹、羚角钩藤汤、牛黄散等,在中风患者病情稳定后的恢复期及后遗症期较少应用。

用法用量:煎服,1~3g,单煎2小时以上,取汁服。磨汁或研粉服，每次 0.3 ~ 0.6g。

注意事项：虚寒证、痰浊证患者不宜用。

15. 龟甲

性味归经：咸、甘，微寒。归肾、心、肝经。

功效：滋阴潜阳，益肾健骨，固经止血，养血补心。

应用：适用于肝肾阴虚、肝阳上亢所致的头晕目眩、脑涨耳鸣，阴虚火旺所致的骨蒸潮热、盗汗面红，阴虚风动所致的神倦瘛疭、手足抽动，以及心阴不足、痰火上扰所致的心悸怔忡、失眠健忘等症。由于其能补肝肾、益阴精、充骨髓、健筋骨、清虚热、宁血海、固冲任、止崩漏，所以还用于肝肾阴亏、精血不足之筋骨痿弱、足不任地，肾精不足之虚损遗精、目视不明，以及阴虚血热的崩漏、带下等证。此外还可用于痔疮、臁疮、无名肿毒等。

现代研究及应用：龟甲含有动物胶、角质、蛋白、脂肪及钙、磷等成分，具有增强免疫功能、调整能量代谢、提升白细胞数量，以及抗凝血、增加冠状动脉血流量等作用。龟甲用于治疗中风病不仅适用于中风经络急性期的肝肾阴虚、风阳上扰型患者，对中脏腑的阳闭证及恢复期、后遗症期出现肝肾阴虚、肝阳上亢、虚风内动病理机制者，均可与其他药物配伍应用。现在多根据病情用于急性脑梗死及脑梗死、脑出血恢复期和后遗症期的患者，代表方剂如镇肝熄风汤，曾有报道用镇肝熄风汤内服配合清开灵注射液静脉滴注治疗急性脑梗死 121例，结果痊愈 67 例，显效 21 例，总有效率为 91.7%。

用法用量：煎服，15 ~ 30g，宜先煎。

注意事项：脾胃虚寒，中阳不振者不宜用。

16. 代赭石

性味归经：苦，寒。归肝、心经。

功效：平肝潜阳，重镇降逆，凉血止血。

应用：代赭石质重性寒，功专"清""降"，适用于肝肾阴虚、肝阳上亢所致的头晕头痛、目胀耳鸣，胃气上逆之呕吐、呃逆、嗳气，肺肾不足引起的气逆喘息，血热妄行所致的吐血、衄血、牙血。以及肝肾不足、充任不固、气虚血热所致的崩漏下血等证。

现代研究及应用：代赭石是三氧化二铁和黏土的混合物，混有钛、镁、铝、硅、砷盐等成分，其中铁含量在40%左右。现代研究表明，代赭石能促进红细胞及血红蛋白的新生，具有镇静中枢神经、止呕吐的作用。根据辨证复方入药，代赭石广泛应用于高血压、神经衰弱、脑动脉硬化、梅尼埃病、脑梗死等疾病的治疗。代赭石治疗中风不论是急性期、恢复期还是后遗症期，只要出现肝阳亢盛病理机制，均可应用，常用方剂如镇肝熄风汤、旋覆代赭汤等。

用法用量：煎服，10～30g，宜打碎先煎。入丸散，每次1～3g。降逆、平肝生用，止血煅用。

注意事项：孕妇慎用。因含有微量砷，故不宜长期服用。

17. 栀子

性味归经：苦，寒。归心、肝、肺、胃、三焦经。

功效：泻火除烦，清热利湿，凉血解毒，消肿止痛。

应用：适用于热病心烦、躁扰不宁、高热烦躁、神昏谵语，郁证之郁闷不舒、脘腹作胀、心烦失眠，血热妄行所致的吐血、衄血、尿血，以及湿热黄疸、热淋、目赤肿痛、疮疡肿毒、外伤肿痛等证。

现代研究及应用：栀子含有栀子素、栀子苷、去羟栀子苷和藏红花素、藏红花酸、熊果酸、鞣质、果胶等成分，有解热、镇痛、镇静、降压和止血作用，并能抗惊厥、利胆。现在广泛应用于急慢性肝炎、胆囊炎、高血压、神经衰弱、脑动脉硬化、脑外伤后综合征、脑卒中、高热神昏、跌打损伤、各种出血等病证的治疗。栀子用于治疗中风通常与其他药物配伍，单独应用者鲜见，其复方不仅适用于中经络的肝肾阴虚、风阳上扰型患者，在中经络的其他证型、中脏腑的阳闭证及恢复期、后遗症期出现心肝火旺、肝阳亢盛等阳热症状者，都可应用，常用的方剂有天麻钩藤饮、龙胆泻肝汤、丹栀逍遥散等。

用法用量：煎服，5～10g。

注意事项：本品苦寒伤胃，脾虚便溏者不宜用。

18. 天南星

性味归经：苦、辛，温，有毒。归肺、肝、脾经。

功效：燥湿化痰，祛风解痉，散结消肿。

应用：天南星能燥湿散寒，散风涤痰，通经走络，蠲痹止痛，利膈下气，消痰定眩，乃治老痰、顽痰、风痰的要药，可用于顽痰咳嗽、胸膈胀闷，痰湿阻络的肢体关节疼痛重着、肌肉麻木不仁，以及痰滞中脘、风痰上犯的头晕目眩、呕吐烦闷、癫痫等。由于能涤痰祛风、开闭散结、活络止痉，所以也用于中风卒然昏聩、呕吐涎沫、不省人事、偏瘫不语及破伤风。根据其消肿散结的功效，还用于治疗瘿瘤、瘰疬、疮毒、蛇伤等。

现代研究及应用：天南星含有三萜皂苷、甘露醇、生物碱、强心苷等成分，具有抗惊厥、镇静、镇痛、祛痰、抗肿瘤等作用，能降低血压，纠正心律失常，扩张血管，降低血管阻力，抗血栓形成。天南星单独应用少见，通常根据辨证复方入药，现今广泛应用于高血压、脑动脉硬化、梅尼埃病、肿瘤、冠心病、中风、癫痫等疾病的治疗。天南星乃祛风燥湿化痰的良药，由于中风阴闭证以风痰壅盛、上蒙清窍为主要发病机制，所以其治疗组方常以天南星为主药，至于中经络之风痰上扰型、中风后遗症，因与风痰阻络有关，其治疗也常用天南星，只不过需根据不同的病情选用不同的药物进行配伍。

由于生南星毒性大，临床应予以注意，宜用其炮制品制南星或胆南星。误食中毒可致咽喉烧灼感、口舌麻木、黏膜糜烂、水肿、张口困难，严重者可窒息。

用法用量：煎服，3～10g，多制用。

注意事项：阴虚燥痰及孕妇忌用。

19. 石决明

性味归经：咸，寒。归肝经。

功效：平肝潜阳，清肝明目。

应用：石决明味咸、气寒、质重，能镇浮阳以利头目，凉肝潜阳而育阴，常用于肝阳亢盛或阴虚阳亢所致的头晕目眩、头痛、烦躁不寐等证；也用于肝肾阴虚、风阳上扰，或肝阳暴亢，阳升风动，气血上逆，蒙蔽清窍出现肢体麻木、口眼㖞斜、语言謇涩，甚则半身不遂、突然昏不知人而呈现中风者。根据其清肝热、祛郁火、散瘀滞、除障膜、补肝阴、养肝血的功能，还用于治疗风热上扰所致的目赤肿痛、怕光羞明，风热瘀滞所致的羞明流泪、翳膜遮睛，肝虚血少所致的视物昏暗，以及雀目、青目、丁翳等证。

现代研究及应用：石决明含有碳酸钙、胆素、壳角质及镁、铁、碘等成分，具有镇静、降压等作用，现在常用于治疗高血压、青光眼、白内障、脑动脉硬化、神经衰弱、中风等病证。石决明用于治疗中风多取其平肝潜阳的功能，与其他药物配伍应用，不论是中风急性期、恢复期还是后遗症期，只要有肝阳亢盛的病理机制存在，均可选用，治疗肝肾阴虚、风阳上扰型中风的名方天麻钩藤饮，其主药就有石决明。

用法用量：煎服，15～30g，应打碎先煎。平肝、清肝宜生用。

注意事项：虚寒证不宜用。

20. 石菖蒲

性味归经：辛、苦，温。归心、胃经。

功效：开窍宁神，化湿和胃。

应用：本品气薄清芳，味辛性温，能开心窍、通心神、避秽浊、利清阳，可用于湿温病湿热痰浊蒙蔽清窍所致的神昏、中风病痰涎壅盛、肢冷神昏，风痰阻络之语言謇涩等。根据其安神醒脑、化湿开胃之功效，还用于健忘、癫痫、耳聋以及胸腹胀闷、泻痢等证，现今也用于肺性脑病、精神病、神经性头痛、神经衰弱、跌打损伤等。

现代研究及应用：石菖蒲含有挥发油、氨基酸、有机酸和糖类等，具有祛痰、镇咳、平喘、镇静、抗惊厥及促进记忆的作用，能降低血脂，改善心脏功能，纠正心律失常，并可促进消化液分泌，抑制胃肠异常发酵，弛缓胃肠平滑肌痉挛。石菖蒲用于治疗中风多取其避秽涤痰开窍、通利清阳的功效，复方入药，如治疗风痰阻络的语言謇涩常与胆南星、全蝎、天麻、木香等配伍，其方剂如解语丹；治疗阴闭证之痰涎壅盛、肢冷神昏者多与清半夏、胆南星、枳实、陈皮等配伍，其常用方剂如涤痰汤。由于石菖蒲具有开窍辟秽的作用，所以在中风神昏患者中应用较多，根据石菖蒲的这一功效，近年来研制成了菖蒲郁金注射液、石菖蒲注射液等注射剂，已在中风高热等神昏患者中应用。

用法用量：煎服，5～10g，鲜品加倍。

注意事项：本品辛温，故阴虚血热者不宜服用。

21. 菊花

性味归经：辛、甘、苦，微寒。归肺、肝经。

功效：疏散风热，平肝明目，清热解毒。

应用：菊花为清肝明目的要药，能清肝火，熄内风，抑木气之横逆，摄虚阳之上浮，常用于治疗肝阳上亢引起的头晕目眩、头胀头痛、目赤肿痛，肝肾不足之眼目昏暗等证，还用于治疗外感风热所致的发热恶寒、头痛，以及疮疡肿毒、血丝疔等。

现代研究及应用：菊花含有菊苷、胆碱、挥发油、黄酮、多种氨基酸、维生素、微量元素等成分。实验证明本品有降压、镇静、降血脂的作用，能扩张冠状动脉，减轻心肌缺血，改善心脏功能，抑制血小板聚集，改善微循环，同时还有解热及抗病原微生物的作用，对冠心病、高血压、中风、脑动脉硬化以及上呼吸道感染、气管炎、扁桃体炎等多种疾病均有治疗作用。菊花用于治疗中风病多取其平降肝阳之功效与其他药物配伍应用，对中医辨证属于络脉空虚、风邪入中型、肝肾阴虚、风阳上扰型，肝阳上亢、脉络瘀阻型，以及阳闭证、风痰瘀血阻络型的患者较为适宜。如治疗中经络的肝肾阴虚、风阳上扰型可与钩藤、代赭石、生龙骨、生牡蛎、玄参、白芍、夏枯草、黄芩、地龙等同用，代表方剂如清肝散风饮；治疗中脏腑之阳闭证可与羚羊角粉、石决明、代赭石、黄芩、钩藤、白芍、阿胶、丹皮、龟甲、生地、天竹黄等配伍，代表方剂如羚羊钩藤汤；治疗中风后遗症则多根据病情配用当归、赤芍、川芎、地龙、菖蒲、全蝎等补血活血、祛风化痰通络药。中风患者多伴有高血压，为了降低血压、缓解高血压患者头痛头晕、目胀耳鸣之症状，在中风病的辨证治疗用药中也常加用菊花，治疗高血压常用的方剂杞菊地黄汤、羚羊角汤中也均用有菊花。

用法用量：煎服，10～15g。

注意事项：脾胃虚寒者慎服。

22. 半夏

性味归经：辛，温。有毒。归脾、胃、肺经。

功效：燥湿化痰，降逆止呕，消痞散结，和胃安神。

应用：半夏燥湿祛痰的作用较佳，尤善于治脏腑之湿痰，常用于治疗湿痰阻肺之咳嗽气逆、痰多质稀，寒痰伏肺之呼吸急促、喉中哮鸣，痰浊中阻之眩晕，以及癫狂、痰厥、中风之阴闭证等。根据半夏降逆止呕、消痞散结、和胃安神之功效，还用于治疗各种呕吐、心下痞、结胸、梅核气、瘿瘤痰核、痈疽肿毒以及不寐症等。

现代研究及应用：半夏含有 β-谷甾醇、葡萄糖苷、多种氨基酸、挥发油、皂苷、辛辣性醇类、胆碱、左旋麻黄碱等生物碱以及少量淀粉、脂肪等，具有祛痰、镇咳、镇吐、镇静催眠、降压、抗癌等作用，能调节自主神经功能，纠正心律失常，改善微循环，现在广泛应用于高血压、神经衰弱、高脂血症、糖尿病、内耳眩晕症、冠心病、中风等疾病的治疗。清半夏的主要功能为燥湿化痰，是脾胃两经的要药，中风病患者多有痰浊阻滞之病理机制，故为治疗中风病的常用药物，不过临床中多根据辨证取复方制剂，单独应用者较为少见。清半夏用于治疗中风不仅适宜于阴闭证及中风后遗症出现痰浊阻滞经络之患者，在中风急性期、恢复期及后遗症期的其他证型中，也可根据病情选用。

用法用量：煎服，3~10g。一般宜制用，制半夏有姜半夏、法半夏等，姜半夏长于降逆止呕，法半夏长于燥湿且温性较弱，半夏曲则有化痰消食之功。至于竹沥半夏，药性由温变凉，能清化热痰，主治热痰、风痰之证。

注意事项：反乌头。其性温燥，阴虚燥咳、血证、热痰、燥痰应慎用，然经过适当配伍热痰证亦可用之。

23. 牡丹皮

性味归经：苦、辛，微寒。归心、肝、肾经。

功效：清热凉血，活血散瘀。

应用：本品善清血中伏热，凉血而生血，泻阴火，除烦热，适用于热病斑疹，血热吐血、衄血，热入血分之夜热早凉、骨蒸盗汗，肾阴亏损之早泄遗精，血瘀经闭、痛经癥瘕，以及跌打损伤、痈疡肿毒、肠痈腹痛等证。

现代研究及应用：牡丹皮含有牡丹酚、牡丹苷、牡丹酚原苷、芍药苷、挥发油及植物甾醇等成分，牡丹皮水煎液对痢疾杆菌、伤寒杆菌等多种致病菌及致病性皮肤真菌均有抑制作用，丹皮酚及糖苷成分均有抗炎作用，丹皮酚有镇静、降温、解热、镇痛、解痉等中枢抑制作用，丹皮酚还可使子宫内膜充血而有通经作用，且具有抗溃疡及抑制胃液分泌的作用，同时牡丹皮还有活血止血及改善微循环的作用。牡丹皮治疗中风病多取复方，如以牡丹皮为主药组成的方剂羚羊角汤治疗中风之阳闭证有显著疗效。牡丹皮善清血热而又活血，有凉血散瘀之功效，使血流畅而不留瘀，血热清而不妄行，对火热炽盛、肝肾火旺及瘀血阻滞等情况，都视为要药，不论是中风急性期、恢复期还是后遗症期，都是常用的药物之一。

用法用量：煎服，6~12g。散热凉血宜生用，活血散瘀宜酒炒用，止血则宜炒炭用。

注意事项：血虚有寒、月经过多及孕妇均不宜用。

24. 生地

性味归经：甘、苦，寒。归心、肝、肺经。

功效：清热凉血，养阴生津。

应用：《大明本草》中说："治惊悸劳务，心肺损，吐血、鼻衄，妇人崩中血晕，肋筋骨。"《本经》中也说："主折跌绝筋，伤中，逐血痹，填骨髓，长肌肉……除寒热积聚，除痹。"适用于温热病热入营血所致的身热口干、舌绛，热病后期低热不退，慢性病的阴虚发热，以及血热妄行的吐血、衄血、尿血、便血、崩漏下血，血热毒盛的斑疹等证，也用于津伤口渴、内热消渴、肠燥便秘，以及肝火上炎、肝阳上亢之眩晕和肝阳暴亢之中风等。

现代研究及应用：生地含有地黄素、甘露醇、葡萄糖、生物碱、铁质、维生素 A 等成分，具有调节免疫功能、保护肝脏、防止肝糖原减少以及强心、利尿、降血糖、抗炎等作用，其提取物可促进血液凝固而有止血作用。生地用于治疗中风多取复方入药，常用方剂如龙胆泻肝汤、羚羊角汤、大秦艽汤、血府逐瘀汤等，对中风之阳闭证及中风属于阳热亢盛者尤为适宜。有报道采用中西医结合的方法，在西医治疗的基础上配合羚羊角汤治疗中风阳闭证，经 28 例临床观察，疗效明显优于纯西药组，病死率、致残率显著降低，同时还证明加大生地用量其疗效明显提高。

用法用量：煎服，10～30g，鲜品用量加倍，或以鲜品捣汁入药。鲜生地味甘苦大寒，作用与干地黄相似，滋阴之力稍逊，但清热生津、凉血止血之力较强。

注意事项：本品性寒而滞，脾虚湿滞腹满便溏者不宜用。

25. 葛根

性味归经：甘、辛，凉。归脾、胃经。

功效：解肌退热，透发麻疹，生津止渴，升阳止泻。

应用：葛根长于散阳明肌肉之邪，鼓胃气上行生津，适用于外感发热头痛、恶寒无汗项强，热病口渴，麻疹透发不畅，脾虚泄泻，湿热泻痢，以及消渴、高血压、颈项强痛等病证。

现代研究及应用：葛根含有异黄酮类、葛根苷类、三萜类以及淀粉、生物碱、微量元素等化学成分，有良好的解热、解痉作用，能有效地抑制血小板黏附、聚集及血栓形成，可扩张冠状动脉和脑血管，增加冠状动脉血流量和脑血流量，能使外周血管阻力下降而降压，并能较好地缓解高血压患者的"项强"症状。近年来，对葛根升发清阳、解肌舒脉的效用多有发挥，在高血压、高脂血症、冠心病、血管神经性头痛、脑梗死、糖尿病、外感发热等的治疗中均有应用，有与其他药物配伍应用者，也有单用者。根据葛根能改善脑部血液循环、治疗项强不适的特性，现在临床中多用葛根治疗缺血性中风，以改善肢体麻木不适等症状，促进肢体尽快恢复各种功能。王平报道，应用葛根汤为主治疗缺血性中风 58 例，结果痊愈 43 例，好转 14 例，无效 1 例，总有效率为 98.3%。

用法用量：煎服 10~15g。

注意事项：脾胃虚寒者慎用。

26. 郁金

性味归经：辛、苦、寒。归肝、胆、心经。

功效：活血行气止痛，解郁清心，利胆退黄，凉血。

应用：用于气滞血瘀所致的胸腹胁肋胀痛或刺痛、痛经、经闭及癥块，血热所致的吐血、衄血、尿血等兼有瘀滞者，以及温病浊邪蒙蔽清窍之胸脘痞闷、神志不清、惊痫、癫狂等症，也用于湿热黄疸、尿赤等。

现代研究及应用：郁金含有姜黄素、挥发油、淀粉、脂肪油等成分，具有镇痛、抗菌、抗炎、催眠等作用，能降血脂、抗动脉粥样硬化，并可增强纤溶酶活性、抑制血小板聚集，还有利胆、保肝及抑制应激性溃疡发生、抗溃疡的作用。临床中郁金治疗中风多取其凉血清心、通经开郁之功效，与其他药物配合应用，尤适用于中风痰浊蒙蔽清窍而出现昏迷者，代表方剂如菖蒲郁金汤。

用法用量：煎服，5～12g。研末服，2～5g。

注意事项：阴寒证慎用。

27．茯苓

性味归经：甘、淡，平。归心、脾、肾经。

功效：利水渗湿，健脾安神。

应用：本品甘淡而平，甘则能补，淡则能渗，既能健脾补中以扶正，又能渗利水湿以祛邪，有标本兼治之效，适用于脾虚水湿阻滞的小便不利、水肿胀满、心悸，脾虚湿困的食少脘痞、泄泻，以及惊悸失眠、癫痫等病证。

现代研究及应用：茯苓含有茯苓酸、茯苓糖、蛋白质、脂肪、卵磷脂、胆碱、组胺酸、麦角甾醇等成分，具有增强免疫功能、保肝、利尿、降血糖、镇静、抗肿瘤等作用，现在主要用于急慢性肾炎、神经衰弱、慢性肝炎、肝硬化、失眠、中风、消化不良、肠炎、心脏病水肿、各种肿瘤等的治疗。茯苓用于治疗中风多复方入药，取其健脾补中之功效，在中风急性期、恢复期及后遗症期出现脾虚湿阻、纳运失常病理机制者应用较多，如治疗中风阴闭证的涤痰汤、治疗中风后遗症语言不利的地黄饮子等方剂均用有茯苓。中风病人由于活动不便，久卧伤气，纳运失常，常有脘痞、腹胀、纳差等症状，茯苓有健脾化湿的作用，能有效缓解上述症状，所以在中风的治疗中，茯苓是常用的药物之一。

用法用量：煎服，10～15g。

注意事项：本品无明显毒副反应，但毕竟补多利多，故肝肾阴虚、气虚下陷、小便自利或不禁、虚寒滑精者应慎用。

28．蜈蚣

性味归经：辛，温。有毒。归肝经。

功效：熄风止痉，攻毒散结，通络止痛。

应用：适用于急慢性惊风、破伤风之痉挛抽搐、疮疡肿毒、瘰疬痰核、毒蛇咬伤、风湿痹痛、顽固性头痛，以及中风之不省人事、口眼㖞斜、半身不遂等病证。

现代研究及应用：蜈蚣含有组胺样物质、溶血蛋白、胆固醇、脂肪油、蚁醇、亮氨酸、酪氨酸等多种化学成分，具有抗炎、镇痛、止痉、抗真菌作用，能提高机体免疫功能，改善微循环，显著增加血管灌流量，对中风患者出现的肢体麻木、活动不便、语言謇涩等症状有明显的改善作用。蜈蚣用于治疗中风多取其祛风活血走窜之功，与其他药物配合应用，用以改善患者的肢体功能及头晕耳鸣等自觉症状。于庆平曾报道在治疗中风偏瘫诸证中，于辨证投方中加入蜈蚣等，常起到增效的作用。

用法用量：煎服，1~3g。研末吞服，每次0.6~1g。

注意事项：本品有毒，用量不宜过大，孕妇忌服。

29. 大黄

性味归经：苦，寒。归脾、胃、大肠、肝、心经。

功效：泻下攻积，清热泻火解毒，凉血止血，活血化瘀。

应用：《神农本草经》记载能"下瘀血、血闭寒热，破癥瘕积聚、留饮宿食，荡涤肠胃，推陈致新，通利水谷，调中化食，安和五脏"。《本草纲目》谓主"下痢赤白，里急腹痛，小便淋沥，实热燥结，潮热谵语、黄疸、诸火疮"。作为清热泻火解毒攻下之佳品，大黄常用于胃肠实热所致的急、慢性或习惯性便秘，以及热积便秘兼高热、神昏谵语、惊厥发狂、津液不足者，也用于下痢赤白及实火上炎所致的吐血、衄血、目赤肿痛、口舌生疮等证。此外，还用于治疗瘀血引起的产后腹痛、血瘀经闭、跌打损伤以及肝胆湿热之口苦、黄疸、胁痛等。

现代研究及应用：大黄含有大黄酸、大黄酚、大黄素、没食子酸、鞣质等多种成分，具有保肝、泻下、利胆、抗菌、止血、改善微循环、调节免疫功能以及收敛止泻、健胃、降血压、降血脂、抗肿瘤、利尿等作用。临床主要用于治疗急性胆道感染、急性胰腺炎、急性阑尾炎、痢疾、化脓性中耳炎等细菌感染及炎症，还用于上消化道出血、中风闭证、高胆固醇血症、肿瘤等。大黄具有活血—止血、导便—止泻、祛邪—补益的双向调节作用，用于治疗中风多复方配伍应用，适用于出现热毒炽盛病理机制者，不仅可用于中风急性期中脏腑之阳闭证，对中风的其他证型也可根据病情选用，常用方剂如星蒌承气汤、泻心汤等。有人经临床观察证实，在西医综合治疗的基础上加用大黄水煎剂可明显提高脑出血的治疗效果。

用法用量：煎服，5~10g。生大黄泻下力较强，欲攻下者宜生用；入汤剂后应后下，或用开水泡服，久煎则泻下力减弱。酒制大黄泻下力较弱，活血作用较好，宜用于瘀血证，大黄炭则多用于出血证。

注意事项：本品苦寒，易伤胃气，脾胃虚弱者慎用；其性沉降，且善活血祛瘀，妇女怀孕期、月经期、哺乳期应忌用。

30. 白芍

性味归经：苦、酸、甘，微寒。归肝、脾经。

功效：平肝止痛，敛阴止汗，养血调经。

应用：适用于肝阴不足、肝阳偏亢所致的头胀头痛、眩晕耳鸣、烦躁易怒，血虚或阴虚有热之月经不调、崩漏、痛经，阴虚盗汗、营卫不和的表虚自汗，以及肝气郁滞、肝胃不和之胸胁脘腹疼痛，血不养筋所致的手足麻木、肌肉痉挛疼痛等证。

现代研究及应用：白芍含有芍药苷、羟基芍药苷、芍药内酯苷、苯甲酰芍药苷，以及苯甲酸、鞣质、挥发油、脂肪油、糖类、黏液质、蛋白质、牡丹酚和三萜类化合物等成分。具有镇静、镇痛、降压、抗惊厥、扩张血管，以及抗炎、保肝、抑制血小板聚集、抗血栓形成、抗氧化及氧化损伤等作用。临床可用于治疗高血压、类风湿性关节炎、各种疼痛、冠心病、病毒性肝炎、中风等。白芍是临床最常用的中药之一，许多著名方剂中均用之，白芍用于治疗中风多取其平抑肝阳、养血敛阴之功效与其他药物配合应用，对中风出现肝肾阴虚、肝阳上亢病理机制者，用之每获良效，常用的治疗中风的方剂如镇肝熄风汤、羚羊角汤、大定风珠等均有主药白芍在内。有报道用镇肝熄风汤加减治疗肝肾阴虚、风阳上扰型中风中经络患者 80例，结果显效 49 例，有效 26 例，总有效率为 93.75%。笔者经临床观察证明，常服白芍水煎剂可减少肝阳上亢型高血压所致中风的发生率。

用法用量：煎服，10 ~ 15g，大剂量可用 15 ~ 30g。平肝敛阴多生用，养血调经多炒用或酒炒用。

注意事项：反藜芦。

31. 水蛭

性味归经：咸、苦，平。有小毒。归肝经。

功效：破血逐瘀，通经消癥。

应用：用于血滞经闭、瘀血内阻、癥瘕积聚以及跌打损伤、瘀滞作痛等证。根据其活血化瘀之作用，现在也用于治疗血栓闭塞性脉管炎、子宫肌瘤、冠心病、缺血性中风、肺心病、高脂血症等。

现代研究及应用：水蛭含有蛋白质、水蛭素、肝素、抗血栓素等有效成分，实验研究证明具有抗凝血、抗血栓、抗心肌缺血、降脂、抗动脉粥样硬化等作用，能促进渗出性出血吸收和微血管再通，促进脑水肿吸收，减少血肿压迫所致脑坏死面积，减轻血肿周围脑组织炎症反应，降低颅内压。水蛭单用或复方配伍在临床中应用非常广泛，适应证涉及心脑血管疾病、肝肾疾病、血液病、神经系统疾病等，其剂型也有煎剂、散剂、胶囊以及针剂等。水蛭应用纵有千家百论，但终究以破血、逐瘀、通经为纲，对不同系统、病位血瘀证的异病同治，乃水蛭广泛应用的基础。水蛭用于治疗中风多复方入药，取其活血化瘀通经之效，乃治疗瘀血阻滞型中风的常用中药之一，在复方中出现频率颇高。单纯应用水蛭制剂也常有报道，如郭风鲁等用水蛭制剂抗栓丸，每次 0.6～1g，每日 3 次口服，结合一般综合疗法，治疗 119 例缺血性脑血管病及 7 例脑出血恢复期患者，结果临床痊愈 38 例，好转 65 例，总有效率为97.6%，CT 证实病灶密度改善、缩小或消失；司志国等用水蛭粉或水蛭水提物治疗高血压脑动脉硬化所致缺血性中风 305例，基本痊愈 125 例，总有效率为 90%，治疗后可见凝血酶原时间延长、血细胞比容及电泳时间、血液黏度、纤维蛋白原和血沉方程 K 值均显著下降，说明水蛭可以改善缺血性中风患者血液的浓、黏、聚等血瘀情况，起到强有力的活血化瘀作用。以水蛭为主药制成的中成药脑血康口服液治疗缺血性中风所致的语言謇涩、半身不遂以及脑出血之后遗症有显著疗效。

用法用量：煎服，1.5～3g。研末服，每次 0.3～0.5g。以丸散或研末服为宜。

注意事项：孕妇忌服。

32. 赤芍

性味归经：苦，微寒。归肝经。

功效：清热凉血，散瘀痛。

应用：《滇南本草》中有"泻脾火，降气，行血，破瘀，散血块，止腹痛，攻痈疮"的记载。赤芍清热凉血、散瘀止痛的作用较佳，常用于温热病热入血分所致的身热、舌绛、斑疹，血热妄行之吐血、衄血，以及经闭、跌打损伤、疮痈肿痛、目赤翳障、瘀血腹痛、腹内结块等证。

现代研究及应用：赤芍含有多种苷类，如芍药苷、苯甲酰芍药苷、羟基芍药苷、芍药新苷以及胡萝卜苷等，此外还含有赤芍精、挥发油、脂肪油、鞣质、没食子酸等，具有保肝、抗乙型肝炎病毒、抗炎、抗病原微生物以及解热、镇静、降压、抗肿瘤、抗溃疡、调节免疫功能等作用。赤芍中含有的芍药苷具有较好的解痉作用，可抑制血液中血栓素 B_2（TXB_2）的合成，使微循环得到改善；赤芍水煎剂具有较强的抗凝血和防止血栓形成的作用，可通过激活纤溶酶原变成纤溶酶而促进纤维蛋白溶解。根据赤芍活血化瘀的理论，现主要用于治疗急慢性肝炎、重型肝炎、肝硬化、慢性阻塞性肺炎、硬皮病、结节病、红斑狼疮、子宫肌瘤、宫外孕、高血压、冠心病、中风等疾病。赤芍用于治疗中风多在辨证的基础上复方入药，如治疗缺血性中风之名方补阳还五汤就是由赤芍、川芎、当归、地龙、黄芪、桃仁、红花组成的。周绍华等报道用赤芍801（没食子酸丙酯）静脉滴注治疗急性脑栓塞263例，结果基本治愈106例，显效98例，好转38例，无效21例，显效以上者占77.6%。

用法用量：煎服，6～15g。

注意事项：血寒经闭者不宜用，虚寒证不宜用。反藜芦。

33. 三七

性味归经：甘、微苦，温。归肝、胃经。

功效：化瘀止血，活血定痛。

应用：《医学衷中参西录》中说："三七……善化瘀血，又善止血妄行，为吐衄要药，病愈后不致瘀血留于经络……化瘀血而不伤新血，实为理血妙品。"三七"经营止血，通脉行瘀"，有"止血之神药"之说，可用于治疗吐血、衄血、崩漏等各种出血性疾病，对兼有瘀滞肿痛者尤为适宜，亦用于瘀血阻滞疼痛、跌打损伤等，近年来以其活血化瘀之功，用于治疗冠心病心绞痛、缺血性脑血管病、脑出血后遗症、慢性肝炎等多种疾病。

现代研究及应用：三七中含有皂苷、黄酮、槲皮素、槲皮苷、β-谷甾醇等成分，具有抗肝损伤、利胆退黄、改善微循环，抗肝纤维化、抗肿瘤、调节免疫功能、止血以及降压、利尿、抗炎等作用，能明显地增加血小板数和缩短凝血时间，同时三七有抑制血小板聚集和抗凝作用，三七的有效成分三七总皂苷可提高离体增养的血管内皮细胞合成和释放组织型纤溶酶原，从而提高机体溶纤能力而预防血栓形成。三七有促凝和抗凝的双向调节作用，这与三七既能止血、又能活血散瘀的理论是相符合的，三七还具有溶血和抗溶血双重作用，以原人参三醇为苷原的皂苷具有溶血作用，而以原人参二醇为苷原的皂苷却对抗其他皂苷引起的溶血效应。近年来，根据活血化瘀的治则及现代研究成果，应用三七及其提取物治疗中风取得了一定效果。有人用三七粉口服治疗脑出血5例，2例显效；治疗蛛网膜下腔出血5例，有效4例。苏珍慧应用三七制剂血栓通注射液，每次8mL，加入10%葡萄糖注射液500mL中，静脉滴注，每日1次，10～14日为1个疗程，治疗脑栓塞形成患者56例，总有效率为91%，显效率占80%，疗效优于西药对照组。以三七总皂苷为主要成分的三七总皂苷注射液、正康脑明注射液、血塞通注射液等已广泛应用于心脑血管疾病的治疗。

在临床中，除有三七粉、片、针剂等剂型外，三七常与其他药物配伍组方应用。

用法用量：煎服，3～10g。多研末服，每次 1～1.5g。

注意事项：血虚无瘀者慎用。

34. 当归

性味归经：甘、辛，温。归肝、心、脾经。

功效：补血活血，调经止痛，润肠通便。

应用：当归为临床最常用的补血药，大凡血虚失养所致之病症均可应用。临床多用于血虚所致的头晕目眩、心悸倦怠，血虚腹痛，阴虚血少的肠燥便秘，以及月经不调、闭经、痛经、跌打损伤、风湿痹痛、疮痈肿痛、高血压、冠心病心绞痛、脑栓塞、血栓闭塞性脉管炎等病证。

现代研究及应用：当归含有当归酮、藁本内酯、阿魏酸、腺嘌呤、当归多糖、多种氨基酸、维生素 A、维生素 E、维生素 B_{12} 等成分，具有增强免疫功能、促进血红蛋白及红细胞生成、抗心肌缺血、扩张血管、降低血压和血脂、抗血小板聚集、改善微循环、抗血栓形成，以及镇静、镇痛、抗炎、抗缺氧等作用。现在广泛应用于贫血、冠心病、坐骨神经痛、高血压、支气管哮喘、脑栓塞、痛经、慢性肝炎等疾病的治疗。中风病多有气虚血瘀，而当归具有补气活血的功效，所以当归乃治疗中风病的一味天然良药。当归治疗中风常与其他药物配合组方应用，不论是急性期、恢复期，还是后遗症期，均可应用，其中对络脉空虚、风邪入中及气虚血瘀、脉络痹阻者疗效较好。治疗中风病之名方补阳还五汤，其药物组成中就有主药当归。有报道用 25% 当归注射液 200mL 静脉滴注，每日 1 次，20 日为 1 个疗程，治疗急性缺血性中风 50 例，其中 47 例神经症状和体征有好转，患者的血液流变学指标也有好转。

用法用量：煎服，5～15g。

注意事项：热盛出血者忌服，湿盛中满及大便溏泄者慎服。

35. 川芎

性味归经：辛，温。归肝、胆、心包经。

功效：活血行气，祛风止痛。

应用：川芎走而不守，能载药上行头巅，下达四肢，外彻皮毛，旁通肌肉，乃"血中之气药"。川芎为临床常用的活血行气药，适用于月经不调、经闭腹痛、痛经、胸胁刺痛、跌打肿痛、感冒头痛、风湿痹痛，以及冠心病心绞痛、血栓闭塞性脉管炎、缺血性中风、眩晕等病证。

现代研究及应用：川芎含有挥发油、生物碱（如川芎嗪等）、酚类物质（如阿魏酸等）以及内脂素、维生素 A、叶酸、甾醇、蔗糖、脂肪油等成分，其中川芎嗪、阿魏酸是其主要成分。现代研究表明，川芎具有镇静、降血脂、降血压、扩张外周血管以及扩张冠状动脉、抗血小板聚集、抗血栓形成等多种作用，对高血压、缺血性脑血管病、冠心病等多种疾病均有治疗作用，现在广泛应用于高血压、冠心病、缺血性脑血管病、坐骨神经痛、末梢神经炎、脑外伤后综合征、跌打损伤、疮疡痈肿以及妇女月经不调、痛经、产后瘀滞腹痛等疾病的治疗。作为祛风活血止痛的良药，川芎主要用于中风病出现瘀血阻滞病理机制者，可明显改善中风患者头痛头晕、肢体麻木等自觉症状。在治疗中风中，除单独应用川芎及其提取物外，川芎常与其他药物配伍组方应用，如著名的补阳还五汤、通脉舒络汤等，均有川芎在内。以川芎的有效成分川芎嗪制成的川芎嗪注射液已广泛应用于缺血性中风的治疗，无论是急性期、恢复期、还是后遗症期，均取得了良好的效果，阿魏酸制剂也在缺血性心脑血管疾病中得到了广泛的应用。

用法用量：煎服，3～10g。

注意事项：阴虚火旺、多汗及月经过多者均应慎用。

36.丹参

性味归经：苦，微寒。归心、肝经。

功效：活血调经，凉血消肿，养血安神。

应用：丹参活血化瘀的功效甚佳，且能养血，《妇人明理论》中有"丹参一味，功同四物（当归、地黄、川芎、芍药组成之四物汤）"之说，适用于气滞血瘀所致的妇女月经不调、痛经、闭经、产后瘀滞腹痛、血瘀之心痛、脘腹疼痛、癥瘕积聚、风湿痹痛、心血不足之心烦失眠，以及肝郁胁痛、恶疮肿毒等。

现代研究及应用：丹参含有丹参酮、隐丹参酮、二氢丹参酮、原儿茶醛、原儿茶酸、丹参素、维生素 E 等成分，具有多方面的药理作用，如降低血液黏附性，改善血液流变学指标，改善微循环，抗凝血，促进纤维蛋白溶解，抑制和解除血小板聚集，改善心肌和脑细胞功能，增强耐缺氧能力，预防脑缺血所致的缺氧性脑细胞损害及水肿，清除有害的自由基，防止或减轻脂质过氧化反应，降低血脂，防止动脉粥样硬化的发生发展，同时还有降压、抗炎、镇静、抗休克、提高免疫功能、抗肿瘤等作用。近年来，随着对活血化瘀理论研究的不断深入，对丹参的药理研究日益深化，丹参作为时髦的活血化瘀、改善微循环的药物，已以不同剂型广泛应用于临床之中，在高血压、缺血性脑血管病、冠心病、脑动脉硬化、病毒性心肌炎、慢性肝炎、肝硬化以及支气管哮喘、慢性肺源性心脏病等疾病的治疗中，经常可见到丹参，乃现今临床中应用频率最高的中药之一。临床上应用丹参组成复方和丹参注射液、片剂等治疗中风的报道甚多，如毛晋荣报道以补阳还五汤重用丹参为主治疗脑栓塞 42 例，结果临床治愈 24 例，显效 12 例，有效 6 例，总有效率为 100%；王来群等报道，经对 30 例急性高血压脑出血患者的观察，复方丹参注射液能使患者肢体功能明显恢复，出血灶周围的微循环改善，血管痉挛解除，脑水肿减轻，神经组织对缺氧的耐受性提高；张海声等以大剂量丹参注射液（1.5g/mL，每次 12～20mL）静脉注射与静脉滴注各治疗 60 例缺血性脑血管病患者，结果发现静脉注射者有效率为 96.6%，静脉滴注者有效率为 79.9%，以静脉注射者疗效为优；李希增等用丹参注射液治疗急性脑出血 20 例，结果基本痊愈 7 例，显效 6 例，好转 6 例，无效 1 例。当然，以上应用丹参制剂治疗脑出血的临床报道只是有关医生的一孔之见，通常认为在脑出血急性期应忌用丹参制剂，以免加重病情，引发变证，只有在病情稳定之后才可根据情况谨慎地小剂量应用。

用法用量：煎服，5～15g。活血化瘀宜酒炙用。

注意事项：妇女月经过多及无瘀血者禁用，孕妇慎用。反藜芦。

37. 玄参

性味归经：苦、甘、咸，寒。归肺、胃、肾经。

功效：清热凉血，滋阴解毒。

应用：本品善清热养阴，寒而不峻，润而不腻，适用于温热病热入营血、口渴舌绛、烦躁、夜寐不安、神志不清、身发斑疹及阴虚肺燥所致的咳嗽痰少等证。由于具有清肺金、降火邪、滋肾阴、通血脉、利咽喉、消郁结的作用，所以还用于咽喉肿痛、头痛头晕、目赤耳鸣、瘰疬痰核以及脱疽、四肢麻木等证。

现代研究及应用：玄参含有生物碱、糖类、甾醇、氨基酸、胡萝卜素等成分，其水浸剂、醇浸剂和煎剂均有降血压的作用，能扩张血管、改善心脏功能、抗炎、抗病原微生物、降低血液黏稠度。玄参用于治疗中风病多取其凉血滋阴泻火之功，根据辨证与其他药物配伍应用，刘富明以玄参天麻钩藤饮（天麻、玄参、杜仲、桑寄生、车前子、牛膝各 10g，丹参、何首乌各 15g，钩藤、石决明、地龙各 12g）治疗肝肾阴虚、风阳上扰型中风中经络患者 152 例，显效 78 例，有效 70 例，无效 4 例，总有效率为 93.4%；也有报道在补阳还五汤的基础上加用玄参、地龙治疗脑栓塞患者 100 例，结果临床治愈 64 例，好转 17 例，有效 14 例，无效 5 例，总有效率为 95%。治疗脑梗死、高血压、脑血管痉挛等心脑血管病的必备中成药脉络宁注射液，其主要成分就是中药玄参、川牛膝、石斛。

用法用量：煎服，10~15g。

注意事项：本品性寒而滞，脾胃虚寒、食少便溏者不宜服用。反藜芦。

38. 豨莶草

性味归经：苦、辛，寒。归肝、肾经。

功效：祛风湿，通经活络，清热解毒。

应用：本品祛风湿、通经络的作用显著，适用于风湿痹证之骨节疼痛、四肢麻木、脚弱无力以及疮疡肿毒、湿疹瘙痒等证。豨莶草的煎液、浸剂有一定的降压作用，也是治疗高血压眩晕头痛的常用中药。

现代研究及应用：豨莶草含有生物碱、酚性成分、豨莶苷、豨莶苷元、氨基酸、有机酸、糖类、苦味质等成分，具有明显的抗炎作用，能扩张血管、降低血压、改善微循环，抑制血栓形成。现在广泛应用于高血压、风湿性关节炎、中风及其后遗症、冠心病、慢性肝炎、皮肤病等病的治疗。豨莶草治疗中风不仅可与其他药物配伍复方入药，也可单用其提取物制剂及蜜丸剂等。王达一报道，以豨莶草制成蜜丸治疗脑卒中后遗症 28 例，半年以上随访显效 8 例，有效 16 例，无效 4 例；赵力等以豨莶草通栓丸治疗脑栓塞患者 70 例，经临床神经功能缺损程度评分、血液流变学测定及 CT 变化等观察，均较低分子右旋糖酐注射液加维脑路通注射液治疗之 60 例或环扁桃酯胶囊治疗之 36 例为优；王大鹏等则报道，以豨莶草配伍老鹳草、牛膝、秦艽等组成的散风通络方治疗脑栓塞后遗症 18 例，结果显效 12 例，有效 6 例。

用法用量：煎服，15～20g。外用适量。一般治风湿痹证宜制用，湿疮、湿疹宜生用。

注意事项：脾胃两亏，阴血不足者不宜用。

39. 陈皮

性味归经：辛、苦，温。归脾、肺经。

功效：理气健脾，燥湿化痰。

应用：本品味辛能散，苦能泄，温能通，善于理气健脾，燥湿化痰，为脾肺二经气分药，适用于脾胃气滞不和之脘腹胀满、疼痛不食，胃失和降的恶心呕吐、消化不良，痰湿壅肺之咳嗽痰多、胸膈胀闷、气喘，以及脾虚失运、痰湿上泛之眩晕等证。

现代研究及应用：陈皮含有挥发油、黄酮苷、川皮酮、维生素 B_1、维生素 C 等成分，具有保肝利胆、祛痰平喘以及解痉、抗炎、抗溃疡、抗过敏等作用，主要用于上呼吸道感染、支气管炎、支气管哮喘、百日咳、消化不良、急慢性肝炎、胆囊炎、胃及十二指肠溃疡、急性乳腺炎等。陈皮为临床最常用的中药之一，对消化道有多种作用，且因消化道的功能状态不同而异，为了调理中焦脾胃，在临床中 70% 以上的中药处方中都用有陈皮。中风患者因长期卧床，加之活动不便、情志抑郁等原因，多有胃肠功能紊乱，出现脘痞、腹胀、纳差等症状，其发生多与脾虚气滞湿阻有关，况且中风患者有不同程度的脑动脉硬化及血压的异常，陈皮有理气健脾化湿的作用，能有效缓解上述症状，且能调整血压、减轻脑动脉硬化，所以在中风病的治疗中，陈皮是常用药物。对于中风患者出现脾虚气滞、脾虚湿阻病理机制者，其中药中陈皮更是不可缺少。

用法用量：煎服，3～10g。

注意事项：实热及阴虚内热者应慎用。

40. 桑枝

性味归经：苦，平。归肝经。

功效：祛风通络，利关节。

应用：本品味苦性平，通行善走，能祛风湿、利关节、通经络、达四肢、行水气、止疼痛。可用于风寒湿痹所致的关节酸痛、四肢麻木拘挛，尤其适宜于上肢肩臂疼痛，还用于痰火壅滞、经络阻滞之口眼㖞斜、语言謇涩、半身不遂等中风诸证，风客皮腠、皮肤变色的白癜风、紫癜风，以及水湿停滞之水肿等。

现代研究及应用：桑枝含有桑素、桑色素、桑色烯、蔗糖、葡萄糖等成分，其现代药理作用研究较少，一般认为主要有抗炎和提高淋巴细胞转化率的作用。桑枝用于治疗中风主要根据其祛风通络、通达四肢的作用，根据辨证与其他药物配合复方入药。如治疗气虚血瘀、脉络瘀阻型中风后偏瘫，可在补阳还五汤的基础上加桑枝、菖蒲、全蝎、鸡血藤；治疗肝阳上亢、脉络瘀阻型中风后偏瘫，可在天麻钩藤饮或镇肝熄风汤的基础上加桑枝、地龙等活血化瘀、通络活络药。由于桑枝善于行上肢肩臂，所以在中风病的治疗中，上肢偏瘫较重者，尤宜注意选用桑枝。临床观察表明，在辨证的基础上配用桑枝治疗中风，肢体功能恢复快，疗效可明显提高。

用法用量：煎服，15～30g。

二、常用中成药

中成药是运用中医药理论和现代科学技术，在长期医疗实践的基础上，研究制成的复方中药、单味中药制剂或其提取物制剂，具有组方合理、疗效确切、使用方便等特点。中成药同中药汤剂一样，也需根据病情辨证选用，方能取得满意的疗效。为了便于临床运用，现将常用的适用于中风的中成药的药物组成、功能主治、用法用量、注意事项介绍如下。

1. 清开灵注射液

药物组成：牛黄、水牛角、珍珠母、黄芩、金银花、栀子、板蓝根等。

功能主治：清热解毒，化痰通络，醒神开窍，适用于热病神昏，中风偏瘫，神志不清，亦可用于治疗急慢性肝炎、重型肝炎、上呼吸道感染、肺炎以及脑出血等。

用法用量：每次 20～40mL，稀释于 10% 葡萄糖注射液 250～500mL 或生理盐水 250mL 中，静脉滴注，每日 1 次。

注意事项：对毒热实证、痰热证有效，但不适用于虚寒证、厥脱证，滴注速度不可过快。本品如产生混浊或沉淀时不可使用，经葡萄糖注射液或生理盐水稀释后出现混浊者亦不可使用。临床应用中偶有寒战、高热、药疹等过敏反应，需要及时停药并做脱敏处理。极个别有过敏性休克发生，应及时救治。

2. 三七总皂苷注射液

药物组成：三七总皂苷。

功能主治：活血祛瘀，消肿镇痛，溶栓抗炎，止血，改善微循环，对血管闭塞性疾病具有良好的治疗作用，能消除自由基，保护脑细胞，对缺血缺氧引起的脑损伤与脊髓损伤有明显的康复效果。用于治疗脑梗死、颅脑损伤、脑水肿、脑出血、脑动脉硬化、冠心病、心绞痛、心肌梗死、神经衰弱等。

用法用量：肌内注射，每次 100mg，每日 1 ~ 2 次；静脉滴注，每次 400mg，稀释于 5% 或 10% 葡萄糖注射液 250 ~ 500mL 或生理盐水 250mL 中，每日 1 次，15 日为 1 个疗程。

注意事项：脑出血急性期尽量避免使用，若确需应用，用量宜控制在每日 100 ~ 200mg。

3. 灯盏花素注射液

药物组成：灯盏花素（灯盏花黄酮）。

功能主治：活血化瘀，通络止痛，用于治疗中风后遗症、冠心病、心绞痛等。

用法用量：每次 10 ~ 20mL，稀释于 5% 或 10% 葡萄糖注射液 500mL 中，静脉滴注，每日 1 次。

注意事项：脑出血急性期及有出血倾向者不宜使用。个别患者有皮肤瘙痒、皮疹、口干、乏力、心悸等，停药或对症处理后可消失。

4. 脉络宁注射液

药物组成：玄参、牛膝、石斛、金银花。

功能主治：清热养阴，活血化瘀，用于治疗血栓闭塞性脉管炎、静脉血栓形成、动脉硬化性闭塞症、脑栓塞形成及后遗症等。

用法用量：每次 10 ~ 20mL，稀释于 5% 葡萄糖注射液或生理盐水注射液 250 ~ 500mL 中，静脉滴注，每日 1 次，10 ~ 14 日为 1 个疗程，重症患者可连续使用 2 ~ 3 个疗程。

注意事项：孕妇及过敏体质者慎用。

5. 复方丹参注射液

药物组成：丹参、降香提取物。

功能主治：活血化瘀，理气止痛，祛瘀生新，适用于冠心病、缺血性脑血管病、慢性肝炎、肝硬化、高脂血症等的治疗中。

用法用量：每次 8~12mL，稀释于 5% 或 10% 葡萄糖注射液 250~500mL 中，静脉滴注，每日 1 次。

注意事项：不得与心得安注射液混合使用。滴注速度不可过快，个别患者可出现过敏、皮疹、头晕、心悸、口干、腹胀等，极少数肌注部位红肿疼痛。血分有热者禁用，有出血倾向者禁用。

6. 川芎嗪注射液

药物组成：川芎提取物四甲基吡嗪。

功能主治：活血化瘀，具有抗血小板凝集、扩张小动脉、改善微循环的作用，用于治疗缺血性脑血管疾病，如脑供血不足、脑栓塞形成、脑栓塞，也用于治疗冠心病、脉管炎等。

用法用量：每次 80mg，稀释于 5% 或 10% 葡萄糖注射液或生理盐水注射液 250~500mL 中，静脉滴注，每日 1 次，10 次为 1 个疗程，一般使用 1~2 个疗程。

注意事项：本品酸性较强，忌与碱性药物配伍。

7. 脉络通片

药物组成：郁金、人参、黄连、三七、安息香、檀香、琥珀、降香、甘松、木香、石菖蒲、丹参、麦冬、钩藤、黄芩、夏枯草、槐米、甘草、珍珠、冰片、朱砂、牛黄。

功能主治：通脉活络，行气化瘀，用于治疗冠心病、心绞痛以及防治高血压、中风等。

用法用量：每次 4 片（每片 0.4g），每日 2～3 次，温开水送服。

注意事项：孕妇忌用。

8. 复春片

药物组成：郁金、乳香、没药等。

功能主治：活血化瘀，通经活络，用于治疗硬皮病、脉管炎、动脉硬化性下肢血管闭塞症、冠心病、肌肉萎缩、脑栓塞及其后遗症等。

用法用量：每次 4～8 片（每片 0.3g），每日 3 次，温开水送服。

注意事项：孕妇忌用。

9. 中风片

药物组成：牛膝、丹参、钩藤、地龙、郁金、天南星（制）、白附子（制）、当归、全蝎、蜈蚣、青礞石、白矾、黄芩、红花、石菖蒲、甘草、冰片、薄荷、牛黄。

功能主治：平肝降逆，熄风化痰通络，用于治疗高血压及中风不语、半身不遂、口眼㖞斜等。

用法用量：每次 2 片（每片 0.4g），每日 2 次，温开水送服。

注意事项：中医辨证属寒证之患者不宜用，孕妇忌用。

10. 中风回春片

药物组成：当归、川芎、红花、桃仁、丹参、鸡血藤、忍冬藤、络石藤、地龙、土鳖虫、伸筋草、川牛膝、蜈蚣、茺蔚子、全蝎、威灵仙、僵蚕、木瓜、金钱白花蛇。

功能主治：活血化瘀，舒筋通络，用于治疗中风偏瘫、半身不遂、肢体麻木。

用法用量：每次 4～6 片（每片 0.3g），每日 3 次，温开水送服。

注意事项：孕妇及脑出血急性期忌用；中风伴有血压偏低者，由小剂量开始，逐渐加量。

11．心脑静片

药物组成：莲子心、珍珠母、槐米、黄柏、木香、黄芩、夏枯草、钩藤、龙胆草、淡竹叶、铁丝威灵仙、天南星、甘草、牛黄、朱砂、冰片。

功能主治：清心醒脑，镇惊安神，降低血压，疏通经络，用于治疗头晕目眩、烦躁不安、风痰壅盛、言语不清、手足不遂等。

用法用量：每次4片（每片0.4g），每日2~3次，温开水送服。

注意事项：孕妇忌用。

12．消栓通络片

药物组成：川芎、丹参、黄芪、泽泻、三七、槐花、桂枝、郁金、木香、冰片、山楂。

功能主治：活血化瘀，温经通络，用于血脂增高、脑栓塞引起的精神呆滞、舌根发硬、言语迟涩、发音不清、手足发凉、肢体麻木疼痛等。

用法用量：每次6片（每片0.37g），每日3次，温开水送服。

注意事项：禁食生冷、辛辣及油腻食物。

13．脑血栓片

药物组成：红花、当归、水蛭、赤芍、桃仁、川芎、丹参、土鳖虫、羚羊角、牛黄。

功能主治：活血化瘀，醒脑通络，潜阳熄风，用于治疗因瘀血、肝阳上亢所致之中风先兆，如肢体麻木、头晕目眩等，也用于脑血栓形成出现的中风不语、口眼㖞斜、半身不遂等。

用法用量：每次 6 片（每片 0.3g），每日 3 次，温开水送服。

注意事项：孕妇禁用，有出血性疾病及出血倾向者忌用。

14. 麝香抗栓丸

药物组成：麝香、羚羊角、三七、天麻、全蝎、乌梢蛇、红花、地黄、大黄、葛根、川芎、僵蚕、水蛭、黄芪、胆南星、地龙、赤芍、当归、豨莶草、忍冬藤、鸡血藤、络石藤。

功能主治：通络活血，醒脑散瘀，用于治疗中风半身不遂、言语不清、头昏目眩等。

用法用量：每次 1 丸（每丸 7.5g），每日 3 次，温开水送服。

注意事项：孕妇慎用。

15. 豨莶通栓丸

药物组成：胆南星、豨莶草、清半夏、桃仁、红花、川芎、三七、水蛭、当归、麝香、冰片。

功能主治：活血祛瘀，祛风化痰，舒筋活络，醒脑开窍，用于治疗脑栓塞引起的半身不遂、肢体麻木、口眼㖞斜、语言障碍。

用法用量：每次 1 丸（每丸 9g），每日 3 次，温开水送服。

注意事项：孕妇忌用，出血性中风急性期禁用。

16. 华佗再造丸

药物组成：川芎、吴茱萸、红花、当归、天南星、马钱子、冰片等。

功能主治：活血化瘀，化痰通络，行气止痛，用于瘀血或痰湿闭阻经络之中风偏瘫、手足拘挛麻木、口眼㖞斜、言语不清等。

用法用量：每次 4~8g，每日 2~3 次，重症患者每次 8~16g，温开水送服，或遵医嘱。连服 10 日，停药 1 日，30 日为 1 个疗程。

注意事项：孕妇忌服，对本品过敏者忌服。本品药性偏温，纯肝肾阴虚、火热壅盛者慎服。服药期间如感燥热，可适当减量，或用淡盐水送服。

17. 脑得生丸

药物组成：三七、川芎、山楂、葛根、红花。

功能主治：活血化瘀，疏通经络，醒脑开窍，用于痰瘀互阻之高血压、脑动脉硬化、缺血性中风，以及脑出血后遗症。

用法用量：每次 1 丸（每丸 9g），每日 3 次，温开水送服。

注意事项：孕妇忌服，脑出血急性期忌服。

18. 偏瘫复原丸

药物组成：黄芪、人参、当归、川芎、牛膝、茯苓、桂枝等。

功能主治：补气活血，祛风化痰，用于气虚血瘀、风痰阻络引起的中风偏瘫、半身不遂、口眼㖞斜、痰盛气亏、言语不清、足膝水肿、行步艰难、筋骨疼痛、手足拘挛。

用法用量：每次 1 丸（每丸 6g），每日 2 次，温开水或黄酒送服。

注意事项：孕妇忌服。

19. 清眩治瘫丸

药物组成：天麻、僵蚕、全蝎、地龙、蕲蛇、黄芩、黄连、水牛角浓缩粉、牛黄、珍珠、冰片、沉香、安息香、人参、白术、黄芪、茯苓、牛膝、丹参、赤芍、血竭、没药、法半夏、白附子等。

功能主治：活血降压，化痰熄风，用于肝阳上亢、肝火内炽引起的头目眩晕、项强脑涨、胸中虚烦、半身不遂、口眼㖞斜、痰涎壅盛、言语不清、血压升高等。

用法用量：每次 1 丸（每丸 9g），每日 2 次，温开水或黄酒送服。

注意事项：孕妇忌用，忌食辛辣油腻之品。

20. 抗栓再造丸

药物组成：红参、黄芪、胆南星、穿山甲、牛黄、冰片、水蛭、麝香、丹参、三七、地龙、大黄、苏合香、全蝎、葛根、穿山龙、当归、牛膝、何首乌、乌梢蛇、桃仁、朱砂、红花、土鳖虫、天麻、细辛、威灵仙、草豆蔻、甘草。

功能主治：活血化瘀，舒筋通络，熄风止痉，用于治疗中风恢复期及后遗症之手足麻木、步履艰难、瘫痪、口眼㖞斜、言语不清。

用法用量：每次 3g，每日 3 次，温开水送服。

注意事项：孕妇忌用，年老体弱者慎服。

21. 消栓再造丸

药物组成：血蝎、赤芍、没药、当归、牛膝、丹参、川芎、桂枝、三七、豆蔻、郁金、枳壳、白术、人参、沉香、金钱白花蛇、僵蚕、白附子、天麻、防己、木瓜、全蝎、铁丝威灵仙、黄芪、泽泻、茯苓、杜仲、槐米、麦冬、五味子、骨碎补、松香、山楂、肉桂、冰片、苏合香、安息香、朱砂。

功能主治：活血化瘀，熄风通络，补气养血，用于治疗气虚血滞、风痰阻络引起的中风后遗症，肢体偏瘫、半身不遂、口眼㖞斜、言语障碍、胸中郁闷等。

用法用量：每次 1~2 丸（每丸 9g），每日 2 次，温开水送服。

注意事项：孕妇忌用，对本品过敏者忌用，阴虚风动、痰热腑实者也不宜用。

22. 活脑通栓胶囊

药物组成：血蝎、地龙、何首乌、山萸肉、三七、川芎等。

功能主治：益脑健神，活血化瘀，舒展经络，强筋壮骨，用于治疗急慢性缺血性中风、口眼㖞斜、半身不遂、脑萎缩、语言謇涩等。

用法用量：每次 3～4 粒（每粒 0.3g），每日 3 次，温开水送服。

注意事项：孕妇忌用。

23. 益脑复健胶囊

药物组成：三七、葛根、赤芍、豨莶草、红花、川芎、地龙、血蝎。

功能主治：活血化瘀，祛风通络，用于治疗缺血性中风以及风痰瘀血痹阻经络所致的口眼㖞斜、半身不遂、舌强语謇等。

用法用量：每次 3～4 粒（每粒 0.3g），每日 3 次，温开水送服。

注意事项：孕妇忌服，久病气血虚者不宜用。

24. 脑安胶囊

药物组成：川芎、红花、当归、人参、冰片。

功能主治：活血化瘀，益气通络，用于脑栓塞形成急性期以及恢复期属气虚血瘀证候者，症见急性起病、半身不遂、口眼㖞斜、舌强语謇、偏身麻木、气短乏力、口角流涎、手足肿胀、舌质黯或有瘀斑、苔薄白等。

用法用量：每次 2 粒（每粒 0.4g），每日 2 次，温开水送服，4 周为 1 个疗程，或遵医嘱。

注意事项：出血性中风慎用。

25. 脑络通胶囊

药物组成：丹参浸膏、川芎浸膏、黄芪浸膏、盐酸托哌酮、甲基橙皮苷、维生素 B_6。

功能主治：补气活血，通络活络，具有扩张血管，增加脑血流量的作用，用于脑栓塞、脑动脉硬化、中风后遗症等各种脑血管疾病气虚血瘀证引起的头痛、眩晕、半身不遂、肢体麻木、神疲乏力等。

用法用量：每次 1 ~ 2 粒（每粒 0.5g），每日 3 次，温开水送服。

注意事项：孕妇忌用，对本品过敏者忌用，重症肌无力患者禁用。

26. 强力天麻杜仲胶囊

药物组成：天麻、杜仲、制草乌、附子、独活、羌活、川牛膝、槲寄生、当归、地黄、玄参、藁本。

功能主治：散风活血，舒筋止痛，用于中风引起的筋脉掣痛、肢体麻木、行走不便、腰腿酸痛、头痛头昏等。

用法用量：每次 4 ~ 6 粒（每粒 0.3g），每日 2 次，温开水送服。

注意事项：孕妇忌用。

27. 利脑心胶囊

药物组成：丹参、川芎、葛根、地龙、赤芍、红花、郁金、制何首乌、泽泻、枸杞子、酸枣仁、远志、九节菖蒲、牛膝、甘草。

功能主治：活血祛瘀，行气化痰，通络止痛，用于气滞血瘀，痰浊阻络，胸痹刺痛、绞痛，固定不移，入夜更甚，心悸不宁，头晕头痛，中风偏瘫，以及冠心病、心肌梗死、脑动脉硬化、脑栓塞等见上述证候者。

用法用量：每次 4 粒（每粒 0.3g），每日 3 次，饭后服用。

注意事项：孕妇忌服，痰瘀化热者不宜用。

28. 消栓通冲剂

药物组成：黄芪、当归、赤芍、地龙、川芎、桃仁、红花、地黄、枳壳、三七、丹参、甘草、牛膝、冰片。

功能主治：益气活血，祛瘀通络，用于中风偏瘫，半身不遂，口眼㖞斜，语言不清，以及瘀血性头痛、胸痛、胁痛，对中风先兆者（脑栓塞形成先兆）亦有一定预防作用。

用法用量：每次 1 袋（每袋 25g），每日 3 次，温开水送服，或遵医嘱。

注意事项：孕妇忌服。本品含糖，糖尿病患者慎用。

29. 通脉冲剂

药物组成：丹参、川芎、地龙、葛根等。

功能主治：活血通脉，祛瘀止痛，药理研究表明具有抗凝血、调节血液循环，以及降压、镇静等作用，用于治疗各种缺血性心脑血管疾病，如脑血栓、脑栓塞、脑动脉硬化、冠心病心绞痛以及血栓性静脉炎等。

用法用量：每次 1 袋（每袋 10g），每日 2～3 次，开水送服。

注意事项：孕妇忌用。

30. 脉络通颗粒

药物组成：党参、当归、地龙、丹参、红花、木贼、葛根、槐米、山楂、川芎、维生素 C、柠檬酸、碳酸氢钠。

功能主治：益气活血，化瘀止痛，用于胸痹引起的心胸疼痛、胸闷气短、头痛眩晕、以及中风引起的肢体麻木、半身不遂等。

用法用量：每次 1 袋（每袋 6g），每日 3 次，开水送服。

注意事项：孕妇及痰火内盛者忌服，有胃病者宜餐后服用。

第二节　常用方剂

方剂是治法的具体体现，无药方，治法就不能体现出来，也不能完成辨证施治的全过程。历代医家对中风的治疗积累了众多卓有成效的方剂，掌握这些方剂，对临床选方用药有重要意义。现将治疗中风常用方剂的来源、药物组成、用法、功效、主治以及方义介绍如下，并注明其在临床应用中的要点及注意事项，以供临床参考。

1. 大秦艽汤

来源：《素问病机气宜保命集》

组成：秦艽 90g，甘草 60g，川芎 60g，当归 60g，白芍 60g，细辛 15g，羌活 30g，防风 30g，黄芩 30g，石膏 60g，白芷 30g，白术 30g，生地 30g，熟地 30g，茯苓 30g，独活 60g。

用法：上药共研为细末，每次 30g，水煎去滓服。现多作汤剂水煎服，用量按原方比例酌减。

功效：祛风清热，养血活血。

主治：风邪初中经络，口眼㖞斜，舌强不能言语，手足不能运动，风邪散见，不拘一经者。

方解：方中以秦艽为主药，祛风而通行经络；羌活、独活、防风、白芷、细辛均为辛温之品，能祛风散邪，俱为辅药；言语不利和手足运动障碍与血虚不能养筋有关，且风药多燥，故配以当归、白芍、熟地养血柔筋，使祛风而不伤津；复用川芎和当归、白芍相协，使之活血通络，血和则风散而舌本柔矣；又气能生血，故用白术、茯苓益气健脾，以助生化之源；黄芩、石膏、生地凉血清热，是为风邪化热而设，以上俱为佐药，另以甘草调和诸药为使。合而成方，共奏祛风清热、养血活血之效。

按语：本方以风邪初中经络，口眼㖞斜、舌强语謇、手足不能运动为辨证要点。现在常用本方根据辨证加减治疗面神经麻痹、脑卒中等，用于治疗中风病，适用于中医辨证属络脉空虚、风邪入中的患者。应当注意的是，本方风药较多，辛燥太过，有耗伤阴血之弊，临床宜斟酌加减。

2. 补阳还五汤

来源：《医林改错》

组成：黄芪 30g，当归 6g，赤芍 6g，地龙 3g，川芎 3g，红花 3g，桃仁 3g。

用法：水煎服。

功效：益气活血通络。

主治：中风半身不遂，口眼㖞斜，头痛头晕，语言謇涩，口角流涎，大便干燥，小便频数，舌质淡，苔薄白，脉缓无力。

方解：方中重用黄芪取其大补脾胃之元气，使气旺以促血行，祛瘀而不伤正；配以当归活血养血，祛瘀而不伤血；川芎、赤芍、桃仁、红花助当归活血祛瘀，地龙通经活络。诸药相合，使气旺血行，瘀祛络通，诸症自可消失。

按语：本方以半身不遂、气虚血瘀、舌淡苔白、脉缓无力为辨证要点。现在常用本方根据辨证加减治疗中风、中风后遗症、高血压、坐骨神经痛、面神经麻痹、脑动脉硬化、冠心病、肾病综合征、肝硬化、风湿性心脏病、痛经、糖尿病、雷诺氏病等，用于治疗中风病适用于中医辨证属气虚血瘀、络脉痹阻之患者。现代药理研究证实，本方具有扩张血管、解除平滑肌痉挛、降低血液黏稠度、抗血栓、降血压、降血脂、提高肌体免疫功能、促进神经元修复等多种作用。本方活血作用较强，大凡孕妇及有出血倾向者忌服。

3. 半夏白术天麻汤

来源：《医学心悟》

组成：清半夏 9g，天麻 6g，茯苓 6g，陈皮 6g，白术 15g，甘草 4g，生姜 1 片，大枣 2 枚。

用法：水煎服。

功效：健脾化痰，平肝熄风。

主治：风痰上扰所致的眩晕、头痛、头部昏蒙、胸闷呕恶、痰多，舌苔白腻，脉弦滑。

方解：方中清半夏燥湿化痰，天麻平肝熄风止眩晕，二者合用，为治风痰眩晕的要药，共为主药；白术、茯苓健脾祛湿，以治生痰之源，共为辅药；陈皮理气化痰，甘草、生姜、大枣调和脾胃，均为佐使药。诸药合用，共奏健脾化痰、平肝熄风之功。

按语：本方以眩晕头痛、胸闷呕恶、舌苔白腻、脉弦滑为辨证要点。现在常用本方根据辨证加减治疗高血压、梅尼埃病、偏头痛、冠心病、脑栓塞等，用于治疗中风病适用于中医辨证属痰浊阻络、脾虚肝旺之患者。

4. 天麻钩藤饮

来源：《杂病证治新义》

组成：天麻 9g，钩藤 12g（后下），石决明 18g（先煎），栀子9g，黄芩9g，川牛膝12g，杜仲9g，益母草9g，桑寄生9g，夜交藤9g，朱茯神9g。

用法：水煎服。

功效：平肝熄风，清热活血，补益肝肾。

主治：肝阳上亢、肝风内动所致的头痛、眩晕、耳鸣眼花、心烦失眠、肢体震颤，甚或半身不遂，舌质红，脉弦数等。

方解：方中天麻、钩藤、石决明平肝熄风，栀子、黄芩清热泻火，制肝热之偏亢，益母草活血利水，川牛膝引血下行，配合杜仲、桑寄生能补益肝肾，夜交藤、茯苓安神定志。诸药相合，益肝肾，平肝风，清内热，为治疗肝肾阴虚、肝阳偏亢之良方。

按语：本方以头痛、眩晕、耳鸣、肢麻震颤、舌质红、脉弦数为辨证要点，现在常用本方根据辨证加减治疗高血压、高血压脑病、中风、神经衰弱、子痫等，用于治疗中风病适用于中医辨证属肝肾阴虚、风阳上扰之患者。现代药理研究证实，本方具有降压和调节中枢神经系统功能的作用，对高血压并发脑栓塞者有较好的治疗效果。应当注意的是，脾胃虚弱及无热象者慎用。

5. 羚羊角汤

来源：《医醇剩义》

组成：羚羊角粉0.3g（另包冲），龟甲15g，生地黄18g，丹皮10g，白芍15g，柴胡9g，薄荷6g，蝉蜕6g，菊花10g，夏枯草12g，石决明15g。

用法：水煎服。

功效：清肝熄风，育阴潜阳。

主治：热极生风，风阳上扰，头晕目眩，烦闷躁扰，手足抽搐，中风阳闭。

方解：方中羚羊角为清肝熄风的主药，配菊花、夏枯草、蝉蜕、柴胡、薄荷疏肝理气、平肝清肝，使火降风熄，气血下归；龟甲、白芍、石决明育阴潜阳，丹皮、生地黄凉血清热。诸药相合，共成辛凉清肝熄风、育阴凉血潜阳之剂。

按语：本方以肝阳上亢所致的头痛眩晕、肢麻抽搐、舌质红、脉弦数为辨证要点，现在常用本方根据辨证加减治疗高血压、中风、头痛等，用于治疗中风病适用于中医辨证属阳亢风动及阳闭之患者。若辨证属虚寒证的患者，或有痰浊阻滞病理机制者，则非本方所适宜。

6. 解语丹

来源：《医学心悟》

组成：白附子30g，菖蒲30g，远志30g，天麻30g，全蝎30g，羌活30g，胆南星30g，木香15g，甘草15g。

用法：上药共为细末，面糊为大丸，每丸重6g，每次1丸，每日2次，薄荷汤送下。也可水煎服，但用量需按原方比例酌减。

功效：祛风除痰，宣窍通络。

主治：中风后语言不利、舌强言謇，脉弦滑，证属风痰阻络闭窍者。

方解：方中以天麻、全蝎、白附子平肝熄风，除痰通络，胆南星豁痰宁心，远志、菖蒲、木香宣窍行气通络，羌活祛风，甘草调和诸药。合而用之，风痰除，络道通，窍闭开，则语言自利。

按语：本方以语言不利、舌强言謇、脉弦滑为辨证要点，现在常用本方根据辨证加减治疗中风后语言不利，适用于中医辨证属风痰阻络闭窍之患者。应当注意的是，全蝎、胆南星、白附子均有毒，在作汤剂水煎服时，一定要注意药物的用量不能过大。

7. 牵正散

来源：《杨氏家藏方》

组成：白附子、僵蚕、全蝎各等分。

用法：上药共研细末，每次 3g，每日 2 次，热酒送服。也可改作汤剂水煎服，用量按原方酌情增减。

功效：祛风化痰止痉。

主治：中风口眼㖞斜。

方解：方中白附子辛散，祛风化痰，并长于治头面之风；僵蚕、全蝎均能祛风止痉，其中僵蚕并有化痰作用，全蝎善于通络，三药合用，力专效著。更用热酒调服，宣通血脉，并能引药入络，直达病所。

按语：本方以口眼㖞斜为辨证要点，现在常用本方根据辨证加减治疗面神经麻痹、三叉神经痛、中风及其后遗症口眼㖞斜等，用于治疗中风病之口眼㖞斜可酌加蜈蚣、防风、天麻等祛风止痉药以增强疗效。应当注意的是，方中白附子偏于温燥，适宜于风痰属寒性者，气虚血瘀或肝风内动而引起的口眼㖞斜及半身不遂非本方所适宜，若要应用，则应注意根据病情加减。另外，白附子、全蝎、蜈蚣均有毒，用量宜谨慎。

8. 镇肝熄风汤

来源：《医学衷中参西录》

组成：怀牛膝 30g，生代赭石 30g，生龙骨 15g，生牡蛎 15g，生龟甲 15g，生白芍 15g，玄参 15g，天冬 15g，川楝子 6g，生麦芽 6g，茵陈 6g，甘草 4.5g。

用法：水煎服。

功效：滋阴潜阳，镇肝熄风。

主治：肝阳上亢、肝风内动所致的头目眩晕、目胀耳鸣，或脑部热痛、心中烦热、面色如醉、时常噫气，或肢体渐觉不利、口眼㖞斜，甚或眩晕颠仆、昏不识人、移时始醒，或醒后不能复原、脉弦长有力者。

方解：方中重用牛膝引血下行，折其阳亢，并能滋养肝肾，代赭石降气镇逆，并能平肝潜阳，为主药；龙骨、牡蛎潜阳降逆，龟甲、玄参、天冬、白芍滋养阴液，柔肝熄风，共同协助主药以制亢阳，均为辅药；配以茵陈、川楝子、麦芽，协助主药以清泄肝阳之有余，条达肝气之郁滞，以有利于肝阳之平降，甘草调和诸药，麦芽、甘草相配，并能和胃调中，以减少金石药物碍胃之弊，均为佐使药。诸药合用，成为镇肝熄风之剂。

按语：本方以头晕目眩、面色如醉、脉弦长有力为辨证要点。现在常用本方根据辨证加减治疗高血压、中风、月经前期紧张证、嗜酪细胞瘤等。用于治疗中风病适用于中医辨证属肝肾阴虚型、风阳上扰型及肝阳上亢、脉络不畅型的患者。

9. 通窍活血汤

来源：《医林改错》

组成：赤芍9g，川芎9g，桃仁9g，红花9g，大枣9g，生姜9g，老葱3根，麝香0.01g。

用法：除麝香外，余药先用水煎成1碗，加黄酒250mL，再煎成1碗，去渣，用纱布包麝香入药汁中再煎，待麝香溶化后温服。现在多水酒合煎，冲服麝香。

功效：活血通窍。

主治：瘀血闭窍所致的头痛昏晕、耳聋、头发脱落、面色青紫、皮肤瘀黯等。

方解：方中赤芍、川芎、桃仁、红花活血祛瘀，通经疏络；老葱、麝香开窍解郁，大枣、黄酒、生姜、老葱散达升腾，使行血之品能上达头顶，且大枣能顾护中气，监制活血之药勿使太峻，调和诸药。众药合用，共成活血通窍之功

按语：本方以头痛昏晕、皮肤瘀黯或紫色为辨证要点，现在常用本方根据辨证加减治疗脑震荡、脑外伤后遗症、中风、高血压、癫痫、血栓闭塞性脉管炎、偏头痛、脱发等，用于治疗中风病适用于中医辨证属瘀血闭窍阻络之患者。本方活血通窍之作用较强，出血性中风患者不宜用，孕妇忌服，体质虚弱无血瘀征象者也不宜服用。现代药理研究证实，本方具有扩张血管、改善微循环、降低血管阻力、提高机体耐缺氧能力等多种作用。

10. 小活络丹

来源：《太平惠民和剂局方》

组成：制川乌 180g，制草乌 180g，地龙 180g，制南星 180g，乳香 66g，没药 66g。

用法：上药共为细末，酒面糊为丸，每丸重 3g，每次 1 丸，每日 2 次，用陈酒或温开水送服。亦可改作汤剂水煎服，各药用量按常规用量酌定。

功效：祛风除湿，化痰通络，活血止痛。

主治：风寒湿邪留滞经络之证，肢体筋脉挛痛，关节伸屈不利，疼痛游走不定，亦用于治疗中风之手足不仁，日久不愈，经络中有湿痰死血，而见腰腿沉重，或腿臂间作痛。

方解：方中川乌、草乌均为辛热之品，功能祛风除湿，温通经络，且具有较强的止痛作用，是为主药；制南星燥湿化痰，以除经络中之痰湿，亦有止痛之效，用为辅药；佐以乳香、没药行气活血，以化络中之瘀血，使气血流畅；地龙为入络之良品，功能通经活络，并加用陈酒以助药势，可引诸药直

达病所，为使药。合而用之，则风寒湿邪与痰浊、瘀血均能祛除，使经络得通，诸证可愈。

按语：本方以肢体挛痛、关节屈伸不利、疼痛游走不定、手足麻木不仁为辨证要点，现在常用本方根据辨证加减治疗风湿性关节炎、坐骨神经痛、中风后遗症、肩周炎等，用于治疗中风后遗症适用于中风后遗症瘀血痰浊阻络之关节屈伸不利、手足麻木不仁疼痛之患者。现代研究表明，本方具有降压和调节中枢神经系统功能的作用。应当注意的是本方药力颇峻，宜于体实气壮者，阴虚有热及孕妇忌用。另外川乌、草乌、制南星均有毒，用量宜谨慎。

11. 安宫牛黄丸

来源：《温病条辨》

组成：牛黄 30g，郁金 30g，黄连 30g，黄芩 30g，栀子 30g，朱砂 30g，雄黄 30g，冰片 7.5g，麝香 7.5g，珍珠 15g，犀角（现已禁用，常用水牛角代替）30g。

用法：为极细末，炼老蜜为丸，每丸 3g，金箔为衣，蜡护。每次服 1 丸，成人病重体实者可日再服甚至日 3 服，小儿用量酌减。

功效：清热解毒，豁痰开窍。

主治：温热病，热邪内陷心包，痰热壅闭心窍，高热烦躁，神昏谵语，以及中风昏迷、小儿惊厥属邪热内闭者。

方解：本方所治之神昏谵语，是因温热之邪内陷心包。方中以牛黄清心解毒，豁痰开窍，麝香开窍醒神，共为主药；犀角清心凉血解毒；黄连、黄芩、栀子清热泻火解毒，助牛黄以清心包之火；冰片、郁金芳香辟秽，通窍开闭，以加强麝香开窍醒神之效，共为辅药；上述清热泻火、凉血解毒之品与芳香开窍药配合，是为凉开之方的配伍特点。佐以朱砂、珍珠镇心安神，以除烦躁不安；雄黄助牛黄以豁痰解毒；蜂蜜和胃调中，是为使药；用金箔为衣，亦是取其重镇安神之效。以上诸药配合，共奏清热解毒、豁痰开窍之功。

按语：本方以高热烦躁、神昏谵语、舌红或绛为辨证要点，现在常用本方根据辨证加减治疗流行性脑脊髓膜炎、乙型脑炎、中毒性肺炎、肝昏迷、中风重证、重型肝炎以及感染或中毒性高热等，用于治疗中风病适用于中脏腑之阳闭证患者。现代药理研究证实，本方具有镇静、抗惊厥、解热、抗炎、复苏等作用，对细菌、内毒素性脑损伤之脑细胞有保护作用，并有调节心血管功能的作用。应当注意的是，孕妇及虚寒证患者忌用。

12. 至宝丹

来源：《太平惠民和剂局方》

组成：朱砂30g，雄黄30g，生玳瑁屑30g，琥珀30g，麝香7.5g，冰片7.5g，金箔50片，银箔50片，牛黄15g，安息香45g，生乌犀屑（现已禁用，常用水牛角代替）30g。

用法：将生乌犀屑、玳瑁为细末，入余药研匀，将安息香膏重汤煮，凝成后，入诸药中和搜成剂，盛不津器中，并旋圆如梧桐子大，用人参汤化下2~5丸。

功效：清热开窍，化浊解毒。

主治：中暑、中风及温病痰热内闭，神昏谵语，身热烦躁，痰盛气粗，舌红苔黄垢腻，脉滑数，以及小儿惊厥属于痰热内闭者。

方解：本方所治诸证，皆为邪热亢盛、痰浊蒙蔽心包所致。方中麝香、冰片、安息香芳香开窍，辟秽化浊，三者相配，开窍之力尤为显著；犀角、牛黄、玳瑁清热解毒，其中牛黄又能化痰镇惊。以上芳香开窍与清热解毒药，为方中的主要组成部分。朱砂、琥珀镇心安神，雄黄豁痰解毒为辅助药。金箔、银箔与朱砂、琥珀同用，意在加强重镇安神之效。诸药合用，共成清热开窍、化浊解毒之剂。

按语：本方以高热烦躁、神昏不语或谵语、痰盛气粗、舌红苔黄垢腻、脉滑数为辨证要点，现在常用本方根据辨证加减治疗流行性乙型脑炎、流行性脑脊髓膜炎、中暑、中风、肝昏迷、癫痫、慢性肾炎、尿毒症等属于痰迷心窍者，用于治疗中风病适用于中脏腑之阳闭证患者。本方芳香辛燥之品较多，虽善于开窍，但有耗阴竭液之弊，故神昏谵语由于阳盛阴虚所致者不宜用，孕妇及虚寒证患者忌用。

13. 苏合香丸

来源：《太平惠民和剂局方》

组成：白术 60g，木香 60g，香附 60g，朱砂 60g，诃子 60g，白檀香 60g，安息香 60g，沉香 60g，麝香 60g，丁香 60g，荜茇 60g，冰片 30g，苏合香油 30g，乳香 30g，乌犀屑（现已禁用，常用水牛角代替）60g。

用法：为细末，研匀后用安息香膏并炼白蜜，制成丸剂，每丸重 3g，每服 1 丸，温开水送下。

功效：芳香开窍，行气止痛。

主治：中风、中气或感受时行瘴疠之气，突然昏倒，牙关紧闭，不省人事，或中寒气闭，心腹猝痛，甚则昏厥，或痰壅气阻，突然昏倒。

方解：本方主治诸证，多因寒邪或痰浊、气郁阻闭、蒙蔽神明所致，属于寒闭证。方中用苏合香、麝香、冰片、安息香等芳香开窍药为主药；配伍木香、白檀香、沉香、乳香、丁香、香附为辅药，以行气解郁，散寒化浊，并能解除脏腑气血之郁滞；佐以荜茇配合上述 10 种香药，增强散寒、止痛、开郁的作用；并取犀角解毒，朱砂镇心安神；白术补气健脾，燥湿化浊；诃子收涩敛气，与诸香药配伍，可以补气收敛，防止辛香太过，耗散正气。总之，本方配伍特点是以芳香开窍药为主，配伍大量辛香行气之品，是治疗寒闭的常用方剂。同时本方具有显著的行气止痛功效，因此又是治疗属于气滞心腹疼痛的主要方剂。

按语：本方以猝然昏倒、不省人事、牙关紧闭、面白唇清、痰涎壅盛、四肢不温、舌苔白滑、脉弦紧或沉迟为辨证要点，现在常用本方根据辨证加减治疗冠心病心绞痛、心肌梗死、中风、肝昏迷、昏厥、胆道蛔虫症、食物中毒、一氧化碳中毒、精神失常等，用于治疗中风病适用于中脏腑之阴闭证患者。应当注意的是，本方只适宜于寒闭实证，脱证、热闭证均非本方所适宜，本方辛窜走泄，有损胎气，孕妇忌用。

14. 参附汤

来源：《妇人良方》

组成：人参 12g，附子 9g。

用法：加姜、枣水煎，徐徐服。现代临床常只用人参、附子二药水煎服。

功效：回阳益气固脱。

主治：元气大亏，阳气暴脱，手足厥逆，汗出，呼吸微弱，脉微。

方解：方中甘温力宏之人参，大补脾胃元气，以固后天；配伍大辛大热之附子，温壮元阳，大补先天。二药相须，具有上助心阳，下补肾命，中补脾土的作用。用之得当，则能瞬息化气于无有之乡，顷刻生阳于命门之内，药效迅捷，确为抢救垂危之良方。

按语：本方以手足厥逆、汗出、呼吸微弱、脉微为辨证要点，现在常用本方根据辨证加减治疗休克、心力衰竭、心动过缓，以及妇科、内科等出血症血脱亡阳者，用于治疗中风病适用于中脏腑之脱证患者。应当注意的是，中脏腑之脱证是危重症，病死率极高，应注意采取中西医结合的方法积极抢救，参附汤只是治疗的一个方面。

15. 生脉散

来源：《内外伤辨惑论》

组成：人参 10g，麦冬 15g，五味子 6g。

用法：水煎服。

功效：益气生津，敛阴止汗。

主治：暑热汗多，耗气伤津，体倦气短懒言，咽干口渴，脉虚细；久咳肺虚，气阴两伤，呛咳少痰，气短自汗，口干舌燥，苔薄少，脉虚数或虚细。

方解：方中人参补肺益气生津为主，辅以麦冬养阴清热以生津，五味子敛肺止汗而生津。三药合用，以补肺、养心、滋阴着力，一补，一清，一敛，共成益气养阴、生津止渴、固表止汗之功，使气复津回，汗止而阴存。

按语：本方以神疲体倦、汗多气短、口渴舌干、脉虚无力为辨证要点，现在常用本方根据辨证加减治疗热病、各型休克、心律失常、复发性气胸、冠心病、心力衰竭、原发性血小板减少性紫癜、病毒性心肌炎等，用于治疗中风病适用于中脏腑之脱证患者。现代药理研究证实，本方具有强心、升压、镇静、改善微循环、抗凝血等的作用。应当注意的是，中脏腑之脱证是危重症，应采取综合性的治疗措施积极抢救，生脉散只是治疗的一个方面。由于本方有收敛作用，如外邪未解或暑病热盛，气津未伤者，都不宜使用。

16. 涤痰汤

来源：《济生方》

组成：陈皮 9g，清半夏 15g，茯苓 12g，甘草 3g，枳实 9g，竹茹 15g，胆南星 12g，菖蒲 6g，人参 9g。

用法：水煎服。

功效：涤痰开窍。

主治：中风痰阻清窍，舌强不能言，昏迷或意识蒙胧。

方解：本方以除湿祛痰的二陈汤为基础，加枳实、竹茹、胆南星以祛风清热涤痰，再配菖蒲芳香开窍，人参扶助正气。共奏开窍涤痰之功。

按语：本方以中风痰阻清窍、舌强不能言、昏迷或意识蒙胧、舌苔白腻、脉弦滑为辨证要点，现在常用本方根据辨证加减治疗中风、癫痫等，用于治疗中风病适用于中脏腑之阴闭患者。应当注意的是，中脏腑之脱证患者及孕妇忌用。

17. 建瓴汤

来源：《医学衷中参西录》

组成：生怀山药 30g，怀牛膝 30g，生代赭石 24g，生龙骨 18g，生牡蛎 18g，生怀地黄 18g，生白芍 12g，柏子仁 12g。

用法：水煎服。

功效：清肝热，镇亢阳，熄肝风。

主治：肝阳上亢风动引起的头晕目眩，耳鸣耳胀，心悸健忘，烦躁不宁，失眠多梦，精神恍惚，脉弦而长。

方解：本方以牛膝清肝火引热下行，生代赭石、生龙骨、生牡蛎平潜肝经之亢阳，山药、生地黄、白芍滋阴柔肝，柏子仁安神定志。诸药合用，具有平潜肝阳、清降实火、柔肝熄风之效。

按语：本方以眩晕、耳鸣、心悸、烦躁、舌质红、脉弦而长为辨证要点，现在常用本方根据辨证加减治疗高血压、高血压脑病、神经衰弱、中风、癫狂等，用于治疗中风病适用于出现肝肾阴虚、阳亢风动病理机制的患者。应当注意的是，阳虚痰浊壅盛的患者不宜服用。

18. 活络效灵丹

来源：《医学衷中参西录》

组成：当归15g，丹参15g，乳香15g，没药15g。

用法：水煎服。

功效：活血祛瘀，通络止痛。

主治：气血凝滞所致的心腹疼痛、腿痛臂痛，以及风湿痹痛、跌打瘀肿、内外疮疡、癥瘕积聚。

方解：方中当归活血养血，丹参助当归以加强活血祛瘀之力，乳香、没药活血祛瘀，行气止痛。诸药合用，使气行血行，瘀祛络通，则疼痛自止。

按语：本方以瘀肿疼痛、腿臂活动不便、癥瘕积块、舌质黯红为辨证要点，现在常用本方根据辨证加减治疗宫外孕、子宫肌瘤、冠心病心绞痛、坐骨神经痛、跌打损伤、脑栓塞、脑震荡后遗症、血栓闭塞性脉管炎等，用于治疗中风病适用于以瘀血阻滞经络为主要发病机制的患者。现代药理研究证实，本方具有消炎镇痛、抗凝血的功能，可增加血流量，改善微循环，促进吞噬细胞清除抗原，达到抑制免疫反应的目的。应当注意的是，本品以活血行瘀为特长，体虚者慎用，孕妇忌用。

19. 地黄饮子

来源：《宣明论》

组成：熟地黄、巴戟天、山茱萸、石斛、肉苁蓉、附子、五味子、肉桂、茯苓、麦冬、菖蒲、远志各等分。

用法：原方为末，每服9g，水1盏半，生姜5片，大枣1枚，薄荷5~7叶，同煎至8分，不计时候。现在用法多为加姜、枣、薄荷，每日1剂，水煎服，用量按原方酌情增减。

功效：滋肾阴，补肾阳，开窍化痰。

主治：暗痱证。症见舌强不能言，足废不能用，口干不欲饮，舌苔薄腻，脉沉迟细弱。

方解：方中熟地黄、山茱萸滋补肾阴，为主药；肉苁蓉、肉桂、巴戟天、附子温肾壮阳，为辅药；主辅助协，使下元得以温养。用石斛、麦冬、五味子滋阴敛液，菖蒲、远志、茯苓交通心肾，开窍化痰，均为佐药；少用薄荷利咽，姜枣和中，均为使药。诸药配合，共成滋肾阴、补肾阳、开窍化痰之功，使水火相济，虚火得清，痰浊得除，则暗痱可愈。

按语：本方以舌强不能言、足废不能用、舌苔薄腻、脉沉迟细弱为辨证要点，现在常用本方根据辨证加减治疗中风后遗症语言不利，适用于中医辨证属肾虚精亏之患者。应当注意的是，肝阳亢盛、风阳上扰之阳热实证患者不宜用。

20. 星蒌承气汤

来源：《中西医结合防治急性脑血管病》

组成：胆南星 10g，全瓜蒌 15g，生大黄 10g，芒硝 5g（另包冲），丹参 30g，赤芍 10g，鸡血藤 30g。

用法：水煎服。

功效：化痰通腑。

主治：痰热腑实、风痰上扰所致的半身不遂、口眼㖞斜、语言謇涩或不语、偏身麻木、腹胀便干便秘、头晕目眩、咳嗽或痰多，舌质黯红或暗淡，苔黄或黄腻，脉弦滑或偏瘫侧脉弦滑而大。

方解：方中胆南星、全瓜蒌清化热痰，熄风开窍；大黄、芒硝通便泄热，清中泻下；丹参、赤芍、鸡血藤活血化瘀，通经活络。诸药配合，共奏化痰通腑、活血祛瘀、熄风开窍之功。

按语：本方以半身不遂、口眼㖞斜、语言謇涩或不语、偏身麻木、便秘、舌苔黄腻、脉弦滑为辨证要点，现在常用本方根据辨证加减治疗中风病中经络之痰热腑实、风痰上扰证。应当注意的是，虚寒证患者不宜用。

21. 滋水清肝饮

来源：《医宗己任编》

组成：生地黄 24g，山药 18g，山茱萸 12g，丹皮 9g，茯苓 12g，泽泻 6g，当归 9g，白芍 30g，栀子 9g，柴胡 12g，大枣 4 枚。

用法：水煎服。

功效：滋阴益肾养血，疏肝解郁清热。

主治：耳鸣耳聋，腰膝酸软，头晕目眩，心烦失眠，心悸健忘，胁痛口苦，视物不清，遗精梦泄，大便干结，舌质红，苔薄少，脉弦细无力或弦细而数。

方解：此方系丹栀逍遥散与六味地黄汤之合方。方中用生地黄、山药、山茱萸、丹皮、泽泻、茯苓取六味地黄汤之意以滋阴补肾，壮水制火；配柴胡、栀子、白芍、当归、茯苓、丹皮取丹栀逍遥散之意以疏肝清热养血，大枣益气补中。合而用之，共成滋阴益肾养血、疏肝解郁清热之剂。

按语：本方以头晕耳鸣、腰膝酸软、心烦口苦、舌质红、苔薄少、脉细弦或弦细数为辨证要点，现在常用本方根据辨证加减治疗慢性肾炎、糖尿病、高血压、中风、神经衰弱、男子性功能障碍、习惯性便秘等，用于治疗中风病适用于以肝肾阴虚为主要发病机制的患者。

22. 羚角钩藤汤

来源：《通俗伤寒论》

组成：羚羊角片 4.5g（先煎），霜桑叶 6g，川贝母 12g，鲜生地 15g，钩藤 9g（后下），菊花 9g，茯神 9g，生白芍 9g，淡竹茹 15g（与羚羊角先煎代水），生甘草 2.4g。

用法：水煎服。

功效：凉肝熄风，增液舒筋。

主治：肝阳上亢之头晕头痛、肢麻震颤，肝经热盛，热极动风所致的高热不退、烦闷躁扰、手足抽搐，发为痉厥，甚则神昏，舌质绛而干，或舌焦起刺，脉弦而数。

方解：方中羚羊角、钩藤凉肝熄风，清热解痉，共为主药；辅以桑叶、菊花以增强清热熄风之效；用白芍、生地养阴增液以柔肝舒筋，与羚羊角、钩藤等凉肝熄风药同用，有标本兼顾之义，再配川贝母、竹茹清热化痰，茯神平肝宁心安神，共为佐药；使以生甘草调和诸药，与白芍相配又能酸甘化阴，舒筋缓急。上药合用，共成凉肝熄风、增液舒筋之剂。

按语：本方以头晕头痛、高热抽搐、舌绛而干、脉弦数为辨证要点，现在常用本方根据辨证加减治疗高热痉厥、乙型脑炎、高血压、高血压脑病、中风、妊娠子痫等，用于治疗中风病适用于以阳亢风动为主要发病机制的患者。邪热久羁，耗伤真阴，以致虚风内动者，非本方所适宜，阴寒内盛、痰浊中阻的患者也不宜用。

23. 阿胶鸡子黄汤

来源：《通俗伤寒论》

组成：阿胶 6g（烊冲），生白芍 9g，石决明 15g，钩藤 6g，生地黄 12g，炙甘草 1.8g，生牡蛎 12g，络石藤 9g，茯苓 12g，鸡子黄 2 枚。

用法：除阿胶、鸡子黄外，水煎去渣，冲鸡子黄，阿胶烊化服。

功效：滋阴养血，柔肝熄风。

主治：邪热久羁，灼伤阴血，筋脉拘急，手足瘛疭，为类似风动，或头目眩晕，舌绛苔少，脉细数。

方解：方中阿胶、鸡子黄为主，滋阴血，熄风阳；生地、白芍、甘草为辅，酸甘化阴，柔肝熄风；然阴血虚者，肝阳偏亢，故以钩藤协石决明、牡蛎为佐，取其介类潜阳之效，合用以平息肝木之亢；复用茯苓平肝安神，以加强其效；痉挛则络亦不舒，故用络石藤为使，配合白芍、甘草以舒筋通络。合而用之，成为养血滋阴、柔肝熄风之剂。

按语：本方以热伤阴血、虚风内动而致筋脉拘急，肢体抽搐，舌绛苔少，脉细数为辨证要点。现在常用本方根据辨证加减治疗流行性乙型脑炎、流行性脑脊髓膜炎等病后期出现的肢体抽搐、手足拘挛，以及中风、高热等，用于治疗中风病适用于以阴虚风动为主要发病机制的患者。

第八章
经方辨治中风探析

第一节　侯氏黑散

来源：《金匮要略·中风历节病脉证治第五》"大风，四肢繁重，心中恶寒不足者，侯氏黑散主之"（《外台》治疯癫）。

方歌：侯氏黑散菊白辛，茯苓牡蛎桔防参，黄芩芎归石姜桂，治疗补脾亦养心。

组成：菊花四十分（120g），白术十分（30g），细辛三分（9g），茯苓三分（9g），牡蛎三分（9g），桔梗八分（24g），防风十分（30g），人参三分（9g），矾石三分（9g），黄芩五分（15g），当归三分（9g），干姜三分（9g），川芎三分（9g），桂枝三分（9g）。

用法：上十四味，杵为散，酒服方寸匕，日一服，初服二十日，温酒调服，禁一切鱼肉、大蒜，常宜冷食，自能助药力，在腹中不下也。热食即下矣。

功效：补益心脾，化痰熄风。

主治：风邪直中脏腑，心脾不足，风痰阻络之证，主要表现为头晕头痛，中风猝倒，四肢繁重，半身不遂，心中恶寒，胸闷短气，或魂梦颠倒，精神恍惚，心悸、心烦，身体燥热，倦怠乏力，呕吐痰涎，面色萎黄，舌淡，脉细弱。

用药分析：方中用菊花祛风平肝，除致病之邪，为主药。白术健脾安中，使气血生化有源，气血充则风邪易祛，防风辅助主药以祛其风，二者共为臣药。人参、茯苓健脾益气，同干姜温中补气，皆辅助白术健脾之功；川芎、当归养血为助，即血行风自灭之意；矾石化痰除湿，牡蛎滋阴潜阳；桔梗升提气机，而使风邪得转，风邪得祛；黄芩专清风化之热，细辛祛风而通心肾之气，共为方中之佐药。桂枝引导诸药以温通经络，酒引诸药至周身经络，共为方中之使药。诸药配合，温、清、补、消四法共施，标本兼治，配伍精妙。临床运用可以原方为纲，配专药画龙点睛，用于中风、头痛或痹证患者，体现了祖国医学"异病同治"之法。

临证加减：若夹瘀者，可合桂枝茯苓丸；痰盛者，加瓜蒌、胆星、鲜竹沥；便秘者，加火麻仁、决明子；麻木重者，加蜈蚣、橘络、白芥子；肝阳上亢者，加天麻、钩藤、珍珠母。

选注：

汪双池：四肢繁重而言中风者，有中风症如喎僻不遂，脊不屈伸之类，仲景书简故只以"中风"二字该之。心中恶寒不足，见非外恶风寒，但心中怯怯觉畏寒耳。此则内虚而血气皆不足，风淫将入脏也，故《外台》用治疯癫。

徐忠可：此为中风家挟寒而未变热者治法之准则也。谓风从外入挟寒作势，此为大风。证见四肢繁重，岂非四肢为诸阳之本，为邪所痹而阳气不运乎。然但见于四肢，不犹愈于体重不胜乎。证又见心中恶寒不足，岂渐欲凌心乎。然燥热犹未乘，不犹愈于不识人乎。故侯氏黑散用参、苓、归、芎补其气血为君，菊花、白术、牡蛎养肝脾肾为臣，而加防风、桂枝以行痹着之气，细辛、干姜以驱内伏之寒，兼桔梗、黄芩以开提肺热为佐，矾石所至除湿解毒，收涩心气，酒力运行周身为使。庶旧风尽出，新风不受。且必为散酒服至六十日止，又常冷食使药积腹中不下。盖邪渐侵心，不恶热而寒，其由阴寒可知。若胸中之阳不治，风必不出，故先以药填塞胸中之空窍，壮其中气，而邪不内入，势必外消。此即《内经》所谓塞其空窍，是为良工之理。若专治其表里，风邪非不外出，而重门洞开，出而复入，势将莫御耳。

张路玉：郭雍曰黑散本为涤除风热，方中反用牡蛎、矾石止涩之味，且令冷食使药积腹中，然后热食，则风热痰垢与药渐次而下也。

陈修园：此方为逐风填窍之神剂。凡中风症初患，未经变热者宜之。病后尤赖以收功，免致再患为终身之废疾。

黄竹斋：昔贤有言，治风先养血，血行风自灭。此方用补气血药于驱逐风寒湿热剂中，俾脏腑坚实，荣卫调和，则风自外散也。君以菊花之轻升，清头部之风热；佐以防风祛风，白术除湿，归芎补血，参苓益气，桂牡行痹，姜辛驱寒，桔梗涤痰开胸，黄芩泻火解郁，矾石解毒善排血中之瘀浊，且能护心俾邪无内凌；酒运药力，直达经络，以散旧风。《巢氏病源》"寒食散发候"云：仲景有侯氏黑散，知其方相传已久。《外台》取治疯癫者，亦以清上之力宏也。后人火气痰寒类中诸治法，皆不能出其范围。《本草纲目》载经验方，治失心癫狂，用真郁金七两，明矾三两，为末，薄糊丸，梧子大，每服五十丸，白汤下。有妇人癫狂十年，至人授此，初服心胸间有物脱去，神气洒然，再服而苏。此惊扰痰血、络聚心窍所致。郁金入心去恶血，明矾化顽痰故也。与此方药味繁简虽殊，而制义则同也。

体会：本方以头晕头痛、中风猝倒、四肢繁重、半身不遂、心中恶寒为辨证要点，现在常用本方根据辨证加减治疗中风、高血压、高脂血症、风寒湿痹、角膜云翳等，用于治疗中风病适宜于心脾不足、风痰化热的患者。《赵锡武医疗经验·中风的证治》中有"半身不遂善后方，选用侯氏黑散，宜冷服""病愈后还可用侯氏黑散加六味地黄丸以巩固疗效"的记载。赵锡武老中医治疗中风每用风药，认为风药可以调节血管。南京中医药大学丁光迪认为，侯氏黑散对中风病有很好的疗效，关键在于组方之巧妙，集祛风、搜风、熄风于一身，使其发挥协同作用。侯氏黑散用大量的祛风药以达到治疗中风后遗症的目的。君药菊花、臣药防风均为祛风药，配伍祛风之川芎、细辛、桂枝、当归，《神农本草经》谓川芎治"中风入脑头痛，寒痹痉挛缓急"，细辛善治暗风猝倒，不省人事，桂枝祛风更为仲景推崇，当归补血活血，以达到"血行风自灭"之目的（张秋霞.侯氏黑散治疗中风后遗症的机理探讨［J］.北京中医杂志，2002，21（4）：243.）。

现代药理研究证实，侯氏黑散具有降压降脂的双重作用。罗陆一对侯氏黑散进行了抗脂质过氧化的研究，结果发现本方可降低大耳白兔组织匀浆液脂质过氧化物的含量，表明本方可抑制脂质过氧化反应，降低脂质过氧化物水平（罗陆一.侯氏黑散抑制脂质过氧化物实验研究［J］.山西中医，1991，7（5）：29－30.）。

高血压、高血脂是中风病发病的最危险因素，侯氏黑散是通过降压降脂，还是通过降低脂质过氧化物水平而实现其治疗中风的良好效果，此问题有待于进一步的研究。侯氏黑散作为张仲景治疗中风之首方，而《金匮要略选读》已经把它贬入

"附录"，实际上侯氏黑散对于中风后遗症有着明显的疗效，历代医家多有报道。例如权依经报道用侯氏黑散治疗中风后遗症之半身不遂，连续给药 60 天，患者不需人搀扶而能步行（权依经. 古言新用［M］. 兰州：甘肃人民出版社，1981：36.）。只是近年来多从气虚血瘀来对中风后遗症进行治疗，加之仲景对此条诠证简略，故而影响了侯氏黑散的临床运用及其机理的深入研究。此外，侯氏黑散还具有缓解血管痉挛、扩张外周血管等作用。应当注意的是，本方除热作用较弱，热象明显及阴虚阳亢者慎用。

案例 1

王某，男，66 岁，2006 年 11 月 20 日初诊，自述半月前无明显诱因出现头蒙，左侧面部麻木，左上肢也麻木，四肢酸沉，背部恶寒，晨起较重，活动后稍减。饮食睡眠可，小便正常，大便溏，日一次。舌淡红，舌下脉络紫黯，苔薄白腻，脉弦滑。既往有高血压、糖尿病病史。查体：伸舌左歪，左上肢肌力Ⅴ-，左下肢肌力正常，左上肢感觉减退。CT 检查示：右侧基底节及放射冠区腔隙性梗塞。诊为中风（中经络），证属心脾不足，风痰阻络。处方以侯氏黑散加减：菊花 30g，白术 12g，细辛 3g，茯苓 12g，牡蛎 30g，桔梗 10g，防风 12g，人参 10g，矾石 15g，黄芩 10g，酒当归 15g，干姜 10g，川芎 10g，桂枝 12g。7 剂，水煎服，每日 1 剂，分 3 次饭后半小时温服。

复诊：大便干结，头蒙大减，左侧面部及左上肢麻木也减轻，原方生白术加至 30g，并加火麻仁 30g，继进 14 剂。

三诊：服上方后大便通畅，每日一次，头蒙、脸麻、肢麻等症明显减轻，精神状态良好，故予上方加葛根 30g，续服 14 剂以巩固疗效。

按：此案患者内虚邪中是中风发病的基本原因，风邪乘虚入中经络，与痰湿黏结，痹阻经脉，故出现脸麻、肢麻，四肢繁重；风邪直达于里，阳气郁而不宣，则见背部恶寒。证属心脾两虚，气血不足，风痰阻络，治宜补益心脾，化痰熄风。方选侯氏黑散原方治疗。侯氏黑散被认为是仲景治疗脑卒中的"第一方"，且对中风中经络的疗效较佳。复诊中生白术加量至30g，既保留白术健脾燥湿之功，又可润肠通便，加火麻仁以助通便之力，再加葛根以解肌祛风、疏通经络，起到标本兼治的目的。

案例2

张某，男，46岁，工人，1996年7月6日初诊。

患者3天前夜卧当风，即感语言不利，口角歪斜，眼裂增宽不能闭合，流涎不能自收持，左侧肢体麻木。随去宣武医院诊治。CT示：未见异常。由于症状未有缓解，今来我门诊检查治疗。症见：面色淡黄，口唇无华，语言謇涩，鼻唇沟消失，左侧眼裂增宽不能闭合，口角向右侧歪斜，头昏沉重，左侧肢体麻木。胸闷纳呆，气短乏力。左上肢肌力Ⅳ+级，左下肢肌力Ⅳ级。膝腱反射（－），跟腱反射（－），巴宾斯基征左（＋），右（－），霍夫曼双（－）。舌胖淡红，苔白腻，脉弦滑。诊断为中风（中经络）。证属血虚脾虚，风痰阻络，立法养血祛风，补脾化痰。药用侯氏黑散：菊花30g，白术6g，细辛3g，茯苓12g，牡蛎15g，桔梗10g，防风12g，人参12g，矾石15g，黄芩10g，当归10g，干姜12g，川芎10g，桂枝12g。5剂水煎服。

药后，头昏沉重减轻，语言流利，流涎止。仍有肢体麻木，口角歪斜，眼裂增宽。上方去细辛，加黄芪20g，效不更法，续服15剂，诸症悉除（李华有．侯氏黑散临床运用举隅

［J］．北京中医，1997，10（2）：62.）。

第二节 风引汤

来源：《金匮要略·中风历节病脉证治第五》"风引汤，除热瘫痫"。

方歌：风引汤治热瘫痫，龙牡石脂石英添。桂姜反佐防过寒，滑膏寒水大黄甘。

组成：大黄四两（12g），干姜四两（12g），龙骨四两（12g），桂枝三两（9g），甘草二两（6g），牡蛎二两（6g），寒水石六两（18g），滑石六两（18g），赤石脂六两（18g），白石脂六两（18），紫石英六两（18g），石膏六两（18g）。

用法：上十二味，杵，粗筛，以韦囊盛之，取三指撮，井水三升，煮三沸。温服一升。

功效：清热凉肝熄风。

主治：猝然昏仆，肌肉筋脉震颤，四肢抽搐，或肢体麻木，或半身不遂，头晕，头痛，烦热口苦，舌质红，苔薄黄，脉弦数。

用药分析：方中大黄泻热熄风，石膏、寒水石清热凉肝熄风，龙骨、牡蛎潜阳熄风，滑石利湿浊，赤石脂、白石脂固涩收敛熄风，紫石英重镇熄风，潜阳安神，桂枝、干姜反佐，辛的温通，防止大寒药伤正；甘草益气缓急，调和诸药。

临证加减：高热抽搐者，加羚羊角、僵蚕、蝉蜕，或紫雪丹；神昏谵语者，加石菖蒲、郁金、远志，或安宫牛黄丸；肝阳上亢、肝风内动者，加磁石、龟板、鳖甲、生铁落；痰气郁结者，加胆星、鲜竹沥、清半夏；神志不宁者，加辰砂、琥珀粉；瘀阻脑脉脑络，可加三七粉、水蛭。

选注：

汪双池：风引者，中风而牵引，即瘛疭也。此风淫在经络者，风性无恒，故时发时止，而日数十发，则风淫挟火，火性急数，故此方用石药以镇之。

徐忠可：风邪内并，则火热内生，五脏亢甚进归入心，故以桂、甘、龙、牡通阳气、安心肾为君。然厥阴风木与少阳相火同居，火发必风生，风生必挟木势侮其脾土，故脾气不行聚液成痰，流注四末，因成瘫痪，故用大黄以荡涤风火湿热之邪为臣。随用干姜之止而不行者以补之，为反佐。又取滑石、石膏清金以伐其木，赤白石脂厚土以除其湿，寒水石以助肾水之阴，紫石英以补心神之虚，为使，故大人小儿风引惊痫皆主之。巢氏用治脚气，以石性下达，可胜湿热，不使攻心也。

徐灵胎：此乃脏腑之热，非草木之品所能散，故以金石重药清其里。

《巢氏病源》：脚气，脉微而弱，宜服风引汤。

《外台秘要》：永嘉二年，大人小儿频行风痫之病，得发例不能言；或发热半身掣缩，或五六日，或七八日死。张恩唯合此散，所疗皆愈。此本仲景《伤寒论》除热镇心紫石汤方。

《中风斠诠》：此方以石药六者为主，而合之龙牡，明明专治内热生风，风火上升之病。清热镇重，收摄浮阳，其意极显。若引《素问》气血并于上而为大厥之病理，而以此等药物降其气血，岂不针锋相对？《千金》引徐嗣伯自注，风眩之病起于心气不足，胸中蓄实，故有高风面热之所为也。痰热相感而动风，风火相乱则闷瞀，故谓之风眩。大人曰癫，小儿则为痫，其实则一。此方疗治，万无不愈。

体会：风引汤主"除热瘫痫"，以方测证属于太阳阳明合病证。本方具有镇降清热之功，适宜于中风半身不遂，病机以热盛者较为适用。风引汤虽是辨治肝热动风证的重要代表方剂，但从方中用药用量及调配分析得知，风引汤的应用并不局限于中风，还可用于辨治诸多杂病，如精神、神经、内分泌及代谢系疾病和感染性疾病等（王付．经方使用手册［M］．郑州：河南科学技术出版社，2018：205．）。

方中用石膏、寒水石、滑石、甘草，为有名的三石汤，用寒凉以清火，辛凉以散风热。《神农本草经》谓石膏治"中风寒热，心下逆气惊喘，口干舌焦，不能息"。配伍大黄，则泻火通腑，协同三石，可以直折风火之势。龙骨、牡蛎，重镇潜阳。《神农本草经》谓龙骨治"小儿热气惊痫"，牡蛎治"惊恚怒气"，赤、白石脂除烦，疗惊悸，壮筋骨。紫石英"补心气不足，定惊悸，安魂魄，填下焦"（《名医别录》）。诸石配合，共起"重以镇怯""涩以固脱"之功。能使风阳不再僭逆，而真气亦不至于随风邪以浮越。桂枝祛风，合于三石，能够祛风火。干姜温中，合于三石大黄，则是寓热于寒，使寒不伤胃（丁光迪．谈侯氏黑散和风引汤的实用价值［J］．江苏中医杂志，1983（1）：51．）。

风引汤古人主治大人风引（风痫掣引）瘫痪，小儿惊痫、瘛疭，日数十发者。焦树德教授曾用此方治疗血压高、体盛便秘、头昏欲作中风者，可以起到预防中风的作用。临床上此方对肝阳亢盛、肝火痰热、横窜经络、络脉不通所致的眩晕、头痛、中风、癫痫等病，均有着较好的疗效。

案例1

邓某，男，25岁，农民。1986年春患中风，经住院治疗后病情好转。但数月来遗留舌謇语涩、右半身偏瘫，时吐痰涎，心烦，口渴喜热饮，不欲食，大便如常，小便时见黄浊，手足阵作痉挛，浑身有麻木感，时时自汗，舌质红，有黄白相间之厚苔，左脉滑数有力，右脉较左脉略细。数月以来，针药并用，诸症未见明显好转，且表现心烦、口渴、自汗、小便黄、苔黄、脉滑数等热象。辨为"热瘫"，试以风引汤加僵蚕、全蝎、竹沥治之。处方：大黄、干姜、桂枝、甘草、全蝎各 6g，生龙骨、生牡蛎、赤石脂、白石脂、紫石英、僵蚕各 10g，生石膏、滑石、寒水石各 15g，竹沥 30g（兑服）。

服 10 剂后复诊，患者自觉舌謇语涩有所好转，心烦、口渴、自汗等症明显减轻，四肢痉挛及全身麻木感亦见缓解，舌红、苔薄，脉滑略数。药已见效，继进原方 20 剂。

共服上药 1 个月，患者自觉诸症渐渐平息，右侧手足已能逐步运动，说话语音也日趋正常，遂将原方服至 40 剂，其病基本告愈（方小强. 金匮方治疗中风后遗症［J］. 湖南中医学院学报，1989，9（2）：94.）。

案例 2

池某，女，43 岁，1982 年 2 月 15 日初诊。"甲亢"术后 8 个月，由于术中伤及甲状旁腺以致钙代谢紊乱，反复发生全身肌肉痉挛抽搐，且有周期性。依靠钙剂控制。刻下症见：形体消瘦、头晕目眩、时有烘热、脸烘口渴、舌颤、脉细数、苔中剥边薄（发作时全身肌肉痉挛抽搐）。拟《金匮要略》风引汤加减。

药用：寒水石 10g，生石膏 12g，滑石 9g，紫石英 12g，龙骨 10g，生牡蛎 15g，制大黄 4.5g，桂枝 2g，生白芍 15g，大生地 15g，茯神 12g，陈皮 6g，木瓜 9g，炙甘草 4g。服药半月后肌肉痉挛抽搐发作间隔时间延长，3 个月后痉挛抽搐得以控制。

按：肌肉痉挛抽搐属中医"风动"所致，其病因病证各不相同，临床上有不同的分类和证型。本例起因特殊，用风引汤治疗之所以能取效，是患者的症状、脉象、舌苔与风引汤合拍，表现为一派热象，热甚则生风。名曰风引，谓风邪因热而引起，证治不必用风药，清热即所以熄风。寒水石、石膏、滑石清三焦之燥热，以制大黄浑火，为釜底抽薪。生白芍、木瓜、甘草、生地甘酸缓急以舒筋，佐少量桂枝在大量的寒凉药中以温通经络且解肌，陈皮、茯神和胃安神，龙骨、牡蛎、紫石英重镇使诸脏百脉之气不受外风牵引而已。另本方用大量的矿石类药物，矿石类药中含有大量的钙、铁、镁等物质，有增钙镇风之妙（潘跃飞．潘澄濂教授运用经方验案举隅［J］．北京中医药大学学报，1999，22（3）：15．）。

第三节　《古今录验》续命汤(附:小续命汤)

来源：《金匮要略·中风历节病脉证治第五》中的附方"治中风痱，身体不能自收持，口不能言，冒昧不知痛处，或拘急不得转侧"。依涪古本。

方歌：姜归参桂草膏麻，三两均匀切莫差。四十杏仁芎一两，中风风痱效堪夸。

组成：麻黄三两（9g），石膏三两（9g），人参三两（9g），当归三两（9g），桂枝三两（9g），甘草三两（9g），川芎一两（3g），杏仁四十枚（9g），干姜三两（9g）。

用法：上九味，以水一斗，煮取四升，温服一升。当小汗，薄覆脊凭几坐，汗出则愈，不汗更服，无所禁，勿当风。并治但伏不得卧，咳逆上气，面目浮肿。

功效：祛风清热，益气活血。

主治：素休气血不足，复感风邪，导致脏腑功能失调，痰浊瘀阻之证。症见卒然口眼喎斜，身体不能自收持，或半身不遂，舌强不能语，冒昧不知痛处，或拘急不得转侧。

用药分析：方中人参、甘草补中益气，当归、川芎养血调营，麻黄、桂枝疏风散邪，石膏、杏仁清热宣肺，干姜和胃温中。若但伏不得卧，咳逆上气，面目浮肿，是肺卫气郁，逆而上攻，故宣畅气机之本方亦能治之。

临证加减：气虚甚者，加黄芪、白术；血虚者，可合四物汤；血瘀者，加丹参、桃仁、红花；神昏窍闭者，加石菖蒲、郁金、远志；热盛者，加水牛角、生地；下肢痿软者，加鹿角胶、龟甲胶。

选注：

姚云：与大续命同，兼治妇人产后出血者，及老人小儿。

丹波元简：《圣济总录》云：痱字，书病痱而废，肉非其肉者。以身体无痛，四肢不收，而无所用也。《楼氏纲目》云：痱，废也，痱即偏枯之邪深者，以其半身无气营运，故名偏枯。以其手足废而不收，或名痱。或偏废，或全废，皆曰痱也，知是痱即中风之谓。"脉解"篇：喑俳，即喑痱也。

魏念庭：为中风政治也。以桂枝治卫风，以麻黄治荣风，兼治寒邪者。以当归、芎劳补血，以人参、甘草补气，以干姜开郁化痰，杏仁降气豁痰，石膏清热生津。风寒外因，痰火气内因，一方俱兼理者也。

孙思邈：大续命汤（即本方）治肝厉风，卒热喑废。通治五脏偏枯贼风。又治大风经脏，奄忽不能言，四肢垂曳，皮肉痛痒不自知，宜产后及老小等方。

尤在泾：痱者，废也，精神不持，筋骨不用，非特邪气之扰，亦真气之衰也。

体会：唐宋以前多以"内虚邪中"立论，治疗中风主要用大、小、西州的命诸汤，绵延数百年。如许叔微云："凡中风，用续命、排风、风引、竹沥诸汤及神经丹、茵芋酒之类，更加以灸，无不愈者。"《千金要方·诸风》云："依古法用大小续命二汤，通治五脏偏枯贼风。"说明续命汤为五脏偏枯中风之通治方。可宋代之后多以"内风"立论，刘河间、李东垣、朱丹溪各持一家之说，视心火、气虚、痰热等为中风的主因。李时珍也说，小续命汤今人多用，不能随证加减，遂至危殆。其他医家相随者众，其原因在于江浙医生有畏用麻黄的习俗，因江浙医家近几百年来影响巨大，所以形成全国之势。而陈耀堂治中风偏瘫每用麻桂（《古今名医临证金鉴·中风卷》），程门雪在言及中风时，建议适当加入羌活、独活、防风之类祛风药，疗效较好。其实，麻黄具有兴奋大脑、开窍醒神的作用，如古方还魂丹中应用麻黄，当代冰毒的主要成分就是麻黄（文因英，赵宏杰. 续命汤类方治疗中风偏瘫衰落与复兴及其背后的藏象理论因素［J］. 中国实用医药，2018，3（32）：153－154.）。《古今录验》续命汤可看作麻黄汤加味而成，既可祛外风，又可治内风。笔者认为不应该视续命汤仅仅是一张祛外风的方子，它还是一个治疗本虚之体发生外感、中风的方子，此方标本兼治，不可拘泥于外风还是内风，只要是气虚中风，皆可使用。

案例 1

患者，男，18 岁，以四肢麻木、瘫痪 12 天，伴呼吸困难而住院。12 天前晨起时，突然颈椎发响，旋觉左上下肢麻木，活动受限。1 小时后全身麻木，并气紧、心悸、呼吸困难、尿闭，经逐级医院抢救无效。经西医诊断为"急性脊髓炎、上行性麻痹"，收内科治疗。当时最急迫的是呼吸、吞咽十分困难。给予抗感染、输液等治疗，不断注射洛贝林、樟脑水，并吸氧抢救，告病危通知。虽经抢救，仍阵发性呼吸困难，时而瞳孔反射消失，昏昏似睡，呼之不应，全身深浅反射均消失。上述症状每日数发，如是 6 日。救治罔效，西医多次告知家属"命在旦夕"，家属已准备后事。万般无奈，为尽亲意，勉邀中医会诊。症状同上述。舌质红、苔薄黄，脉洪弦而数。诊为风痱，予《古今录验》续命汤治之。

方药：麻黄 6g，生石膏 12g，当归 9g，潞党参 12g，桂枝 4.5g，甘草 3g，干姜 3g，川芎 3g，杏仁 6g。针刺：风府、大椎、肺俞、内关，留针 15 分钟。

服用上方 1 剂，危急顿除。左上肢已能活动，全身麻木减轻，吞咽、呼吸已不甚困难。续服 1 剂，更入坦途。诸症消失，呼吸、吞咽通畅，能食饼干。随症加减，续服 4 剂，诸症若失。经中医中药治疗 10 余天，痊愈出院。

按：本方以益气养血，祛风散寒，攻补兼施，寒热并用见功，适宜于气血俱虚，感受风寒所致之中风风痱证。后世医家对此方多有评述，认为此方适宜于中风病初期的风痱证，即中经络，而未入脏腑，所见为突然发病，四肢活动不利，或兼语言失灵，或拘急不能转侧。但绝无神昏不醒之症。从方后所言"当小汗，汗出而愈"来看，此方主症当有表证，如轻微的发热恶寒等。本例为急性脊髓炎，发病急，来势猛，若治疗不及时或误治，就有生命之虑。用此方配合针灸而收全功，真可谓续命之方（江长康．经方大师传教录［M］．北京：中国中医药出版社，2015：96 - 97.）。

案例 2

陈某，男，63 岁，因"右侧肢体乏力 1 个月"入院。患者入院时不能独立站立及行走，外院明确诊断脑梗死，入院体格检查：右上肢肌力Ⅳ级，右下肢肌力Ⅲ - 级，肌张力正常，左侧肢体肌力正常；舌淡红，苔白，脉沉。

处方大续命汤：麻黄 10g（先煎），苦杏仁 10g，石膏 30g，甘草 10g，桂枝 10g，川芎 10g，当归 15g，党参 15g，干姜 5g。3 剂，水煎服，日 1 剂。

复诊：患者服药后无明显心悸、眠差、小便不利等副作用，麻黄逐渐加量，每次增加 2～3g。此患者住院 12 天，麻黄用到 15g，前后共服药 10 余剂。患者出院时肌力明显好转，可自行站立及缓慢行走，无明显汗出、心悸等副作用；查体右上肢肌力 V 级，右下肢肌力 IV + 级（孙燕. 黄仕沛运用经方治疗中风病医案介绍［J］. 按摩与康复医学，2019，10（17）：43 – 44.）。

案例 3

患某，男性，70 岁，2017 年 3 月 29 日初诊。肢体障碍伴咳嗽咯痰 4 天。患者 4 天前因外感风寒后出现左侧肢体无力，肢体麻木，口角不歪，伸舌居中，伴咳嗽咯痰，胸闷气急，发热恶寒，头痛头晕，乏力纳差，二便失禁，舌淡苔白腻，脉浮紧。西医诊断：脑梗死。中医诊断：中风。予续命汤方：麻黄 18g，桂枝 15g，杏仁 15g，炙甘草 6g，当归 15g，川芎 12g，党参 30g，干姜 6g，石膏 30g。7 剂，水煎服，每日 2 剂。

复诊：服上方 7 剂，左侧肢体无力仍有，肢体麻木减轻，咳嗽咯痰明显好转，发热恶寒减轻，略感乏力，无头痛头晕，舌淡、苔白腻。继续给予续命汤加减治疗，服用 21 剂后随访，左侧肢体无力好转，肢体麻木减轻，咳嗽咯痰消失，乏力减轻，二便能控制。

按：患者年老体虚，外感风寒，邪气在表则津液凝聚在表，发热恶寒；水液失于输布，肺气失宣，则咳嗽咳痰；邪气入里，气血痹阻，肌肉筋脉失于濡养而左侧肢体无力，肢体麻木。根据扶正祛邪的治则，以"宣肺散寒，养血活血，健脾益气"为治法，予以续命汤加减治疗，方中以麻黄汤发散表邪，石膏退热，人参、干姜健脾益气，当归、川芎养血通络，此外麻黄还可破癥瘕积聚，故可活血行气，为治中风良药。后期治疗过程中，酌情加入地龙、土鳖虫、水蛭等虫类破血活血之品，随证加减，具有良效（陈坤飞，周天梅，樊雅丽，等.《古今录验》续命汤治疗缺血性中风经验探析［J］. 中国中医急症，2018，27（9）：1092.）。

附小续命汤

来源：《备急千金要方》

方歌：千金桂赋予川芎，麻黄参芍杏防风。黄芩防己兼甘草，六经中风此方通。

组成：麻黄 9g，防己 9g，人参 9g，黄芩 9g，桂枝 9g，甘草 9g，白芍 9g，川芎 9g，杏仁 9g，附子 6g，防风 9g，生姜 6g。

用法：日 1 剂，水煎取 400mL，分 2 次温服。

功效：祛风散寒，益气温阳通脉。

主治：素体阳气不足，复感外邪，导致脏腑功能失调，痰浊瘀阻之证。症见：卒然口眼㖞斜，筋脉拘急，半身不遂，舌强不能语，或神情闷乱，也用于风湿痹痛。

用药分析：本方以麻黄汤、桂枝汤加防风、防己祛风通络，以驱外来之风邪；附子、人参温阳益气，与祛风散寒药同用，有扶正祛邪之功；川芎上行头目，以祛巅顶之风，且能活血化瘀，取"血行风自灭"之意；黄芩苦寒，制诸药之温热，以为反佐。诸药合用，共奏祛风散寒、益气活血之功，主治外风入中经络之"真中风"。

按：本方以突然卒中、筋脉拘急、半身不遂、口眼㖞斜、语言謇涩为辨证要点，现在常用本方根据辨证加减治疗脑梗死、历节病等，用于治疗中风病适用于中医辨证属络脉空虚、风邪入中之患者。应当注意的是，大凡肝阳亢盛、肝风内动之"类中风"忌用本方。

第四节　黄芪桂枝五物汤合大黄䗪虫丸

来源：《金匮要略·血痹虚劳病脉证并治第六》

"血痹阴阳俱微，寸口关上微，尺中小紧，外证身体不仁，如风痹状，黄芪桂枝五物汤主之"。"五劳虚极羸瘦，腹满不能饮食。食伤，忧伤，饮伤，房室伤，饥伤，劳伤，经络荣卫气伤。内有干血，肌肤甲错，两目黯黑。缓中补虚，大黄䗪虫丸主之"。

方歌：黄芪桂枝五物汤，芍药大枣与生姜。气血虚弱肌不荣，血痹肢麻此方良。

大黄䗪虫黄芩草，桃杏地芍与蛴螬。干漆虻虫水蛭添，主治羸若干虚劳。

组成：黄芪桂枝五物汤：黄芪三两（9g），芍药三两（9g），桂枝三两（9g），生姜六两（18g），大枣十二枚。

大黄䗪虫丸：大黄（蒸）十分（7.5g），黄芩二两（6g），甘草三两（9g），桃仁一升（24g），杏仁一升（24g），芍药四两（12g），干地黄十两（30g），干漆一两（3g），虻虫一升（24g），水蛭百枚（24g），蛴螬一升（24g），䗪虫半升（12g）。

用法：黄芪桂枝五物汤五味，以水六升，煮取二升。温服七合，日三服。

大黄䗪虫丸药店有成药出售，水蜜丸一次3g，小蜜丸，一次3～6g，一次1～2丸，每天2～3次。

功效：益气和营，化痰通络，祛瘀生新。

主治：中风病证属气虚血瘀、脉络瘀滞者。症见：半身不遂，肢体麻木，形体消瘦，面色暗晦，肌肤干燥如鳞甲，四肢无力。舌质紫黯，或舌边有瘀斑、瘀点，脉细涩。

用药分析：黄芪桂枝五物汤方中黄芪、大枣补脏腑及营卫之气；桂枝、生姜既可温营卫，又可温脏腑，芍药滋阴养血。大黄䗪虫丸中大黄行血涤浊，䗪虫、水蛭、虻虫、蛴螬，蠕动吸血之物，协桃仁、干漆散瘀血、破干血，地黄养阴活血，杏仁降结气化痰，黄芩清热燥湿，甘草调和诸药，配芍药以缓急止痛。

临证加减：气虚者，加西洋参、山药；血虚者，加当归、阿胶；痰多者，可合小陷胸汤；便秘者，加火麻仁、决明子和白术 30 ~ 50g；食少者，加焦三仙、鸡矢藤；下肢痿软无力者，加鹿角胶、龟甲胶。

选注：

魏念庭：黄芪桂枝五物汤，在风痹可治，在血痹亦可治也。以黄芪为主固，固表补中，佐以大枣；以桂枝治卫升阳，佐以生姜；以芍药入荣理血，共成厥美。五物而荣卫兼理，且表荣卫里胃肠亦兼理矣。推之中风于皮肤肌肉者，亦兼理矣，固不必多求他法也。

徐灵胎：此即桂枝汤以黄芪易甘草，乃卫虚荣弱之方，固卫即以护荣。

尤在泾：阴阳俱微，该人迎、趺阳、太溪而言。寸口关上微，尺中小紧，即阳不足而阴为痹之象。不仁者，肢体顽痹，痛痒不觉，如风痹状，而实非风也，黄芪桂枝五物汤和营之滞，助卫之行，亦针引阳气之意。以脉阴阳俱微，故不可针而可药。经所谓阴阳形气俱不足者，勿刺以针而调以甘药也。

程云来：此条单指内有干血而言。夫人或因七情，或因饮食，或因房劳，皆令正气内伤，血脉凝聚，致有干血积于中，而虚羸见于外也。血积则不能以濡肌肤，故肌肤甲错，不能以营于目，则两目黯黑，与大黄䗪虫丸以下干血，干血去，则邪除正旺，是以谓之缓中补虚，非大黄䗪虫丸能缓中补虚也。

尤在泾：虚劳证有挟外邪者，如上所谓风气百疾是也。有挟瘀郁者，则此所谓五劳诸伤内有干血者是也。夫风气不去，则足以贼正气而生长不荣；干血不去，则足以留新血而渗灌不周，故去之不可不早也。此方润以濡其干，虫以动其瘀，通以去其闭，而仍以地黄、芍药、甘草和养其虚，攻血而不专注于血，一如薯蓣丸之去风而不着意于风也。喻氏曰：此世俗所称干血劳之良治也。血瘀于内，手足脉相失者宜之，兼入琼玉膏补润之剂尤妙。

体会：中风病证属气虚血瘀者较为多见，益气活血的代表方当推清代王清任的补阳还五汤，而补阳还五汤益气活血、祛瘀生新的力量不及黄芪桂枝五物汤合大黄䗪虫丸。黄芪桂枝五物汤可补益人体正气，通过增强正气的方式祛除邪气，从而恢复并防止复中。临床上有人用黄芪桂枝五物汤合大黄䗪虫丸治疗中风恢复期患者，以肢体麻木、脉象细涩为主证，疗效较为满意。同时现代药理证明，黄芪桂枝五物汤具有抗氧化作用，可降低血液中丙二醛的浓度，具有增强机体免疫的功能，能够改善血液微循环及血流流变性，减少血栓的发生（边秀娟，王兴华. 加味黄芪桂枝五物汤对糖尿病周围神经病变模型大鼠血清 MDA、GSH 水平的影响 [J]. 山东中医药大学学报，2010，34（1）：178 – 179.）。大黄䗪虫丸是活血逐瘀的峻剂，但"丸者缓也"，其具有"缓中补虚"之特性，临床发现用丸剂有破瘀而无破血出血之弊。大黄䗪虫丸有补虚扶正、活血化瘀、化痰散结的功效。现代研究表明大黄䗪虫丸可调节血脂，抑制血小板聚集，减少氧自由基的生成，抑制平滑肌细胞的凋亡，减轻脂质过氧化并具有抗氧化作用，从而阻止动脉粥样硬化的形成，防止心脑血管疾病的发生（江玉娟，司秋菊．大黄䗪虫丸的临床应用及研究进展［J］．时珍国医国药，2009，20（5）：1215－1216．）。本方祛邪而不伤正，联合黄芪桂枝五物汤不仅能用于中风恢复期和后遗症期的治疗，在急性期越早运用，其预后越向好的方面发展。

案例 1

刘某，女，60 岁，退休工人。既往有高血压、高血脂病史 10 余年，因眩晕伴左上肢麻木 2 天为主诉入院。患者面色萎黄，乏力气短，饮食睡眠可，大便秘，2 天 1 次，无恶心及耳鸣等症。舌质黯红，舌边有瘀斑，脉细涩。查体：血压 160/100mmHg，右手握力稍差、右上肢感觉稍减退，腹部大而柔软。头颅 CT 示：左侧基底节区腔隙性梗塞。予静脉点滴活血化瘀和营养神经药物，经治疗 1 周头晕减轻，但右上肢麻木不减。中医辨证为中风中经络，证属气虚血瘀，脉络瘀滞，治宜益气活血，祛瘀生新。

处方：黄芪 60g，肉桂 6g，桂枝 10g，赤芍 30g，川芎 12g，葛根 50g，生姜 10g，大枣 5 枚。水煎服，每日 1 剂。大黄䗪虫丸水丸 1 次 3g，1 日 3 次。

复诊：用药 1 周后眩晕、肢麻大减，右手握力气增加，大便溏，每天 1～2 次。

守上方赤芍减至 20g，葛根减至 30g，又加蜈蚣 2g，橘络 10g；大黄䗪虫丸仍 1 次 3g，1 日 3 次。续服 10 天后眩晕消失，大便正常，右手握力正常，右上肢略感麻木。舌质黯红，舌边有瘀点，脉细涩。嘱其续服大黄䗪虫丸 1 个月以资巩固。

按：该患者面色萎黄，乏力气短，腹大而软，为黄煌教授所言之黄芪体质。黄芪桂枝五物汤为《金匮要略》治疗血痹的专方，笔者多用此方联合大黄䗪虫治疗中风或眩晕，证属气虚血瘀者效果较佳。根据体质情况黄芪可以适当用至 60～120g。又加川芎、葛根活血升清，以改善脑部供血；蜈蚣、橘络熄风通络，以改善肢体麻木症状。葛根一药虽量大不能奏功，赤芍量大时易引起便溏，可适当增加生姜用量以制其凉性。若在方中适当加入当归、桃仁、红花等活血化瘀药物则疗效更好。黄芪桂枝五物汤联合大黄䗪虫丸用于临床较为安全，疗效丝毫不逊于补阳还五汤。

第五节　桃核承气汤合小承气汤

来源：《伤寒论·辨太阳病脉证并治中》和《伤寒论·辨阳明病脉证并治》。

"太阳病不解，热结膀，其人如狂，血自下，下者愈。其外不解者，尚未可攻，当先解其外；外解已，但少腹急结者，乃可攻之，宜桃核承气汤"。

"阳明病，脉迟，虽汗出不恶寒者，其身必重，短气，腹满而喘，有潮热者，此外欲解，可攻里也。手足濈然汗出者，此大便已硬也，大承气汤主之。若汗多，微发热恶寒者，外未解也。其热不潮，未可与承气汤，若腹大满不通者，可与小承气汤，微和胃气，勿令至大泄下"。

"阳明病，其人多汗，以津液外出，胃中燥，大便必硬，硬则谵语，小承气汤主之。若一服谵语止者，更莫复服"。

"阳明病，谵语，发潮热，脉滑而疾者，小承气汤主之。

因与承气汤一升，腹中转气者，更服一升；若不转气者，勿更与之。明日又不大便，脉反微涩者，里虚也，为难治，不可更与承气汤也"。

方歌：桃核承气用桂枝，甘草硝黄五般施。下焦蓄血病如狂，泻热散瘀急用之。

大承气汤主硝黄，配以枳朴泻力强。去硝名为小承气，腹满便秘力能当。

组成：桃核承气汤：桃仁（去皮尖）五十个（10g），大黄四两（12g），桂枝（去皮）二两（6g），炙甘草二两（6g），芒硝二两（6g）。

小承气汤：大黄四两（12g），厚朴（炙，去皮）二两（6g），枳实（大者，炙）三枚（5g）。

用法：上五味，以水一斗，煮取五升，去滓，内大黄，更煮取二升，去滓。内芒硝，更上微火一两沸。日三服，当微利。

功效：活血化瘀，通下瘀热。

主治：瘀热互结引起的少腹急结、疼痛，或烦躁如狂，或卒中昏仆，头痛头晕，不大便或大便干结，腹胀满，疼痛拒按，渴喜冷饮。舌质红，苔黄，脉弦数或弦滑。

用药分析：方中桃仁活血化瘀，桂枝温阳通经，大黄泻热逐瘀，芒硝软坚散结，甘草益气和中，调和药性。小承气汤中枳实行气消痞，破积除滞；厚朴行气导滞，厚朴、枳实助大黄泻热导滞，推陈致新，故桃核承气汤合小承气汤可用于中风痰热腑实夹瘀证。

临证加减：阳明腑实重者，可加大枳实、大黄用量；神昏窍闭者，配合安宫牛黄丸；头晕健忘者，加石菖蒲、郁金、远志；痰热内盛者，加瓜蒌、胆星、鲜竹沥；瘀阻脑脉脑络者，加三七粉、水蛭。

选注：

成无己：太阳经邪热不解，随经入府，为热结膀胱，其人如狂者，为未至于狂，但不宁尔。《经》曰：其人如狂者，以热在下焦。太阳多热，热在膀胱，必与血象搏，若血不为蓄，为热迫之，则血自下，血下，则热随血出而愈。若血不下者，则血为热搏，蓄积于下，而少腹急结，乃可攻之，与桃核承气汤，下热散血。《内经》曰：从外之内而盛于内者，先治其外后调其内，此之谓也。

大热结实者，与大承气汤；小热微结实者，与小承气汤。以热不甚大，故于大承气汤中去芒硝；又以结不至坚，故亦减厚朴、枳实也。

方仲行：热结膀胱，即下文太阳随经瘀热在里之互词。少腹急结者，有形之血蓄积也。然则桃仁承气者，太阳随经入府之轻剂也。

钱天来：《神农本经》桃仁主瘀血、血闭。洁古云：治血结血秘，通润大肠、破蓄血。大黄下瘀血积聚，荡涤肠胃，推陈致新；芒硝走向软坚，热淫于内治以咸寒之义也；桂之为用，通血脉消瘀血，尤其所长也；甘草所以保脾胃，和大黄、芒硝之寒峻耳。

柯韵伯：此方治女子月事不调，先期作痛与经不行者最佳。

《总病论》：桃仁承气汤治产后恶露不下，喘胀欲死，服之十差十。

《传信尤易方》：治淋血，桃仁承气汤空腹服效。

《伤寒准绳》：血结胸中，头痛身热，漱水不欲咽者，衄。无热胸满，漱水不欲者，喜忘昏迷，其人如狂，心下手不可近者，血在中也，桃仁承气汤主之。

《济阴纲目》：桃仁承气汤，下痢紫黑色者，热积瘀血也，腹痛后重异常，以此下之。又治夜疟有实热者。

《古方便览》：一妇阴门肿痛如剜，上冲头痛，日夜号哭者数日。腹硬满少腹急结，用桃仁承气汤三剂，其夜痛益甚，及晓忽然出脓血，疾顿愈。

《汉药神效方》：齿痛难堪者，宜用桃核承气汤。龋齿，断疽，骨槽，诸肿齿痛难堪者，用之屡效，多属血气冲逆故也。

徐灵胎：四肢为诸阳之本，濈然汗出，阳气已盛于土中矣，以此验大便之硬又一法。腹满不通，对外未解，亦可用小承气，此方乃和胃之品，非打下之峻剂故也。

柯韵柏：夫诸病皆因于气，秽物之不去，由于气之不顺，故攻积之剂必用行气之药以主之。亢则害，承乃制，此承气之所由。又病去而元气不伤，此承气之义也。夫方分大小，有二义焉，厚朴倍大黄是气药为君，名大承气；大黄倍厚朴是气药为臣，名小承气。味多性猛，制大其服，欲令泄下也，因名曰大；味少性缓，制小其服，欲微和胃气，名曰小。二方煎法不同，更有妙义，大承气用水一斗，先煮枳朴，煮取五升，入大黄煮取二升，内硝者，以药之为性，生者锐而先行，熟者气钝而和缓，仲景欲使芒硝先化燥屎，大黄继通地道，而后枳朴除其痞满，缓于制剂者，正以急于攻下也；若小承气则三物同煎，不分次节，而服只四合，此求地道之通，故不用芒硝之峻，且远于大黄之锐矣，故称为微和之剂。

体会：承气类方主要包括大承气汤、小承气汤、调胃承气汤和桃核承气汤。"承气者，承胃气也"，承气类方具有调理腑气顺降的作用，主要用于阳明腑实证。承气类方中皆有大黄，而大黄一味本身具有凉血、逐瘀通经的功效，而中风患者属胃肠热结、瘀血内阻者居多。故承气类方对于中风患者，不管处于急性期还是恢复期，只要出现腑气不通者，皆可随证选方化裁。古人早已认识到承气类方可以治疗中风，华佗《中藏经》中记载"人病中风偏枯，其脉数，而面干黑熏，手足不遂，语台謇涩，治之奈何……在中则泻之……泻谓通其塞也"，明确指出了中风可用通泻的方法救治。临床报道约有半数的中风急性期患者伴有腑气不通的症状，急性期由于气机逆乱、腑气不通常常会导致邪毒攻脑而神志昏迷。"小大不利治其标"，运用承气类方通达腑气，调畅气机，是中风急性期病机转归的关键所在。中老年人多阴血不足，易患便秘，可采用增液承气汤治疗以改善便秘的症状，从而降低发生心脑血管意外的危险。可见承气类方可广泛应用于中风的预防、治疗和康复中（陆跃，姚晓泉，常佳慧，等．张仲景脑中风治略思想探究［J］．中华中医药杂志，2017，32（3）：1197－1199.）。

案例1

张某，女，58岁，2006年11月15日就诊。患者素有高血压病史10余年，6天前患者猝然昏仆，家人急送入院，经脑CT检查诊断为脑出血。经用西药对症治疗，仍昏迷不醒，伴发热持续不退，体温最高达38.5℃。刻诊：患者神志昏迷，面红颧赤，牙关紧闭，呼吸气粗，痰声如锯，询其家人大便6日未行，小便失禁，腹部硬满，舌质黯红，苔黄厚腻，脉滑数。中医诊断为中风中脏腑。证属痰热内盛，腑实夹瘀。法当泻热攻瘀，除痰开窍。

处方：桃核承气汤合小承气汤加味：大黄15g（后下），桃仁20g，桂枝10g，芒硝10g（另兑），厚朴10g，枳实15g，胆南星15g，全瓜蒌30g，鲜竹沥30g（另兑）。水煎取汁

400mL，每 6 小时 100mL 鼻饲。

复诊：服 1 剂后排出大便量多，坚硬恶臭，体温降至 37.5℃，上方去芒硝，加天麻 15g，三七粉（另冲）6g。

再诊：续服 2 剂后体温降至正常，神志逐渐清醒，大便每日 2 次，舌质黯红，苔薄黄腻，脉弦数。续守上方大黄、枳实、厚朴均减至各 6g，另加水蛭 6g 治疗 1 周，病情好转，而后予桃核承气汤加减调治 2 周出院。

按：中风急性期，多以痰热瘀结为主。对于中风伴阳明腑实、内热炽盛、神昏谵语者，宜用桃核承气汤合小承气汤，泻热攻瘀，急下存阴。因合方之中内含大承气汤，病急危重之时，用量可参照大承气汤的用量；待病情稳定后，再酌情减少用药、用量，以防止过寒伤胃，或使正气受损。运用承气类方通达腑气，调畅气机，是中风急性期病机转归的关键所在。往往腑气一通，则血压、颅压稳定，神志转清，病趋好转。汤宗明报道：用大承气汤加减治疗脑卒中后大便秘结 4 日未解者 72 例，其中脑出血 11 例，脑栓塞形成 61 例，能缓解症状、缓和病情，对大便不通、腹部胀满、恶心呕吐等症状全部有效。神志昏迷者 18 例，有效 10 例（汤宗明．通腑法在急性脑血管病中的应用——附 72 例临床报道［J］．中西医结合杂志，1983，3（1）：19）。说明承气类方对中风急性期昏迷患者有较好的疗效，而桃核承气汤合小承气汤是承气类方的代表方，临证时只要辨证准确，即可大胆运用。

第六节　大柴胡汤合桂枝茯苓丸

来源：《伤寒论·少阳病脉证并治》和《金匮要略·妇人妊娠病脉证并治第二十》。

"太阳病，过经十余日，反二三下之，后四五日，柴胡证仍在者，先与小柴胡。呕不止，心下急，郁郁微烦者，为未解也，与大柴胡汤，下之则愈"。

"妇人宿有癥病，经断未及三月，而得漏下不止，胎动在脐上者，为癥痼害。妊娠六月动者，前三月经水利时，胎也。下血者，后断三月衃也。所以血不止者，其癥不去故也，当下其癥，桂枝茯苓丸主之"。

方歌：大柴胡汤主大黄，枳芩夏芍枣生姜。少阳阳明同合病，和解攻里是良方。

桂枝茯苓丹赤桃，腹部痞块疗效好。经水不利有癥瘕，活血通经服此消。

组成：大柴胡汤：柴胡半斤（24g），黄芩三两（9g），芍药三两（9g），半夏（洗）半升（12g），生姜（切）五两（15g），枳实（炙）四枚（9g），大枣十二枚（擘），大黄二两（6g）。

桂枝茯苓丸：桂枝、茯苓、牡丹皮（去心）、芍药、桃仁（去皮尖，熬）各等分（12g）。

用法：上十二味，以水一斗二升，煮取六升，去滓，再煎，温服一升，日三服。

功效：清热化痰，理气活血。

主治：桂枝茯苓丸化瘀消癥，又兼具调神功效；大柴胡汤主治少阳郁热兼阳明腑实证。二者合方治疗中风，证属痰热内盛、瘀阻脑络者，症见：卒然起病，半身不遂，口舌㖞斜，言语不利，烦躁不安，口苦口渴，大便秘结。舌质黯红，舌边有瘀点瘀斑，苔薄黄腻，脉沉弦或沉滞。

用药分析：方中赤芍、桃仁、牡丹皮活血化瘀，消癥散结；配合桂枝加强通经活血，用茯苓建中扶正，渗利湿浊。所以经络通，气血畅行，有利于祛瘀生新；柴胡配黄芩和解清热，大黄配枳实泻阳明热结，芍药柔肝缓急止痛，半夏、生姜和胃降逆止呕，大枣、生姜调和脾胃。两方共奏理气活血、化痰泻浊、清热熄风之功。

临证加减：气虚明显者，加黄芪、人参；阴虚阳亢者，桂枝减半，加生地、玄参、醋龟甲；痰湿偏盛者，加瓜蒌、胆南星、天麻；语言謇涩者，加石菖蒲、远志、郁金；热盛便秘者，加重大黄用量，并加厚朴；瘀血重者，加三七粉、水蛭。

选注：

徐忠可：药用桂枝茯苓丸者，桂枝、芍药一阳一阴，茯苓、丹皮一气一血，调其寒温，扶其正气；桃仁以之破恶血，消癥癖，而不嫌伤胎血者，所谓有病则病当之也。每服甚少而频更巧，要知癥不碍胎其结原微，故以渐磨之。

《楼氏纲目》：凡胎动多在当脐，今动在脐上，故知是癥也。

赵以德：桂枝、桃仁、丹皮、芍药能去恶血，茯苓亦利腰脐间血，即是破血。

程云来：牡丹、桃仁以攻癥痼，桂枝以和卫，芍药以和荣，茯苓以和中，五物相需，为治妊娠有癥痼之小剂。

吴遵程：此汤（大柴胡汤）治少阳经邪渐入阳明之腑，或误下引邪内犯而过经不解之证。故于小柴胡汤中去人参、甘草助阳恋胃之味，而加芍药、枳实、大黄之沉降，以涤除热滞也，与桂枝大黄汤同意。彼以桂枝、甘草兼大黄两解太阳误下之邪，此以柴胡、黄芩、半夏兼大黄两解少阳误下之邪，两不移易之定法也。

柯韵柏：大小柴胡俱是两解表里之剂，大柴胡主降气，小柴胡主调气。调气无定法，故以小柴胡汤除柴胡、甘草外，皆可进退；降气有定局，故大柴胡无加减法也。

《肘后方》：治伤寒时气温病，三日以上至七八日，若有实热，得汗不解，腹满痛，烦躁欲谵语者，可服大柴胡汤。

《万病回春》：春应温而反清凉者，夏烦躁郁也，大柴胡汤主之。

《医宗必读》：大柴胡汤治身热，不恶寒反恶热，大便秘。

《类聚方广义》：大柴胡汤治麻疹，胸胁苦满，心下硬塞，呕吐，腹满痛，脉沉者。又治狂证，胸胁苦满，心下硬塞，膻中动甚者，加铁粉奇效。

体会：王永炎及张伯礼教授提出，中风的急性期一般以风、火、痰、瘀为主要病理因素，而痰液是津液代谢异常所形成的病理产物，瘀是血液运行不畅而溢出脉外，或瘀阻脑脉、脑络而形成的病理产物。众多实验研究证实桂枝茯苓丸具有降低血黏度及抗脑缺血、调节机体免疫等功能，这为此方治疗脑梗死提供了充足的理论支持（谢家骏. 桂枝茯苓丸对血液流变学的影响［J］. 中成药，1986，8（5）：24.）。有研究表明，柴胡具有镇静、抗惊厥、抗癫痫、解热、抗炎、调节免疫的作用，柴胡皂苷甚至被认为将来可拓展为治疗失眠、神经分裂症、癫痫等神经系统疾病的新型药物；丹参、赤芍、牡丹皮、桃仁可以改善软脑膜微循环，并清除氧自由基；半夏化痰泻浊，枳实理气行滞；大黄、黄芩可以攻下瘀热，推陈致新。数药并用可改善病灶局部的微循环，促进颅内血肿或坏死组织的吸收。大柴胡汤合桂枝茯苓丸二者结合可使经络通、气血畅、痰热祛、肝风息，故用于痰热内盛、瘀阻脑络型中风效果较好。

案例1

王某，男，58岁，农民，2005年9月15日就诊。患者体形肥胖，素有高血压病史 20 余年，1 周前患者卒然出现头痛，右侧肢体瘫痪，家人急送入院，经脑 CT 检查诊断为脑出血合并脑梗死。经用西药对症治疗，仍头痛、血压高，且右侧肢体瘫痪逐渐加重。刻下患者右侧肢体瘫痪，言语不清，头痛头胀，恶心，烦躁不寐，纳差，发病后一直无大便，唇红且干，舌质红，舌苔黄腻，脉弦滑数。查体：血压 180/105mmHg，右上肢肌力Ⅲ级，右下肢肌力Ⅳ-级。中医诊为中风中经络（痰瘀阻络，阳明腑实），治宜泻热通腑，活血化瘀，凉肝熄风。

处方：柴胡 20g，黄芩 15g，清半夏 20g，大黄（后下）12g，炒枳实 15g，桂枝 15g，茯苓 20g，丹皮 12g，赤芍 15g，白芍 15g，桃仁 15g。2 剂，水煎服。

二诊：药后患者每天大便 3 次，头痛烦躁减轻，恶心消失，血压 160/100mmHg 左右，食欲渐增，但右侧肢体无变化。

处方：柴胡 20g，黄芩 15g，清半夏 20g，大黄 10g，炒枳实 15g，桂枝 15g，茯苓 20g，丹皮 12g，赤芍 15g，白芍 15g，桃仁 15g，三七粉（冲服）6g，大枣 5 枚。3 剂，水煎服。

药后患者大便日 2 次，头痛止，烦躁大减，右侧肢体肌力稍有改善，纳食可，睡眠好转，予以前方再进 5 剂。

三诊：右上肢肌力Ⅲ+级，右下肢肌力Ⅳ级，已能起床轻微活动。大便每日 2 次，时有烦躁失眠，舌质红，舌苔薄黄腻，脉弦滑。

处方：柴胡 20g，黄芩 15g，清半夏 20g，大黄 6g，炒枳实 12g，桂枝 15g，茯苓 20g，丹皮 12g，赤芍 15g，白芍 15g，桃仁 15g，三七粉（冲服）6g，水蛭（冲服）3g，龙齿 30g，牡蛎 30g，大枣 5 枚。7 剂，水煎服。

四诊：右上肢肌力Ⅳ级，右下肢肌力Ⅳ+级，已能下地活动。大便每日 2 次，时有头晕，失眠可，舌质红，舌苔薄黄，脉弦。

处方：柴胡 15g，黄芩 15g，清半夏 15g，大黄 6g，炒枳实 12g，桂枝 15g，茯苓 20g，丹皮 12g，赤芍 10g，白芍 10g，桃仁 15g，三七粉（冲服）6g，水蛭粉（冲服）3g，龙齿 30g，牡蛎 30g，西洋参 10g，大枣 5 枚。10 剂，每日 1 剂水煎服。

药后患者肢体肌力较前又有所恢复，血压稳定在 140/90mmHg 左右，CT 复查病灶有明显吸收。嘱其暂停中药汤剂，加强肢体功能锻炼，密切注意病情变化。

案例 2

任某，女，59 岁，2016 年 11 月 19 日初诊。患者体格健壮，体形肥胖，素有高血压、高血脂病史 10 余年，5 天前患者卒然出现眩晕，左上肢麻木无力，于是急诊入院，经脑 CT 检查诊断为右侧基底节腔隙性脑梗死。经用扩血管、营养神经等西药治疗效差，刻诊：头晕头胀，左上肢麻木无力，左手笨拙，脾气急躁，失眠多梦，腹胀嗳气，小便色黄，大便 5 天未解。舌质黯红，舌下静脉紫黯，苔黄腻，脉弦滑。查体：血压 165/105mmHg，左上肢肌力 Ⅴ－，感觉减退，左下肢正常，腹部膨胀，上腹部轻压痛，下肢皮肤粗糙色暗。中医诊为中风中经络（痰瘀阻络，阳明腑实）。

处方：柴胡 20g，黄芩 15g，清半夏 15g，炒枳实 15g，大黄 12g，桂枝 12g，赤芍 30g，茯苓 20g，丹皮 12g，桃仁 15g。4 剂，水煎服。

药后大便爽快，眩晕逐渐减轻，血压 160/100mmHg。

处方：柴胡 20g，黄芩 15g，清半夏 15g，炒枳实 15g，大黄 9g，桂枝 12g，赤芍 30g，茯苓 20g，丹皮 12g，桃仁 15g，

天麻 12g，蝉蜕 12g。4 剂，水煎服。

二诊：药后大便每日 2 次，睡眠好转，眩晕明显减轻，左手活动较前灵活，血压 150/100mmHg。

处方：柴胡 15g，黄芩 10g，清半夏 15g，炒枳实 10g，大黄 6g，桂枝 12g，赤芍 20g，茯苓 20g，丹皮 12g，桃仁 15g，天麻 12g，蝉蜕 12g，水蛭粉（冲服）3g。7 剂，水煎服。

三诊：服药后眩晕已止，睡眠正常，大便每日 2 次，舌质黯红，苔薄黄，脉弦。查体：135/86mmHg，左上肢肌力已恢复至 V 级，感觉减退好转，予桂枝茯苓丸合化痰通络汤化裁，续服 2 周，除左手稍笨拙外，其余症状均消失。

按：中风的急性期一般以风、火、痰、瘀为主要病理因素，根据患者体格健壮、肌肉丰满、大便秘结、脾气急躁、血压偏高等表现辨为大黄体质；又据其有舌质黯红、舌下静脉紫黯、下肢皮肤粗糙色暗的表现诊为瘀血证。故选用了大柴胡汤合桂枝茯苓丸以泻热通腑，化瘀通络。调治过程中根据病情的变化酌情减少了大黄、黄芩、赤芍等药物的用量，以免苦寒太过伤阴；并增加了天麻、蝉蜕以平肝熄风，水蛭活血散瘀。诸药相伍，故能获得佳效。

第七节　仲景治中风类方

一、承气类方

承气类方主要包括大承气汤、小承气汤、调胃承气汤、麻子仁丸和桃核承气汤。"承气者，承胃气也"，承气类方具有调理腑气顺降的作用，主要用于阳明腑实证。承气类方中皆有大黄，大黄具有泻热、化瘀、通经的功效，而中风患者多血分有热，肠有燥屎，瘀血痹阻。故承气类方对于中风患者，不管处于急性期还是恢复期，只要出现腑气不通者，皆可随证加减化裁。古人早已认识到承气类方可以治疗中风，对于中风大便不通者，张锡纯强调"是治此证者，当以通其大便为要务，追服药至大便自然通顺时，则病愈过半矣"，"小大不利治其标"，运用承气类方通达腑气，调畅气机，是中风急性期病机转归的关键所在。中风恢复期和后遗症期，正虚邪恋，气血耗伤，可致大便秘结，患者用力排便，可使腹压增高，血压突然上升，容易诱发再次中风。笔者运用桃核承气汤和小承气汤合方治疗中风急性期，证属痰热腑实，瘀血痹阻者，疗效较好。

二、柴胡类方

柴胡类方主要包括大柴胡汤、小柴胡汤、四逆散、柴胡加龙骨牡蛎汤等方剂。情志不疏，肝气郁结，气滞血瘀，致瘀结脑络，或暴怒伤肝，肝阳上逆，直冲犯脑，均可导致气血逆乱而发生中风，正如《内经》所言："大怒则形气绝，而血菀于上，使人薄厥。"临床调查数据显示，由于情绪激动所诱发的出血性中风患者占42.8%，由此可见，情志过极是中风发病的一大诱因。柴胡类方具有调畅情志、疏达肝气的特点，理所当然地成为治疗中风的重要方剂。在中风急性期，六经病的临床表现均有所见，而以少阳阳明合病者最多，治疗时每用大柴胡汤合桂枝茯苓丸加减治疗。中风急性期的病机主要是气血逆乱，治疗上重在调理气血，使气机升降复常，中焦通畅，方选四逆散加味。中风后遗症期出现的抑郁症，可用加味四逆散、柴胡加龙骨牡蛎汤等柴胡类方进行调治。此外，临床发现用小柴胡汤加减治疗中风后眩晕，多能获得满意的疗效。

三、抵当类方

抵当类方主要包括抵当汤、抵当丸、下瘀血汤、桃核承气汤、大黄䗪虫丸和桂枝茯苓丸等方剂。《内经》曰"血实者决之"。抵挡类方具有攻下逐瘀的功效，可用于中风夹瘀者。无论是缺血性中风，还是出血性中风，病位都在脑之脉络；无论是血瘀阻塞经络，还是络破血溢成瘀，病机都是瘀血内阻。因此，瘀血阻络是中风标实的突出特征。根据中风瘀血阻络的病机，以及后世"见血休止血，首当祛瘀""治风先治血，血行风自灭"等原理，在治疗中风时要使用活血化瘀药，以祛除脑窍、经隧中的瘀血。此类方在中风病的治疗中占有一席之地，临证时应根据患者瘀血的程度和正气的虚实，使用相应的经方化裁治疗。桃核承气汤虽属于承气类方中的一个重要方剂，但同时也是抵当类方的重要方剂之一。临床发现桃核承气汤可以显著改善脑出血患者血液的浓稠、黏滞、易凝状态；可以通达腑气，使上逆之气血下行，从而减轻脑压，对于出血性中风具有较好的疗效。大黄䗪虫丸有补虚扶正、活血化瘀、化痰通络的功效，本方祛邪而不伤正，不仅能治疗"干血劳"证，还可以与黄芪桂枝五物汤配合，适用于中风急性期、恢复期和后遗症期，且越早运用此方，其预后越好。

四、四逆类方

四逆类方主要是指经方中的温补类方剂，所涉及的经方主要有当归四逆汤、黄芪桂枝五物汤、真武汤、四逆汤和理中汤等。中风主要是由于"正虚邪中"，中风后期邪气更加损伤人体正气，根据患者的脉证，血虚的用当归四逆汤，肾阳虚的用真武汤，脾阳虚的用理中汤，气虚血瘀的用黄芪桂枝五物汤等，如此可补益人体正气，通过增强正气的方式祛除邪气，从而恢复并防止复中。临床上常用当归四逆汤合黄芪桂枝五物汤加减治疗阳虚型的中风恢复期患者，以痉挛性偏瘫为主症，疗效满意。提示阳虚型痉挛性偏瘫的患者可以运用温补法来治疗，方选黄芪桂枝五物汤或当归四逆汤。另外，现代药理研究认为真武汤有强心和扩张外周血管、改善全身血液循环的作用，因此用此方配合防己黄芪汤用于中风后水肿的治疗，效果较好。

五、金匮三方

金匮三方是指《金匮要略·中风历节病脉证并治第五》篇中的风引汤、侯氏黑散和《古今录验》续命汤，此三方的方药组成都有祛风药和补益药，处方原则体现了《金匮要略》对于中风"正虚邪中"的病因学说。唐宋之后以"内风"立论，多数医家不重视金匮三方，直至喻嘉言发明"填窍"之说，才使此三方又渐渐浮出水面。当代医家赵锡武老前辈潜心研究，在学术上对此三方皆有所建树，如他认为以半身不遂为主，兼血压高者，宜予潜阳通络，选用风引汤加磁石、龟板、鳖甲、生铁效果较好。

侯氏黑散"治大风，四肢繁重，心中恶寒不足者"，六经辨证属于厥阴病证。从其组方特点可以看出本方具有"培土宁心"之效，适用于"土壤风动"之中风，发病前或者发病时可伴有感冒症状，如恶风寒、喜覆被，即张仲景所言"心中恶寒不足"是也。

风引汤"除热瘫痫"，以方测证属于太阳阳明合病。本方具有镇降清热之功，可用于预防中风的发生和复发，对于中风病热盛动风者较为适宜。

《古今录验》续命汤"治中风痱,身体不能自收持,口不能言,冒昧不知痛处,或拘急不得转侧"。本方为麻黄汤、理中汤、白虎汤之合方,属于太阳与太阴阳明合病。唐宋以前,以"续命"为名的方剂不下 20 余首,但诸方组方构成均大同小异,不外扶正祛风,是当时治疗中风的主要方剂。目前,此方主要适用于卒然偏瘫、失语和手足口病的体虚患者,无论其有无外感均可应用。

总之,张仲景对中风的病因病机和证候分类做了精辟的描述,对当今临床防治中风仍然具有重要的指导意义。如今运用经方治疗中风的临床和实验报道呈逐年增加的趋势,但以小样本和个案报道者居多,缺乏大样本的临床观察,对于经方治疗中风的机制尚未能很好地阐明。建立大样本的临床研究方案,以探究经方治疗中风的方证辨治规律;运用中医病证结合的实验动物模型,以探究经方治疗中风的深层次的作用机制,具有十分重要的科学意义(陆跃,姚晓泉,常佳慧,等. 张仲景脑中风治略思想探究 [J]. 中华中医药杂志,2017,32(3):1197 – 1199.)。

附一

中风的诊断依据、证候分类和疗效评定标准
（2019 年国家中医药管理局制定）

中风是由于气血逆乱，导致脑脉痹阻或血溢于脑。以昏仆、半身不遂、肢麻、舌謇等为主要临床表现，属于脑血管病范围。

1 诊断依据

1.1 以半身不遂，口舌歪斜，舌强言謇，偏身麻木，甚则神志恍惚、迷蒙、神昏、昏愦为主症。

1.2 发病急骤，有渐进发展过程，病前多有头晕头痛，肢体麻木等先兆。

1.3 常有年老体衰，劳倦内伤，嗜好烟酒，膏粱厚味等因素，每因恼怒、劳累、酗酒、感寒等诱发。

1.4 做血压、神经系统、脑脊液及血常规、眼底等检查。有条件做 CT、磁共振检查，可有异常表现。

1.5 应注意与痫病、厥证、痉病等鉴别。

2 证候分类

2.1 中经络

2.1.1 肝阳暴亢：半身不遂，舌强语塞，口舌歪斜，眩晕头痛，面红目赤，心烦易怒，口苦咽干，便秘尿黄。舌红或绛，苔黄或燥，脉弦有力。

2.1.2 风痰阻络：半身不遂，口舌歪斜，舌强言謇，肢体麻木或手足拘急，头晕目眩，舌苔白腻或黄腻，脉弦滑。

2.1.3 痰热腑实：半身不遂，舌强不语，口舌歪斜，口黏痰

多，腹胀便秘，午后面红烦热。舌红，苔黄腻或灰黑，脉弦滑大。

2.1.4 气虚血瘀：半身不遂，肢体软弱，偏身麻木，舌强语謇，手足肿胀，面色淡白，气短乏力，心悸自汗。舌质黯淡，苔薄白或白腻，脉细缓或细涩。

2.1.5 阴虚风动：半身不遂，肢体麻木，舌强语謇，心烦失眠，眩晕耳鸣，手足拘挛或蠕动。舌红或暗淡，苔少或光剥，脉细弦或数。

2.2 中脏腑

2.2.1 风火蔽窍：突然昏倒，不省人事，两目斜视或直视。面红目赤，肢体强直，口燥，项强，两手握紧拘急，甚则抽搐，角弓反张。舌红或绛，苔黄而燥或焦黑，脉弦数。

2.2.2 痰火闭窍：突然昏倒，昏聩不语，躁扰不宁，肢体强直。痰多息促，两目直视，鼻鼾身热，大便秘结，舌红，苔黄厚腻，脉滑数有力。

2.2.3 痰湿蒙窍：突然深昏迷睡，半身不遂，肢体瘫痪不收。面色晦垢，痰涎涌盛，四肢逆冷。舌质黯淡，苔白腻，脉沉滑或缓。

2.2.4 元气衰败：神昏，面色苍白，瞳神散大，手撒肢逆，二便失禁，气息短促，多汗肤凉。舌淡紫或萎缩，苔白腻，脉散或微。

3 疗效评定

3.1 治愈

症状及体征消失，基本能独立生活。

3.2 好转

症状及体征好转，能扶杖行动，或基本生活能自理。

3.3 未愈

症状及体征无变化。

附二

手足口病的诊断与经方治疗

一、概述

1. 以柯萨奇病毒 A16 型和肠道病毒 71（EV71）型感染为主，重症手足口病（HFMD）多由肠道病毒 71 型引起。

2. 主要症见发热和手足口（臀）部皮疹。

3. 多见于学龄前儿童。

4. 属于急性传染性疾病。

二、临床表现

根据其发生发展过程，将手足口病分为 5 期：出疹期、神经系统受累期、心肺功能衰竭前期、心肺功能衰竭期和恢复期。

1. 出疹期

发热，手、足、口、臀等部位出疹，可伴有咳嗽、流涕、食欲不振等症状。部分病例仅表现为皮疹或疱疹性咽峡炎，个别病例可无皮疹，典型皮疹表现为斑丘疹、丘疹、疱疹。皮疹周围有炎性红晕，疱疹内液体较少，不疼不痒，皮疹恢复时不结痂、不留疤。不典型皮疹通常小、厚、硬、少，有时可见瘀点、瘀斑。某些型别肠道病毒如CV－A6和CV－A10所致皮损严重，皮疹可表现为大疱样改变，伴疼痛及痒感，且不限于手、足、口部位。

此期属于手足口病普通型，绝大多数在此期痊愈。

2. 神经系统受累期

少数病例可出现中枢神经系统损害，多发生在病程 1~5 天内，表现为精神差、嗜睡、吸吮无力、易惊、头痛、呕吐、烦躁、肢体抖动、肌无力、颈项强直等。

此期属于手足口病重症重型，大多数可痊愈。

3. 心肺功能衰竭前期

多发生在病程 5 天内，表现为心率和呼吸增快、出冷汗、四肢末梢发凉、皮肤发花、血压升高。

此期属于手足口病重症危重型。及时识别并正确治疗，是降低病死率的关键。治疗的关键为致命性神经源性肺水肿。

神经源性肺水肿的临床表现有如下几点：

（1）烦躁、心率增快，早期血压增高，晚期均降低。

（2）呼吸窘迫，三凹征及紫绀，咳粉红色或白黏痰。

（3）双肺听诊呼吸音降低、湿性啰音。

（4）血气分析不同程度低氧血症，部分 $PaCO_2$ 升高。

（5）早期双肺间质性改变——纹理增粗模糊，晚期云雾状阴影。

注：颅脑损伤——以急性呼吸窘迫及进行性低氧血症为特征，颅高压综合征——可以出现在数小时或数天后。

4. 心肺功能衰竭期

心肺功能衰竭期可在第 3 期的基础上迅速进入该期。临床表现为心动过速（个别患儿心动过缓）、呼吸急促、口唇紫绀、咳粉红色泡沫痰或血性液体、血压降低或休克。亦有病例以严重脑功能衰竭为主要表现，临床可见抽搐，严重意识障碍等。

此期属于手足口病重症危重型，病死率较高。这期病人病死率在无中医介入之前病死率接近100%。通过抢救即使意识恢复，头脑清醒，因中枢性呼吸衰竭，自主呼吸不能恢复，需长期机械通气，最后还是死亡。其原因为延髓孤束核呼吸中枢受到不可逆损害，中医介入后病死率明显下降，存活率可达50%。出现此期表现者，救治成功率较低。

5. 恢复期

体温逐渐恢复正常，对血管活性药物的依赖逐渐减少，神经系统受累症状和心肺功能逐渐恢复，少数可遗留神经系统后遗症。部分手足口病例（多见于CV－A6、CV－A10感染者）在病后2~4周有脱甲的症状，新甲于1~2个月长出。

三、中医经方治疗

1. 第1期——大柴胡汤方证

太阳病过经十余日，反二三下之，后四五日，柴胡证仍在者，先与小柴胡汤。呕不止，心下急，郁郁微烦者，为未解也，大柴胡汤下之则愈。

伤寒发热，汗出不解，心中痞硬，呕吐而下利者，大柴胡汤主之。

伤寒十余日，热结在里，复往来寒热者，与大柴胡汤。

第1期出现的主要症状：①发热——往往高热、汗出热不退。②出疹——早期咽颊疱疹——肺胃郁热——热结在里。③易呕吐、食欲不振、哭闹不安——呕不止、心下急、郁郁微烦。

病案举例

某男，1岁2个月，2017年6月15日初诊，发热3天，哭闹不安，不思食，轻咳，咽红，咽腔有多个红色疱疹，舌红苔黄厚，手掌部有零星红色皮疹。

诊断：手足口病1期。中医辨证属三阳合病，治予大柴胡汤加味。

处方：柴胡12g，黄芩10g，法半夏6g，炒枳实6g，白芍10g，生姜3g，大黄3g，石膏30g，蝉蜕6g，僵蚕10g，片姜黄10g。

用法：一剂混匀分3份，日2份，冲服。

1日后热退，3日后疹消。

此期患儿若中医正确治疗，基本可达100%治愈。

2. 第2期——《古今录验》续命汤（即大续命汤）方证

第2期出现的主要症状：①精神状态：精神差、意识模糊、甚至昏迷。②肢体状态：肢体无力、肌力低、肌张力低——脑脊髓炎症状；肢体无力、肌张力高——脑干脑炎、脑炎症状。

此期病人出现了EV71对中枢神经系统的侵袭，并发脑炎、脑膜炎、脑干脑炎、脑脊髓炎、脊髓灰质炎综合征，此期病人为重症监护室病人，中医参与救治，予《古今录验》续命汤。

《古今录验》续命汤：治中风痱，身体不能自收持，口不能言，冒昧不知痛处或拘急不得转侧。

组成：麻黄、桂枝、当归、人参、石膏、干姜、甘草各三两，川芎一两，杏仁十枚。

病机：正气虚弱，外感风邪。

《金匮要略心典》："痱者，废也，精神不持，筋骨不用，非特邪气之扰，亦真气之衰也。"此由大青龙汤去生姜大枣，合理中汤去术加川芎、当归。风病至不收不仁，是邪乘太过而急，正气不足以摄之，而见缓象，故以大青龙汤治其外，复以理中汤固其中，川芎、当归是行动之剂，欲补犹行，不收加参、姜，不仁加芎、归。

病案举例

患儿李某，男，2岁4个月，以"发热3天，皮疹2天，嗜睡1天"为主诉于2013年5月13日10时20分收入重症监护室。入院前 3 天（2013 - 5 - 10）患儿出现发热，热峰38.7℃，2天前手足出现皮疹，1天前患儿出现嗜睡，伴肢体不自主抖动，外院诊断为"手足口病"。1天前患儿出现嗜睡，伴肢体不自主抖动，双下肢不能支持体重，急来我院就诊。入院诊断：重型手足口病合并病毒性脑炎，于是收入重症监护室。

治疗措施主要有以下几点：

（1）严密监测 T、P、R、BP、肛温、血糖、尿量、血电解质等。

（2）限制液体入量，60mL/kg。

（3）应用甘露醇降颅压，3～5mL/kg，Q6h。

（4）应用激素、IVIG 。

（5）完善各项辅助检查：胸片、脑脊液、EV71病毒检测、头颅MRI。

中医治疗：给予《古今录验》续命汤。

处方：人参10g，麻黄6g，桂枝6g，当归10g，石膏30g，干姜3g，甘草3g，川芎6g ，杏仁10g 。

用法：日1剂混匀分3份冲服，2日后体温正常。

转归：5天后出院，3个月随诊患儿语言运动、智力等均正常。

3. 第3期——《古今录验》续命汤合小续命汤方证

此期病人是心肺功能衰竭前期，EV71侵入中枢神经系统后除了出现脑膜炎、脑炎、脑脊髓炎外，进一步发展引起交感神经过度兴奋，出现心率、呼吸增快，血压升高，如果再进一步发展可引起神经源性肺水肿、肺出血。此期治疗关键为防止神经源性肺水肿进一步加重，防止肺出血，此期比较短暂，往往救治不及时即转入 4 期——心肺功能衰竭期。

中医辨证：高热不退（中枢性高热）——邪恋三阳；

心率增快（心功能衰竭前期）——邪在少阴；

呼吸增快（肺功能衰竭前期）——邪在太阴；

皮肤发花、四肢发凉（休克期）——邪在少阴、厥阴。

证属邪气进入三阴，病在六经，治予《古今录验》续命汤合小续命汤。

处方：麻黄、桂枝、当归、人参、石膏、干姜、甘草、川芎、苦杏仁、黄芩、白芍、防风、淡附片、防己、大枣。

方义分析

麻黄汤（麻黄、桂枝、杏仁、甘草）— 解表散寒祛风，祛风给邪以出路。

桂枝汤（桂枝、白芍、甘草、大枣、干姜）——祛风调和营卫。

麻杏石甘汤（麻黄、杏靫、石膏、甘草）——邪热壅肺专方——保肺。

四逆汤（附子、干姜、甘草）——回阳救逆——救元阳。

当归四逆汤（当归、肉桂、白芍、大枣）——厥阴病方。

炙甘草汤（人参、桂枝、干姜、甘草）——心动悸、脉结代。

病案举例 1

王某，女，1 岁 8 个月，以"发热 2 天，惊颤呕吐伴精神差 1 天"为主诉，于 2014 年 5 月 11 日 1 时 20 分收入重症监护室。

现病史：入院前 2 天患儿无明显诱因出现发热，体温最高 38.9℃，热型不规则，无咳喘、吐泻、抽搐，在当地诊所予肌肉注射药物治疗 3 次（具体用药均不详），效果欠佳，又在当地医院静点药物治疗 1 天（具体用药均不详），后患儿出现惊颤，同时伴呕吐 10 余次，胃内容物，呈喷射性，精神差。为求进一步治疗，来我院就诊。在门诊发现患儿双手、足、臀部可见皮疹，门诊遂以"手足口病"收住院。

入院查体：T 38.0℃，P 185 次/分，R 56 次/分，BP 143/92mmHg，SpO_2 72% ，GLU 17.8mmol/L。嗜睡，精神反应差，全身皮肤发花、双手、足、臀部可见皮疹，浅表淋巴结未触及肿大。双侧瞳孔等大等圆，对光反射存在，口周发绀，咽充血，口腔黏膜未见疱疹。颈稍抵抗，气管居中。呼吸急促，节律欠整齐，可见叹气样呼吸，三凹征阳性，双肺呼吸音粗，可闻及大量细湿性啰音，心音有力，律齐，各瓣膜听诊区未闻及明显杂音，腹软，肝脾肋下未触及，肠鸣音正常，四肢末梢凉，四肢肌张力高，双侧巴氏征、布鲁津斯基征、克氏征均阴性。

入院诊断：①危重型手足口病合并自主神经功能紊乱；②病毒性脑干脑炎；③神经源性肺水肿。

抢救措施主要有如下几点：

（1）机械通气、有创动脉血压监测、限液 50mL/kg。

（2）镇静：咪唑安定、芬太尼。

（3）气道管理：密闭式吸痰。

（4）降体温：物理、药物。

（5）血管活性药物：米力农。

（6）血糖管理：胰岛素，防止低血糖。

（7）应用甘露醇降颅压，3～5mL/kg，Q 6h。

（8）应用 IVIG 1g/kg/d，共两天；小剂量激素 1mg/kg，Q 12h。

中医会诊给予《古今录验》续命汤合小续命汤。

处方：麻黄 6g，桂枝 6g，当归 10g，人参 10g，石膏 30g，干姜 3g，甘草 3g，川芎 6g，苦杏仁 10g，黄芩 10g，白芍 10g，防风 6g，肉桂 3g，附片 6g，防己 10g。

用法：1 剂混匀分 2 日鼻饲，每日 3 次。

转归：3 天后神志清楚，5 天后撤除呼吸机，患儿有左下肢肌张力减低，肌力Ⅲ级，7 天后给予床旁针灸、按摩等康复治疗，14 天后转入我中医科继续治疗，1 月后临床治愈出院。3 个月后、6 个月后随访患儿肢体运动、语言表达、智力等均正常。

病案举例 2

某患儿，男，1 岁 9 个月，患儿以"发热 17 天，惊颤、机械通气 2 周，心肺复苏术后 2 天"为主诉入住我院重症监护室。

症见：发热，气管插管，嗜睡，痰多，面色浮肿，舌质淡，苔白厚，脉沉细弦。无咳嗽及吞咽反射，鼻饲管注食，双肺可闻及大量痰鸣音及湿啰音，双下肢肌张力低，肌力 2 级。

入院诊断：①手足口病（重症，恢复期）；②病毒性脑炎（脑干脑炎）；③肺炎。

中医诊断：风痱证。

病机：外感风邪，正气虚弱（六经受病）。

给予《古今录验》续命汤合小续命汤。

处方：麻黄 6g，桂枝 6g，当归 10g，人参 10g，石膏 30g，干姜 6g，甘草 6g，川芎 6g，杏仁 10g，淡附片 6g，炒白芍

10g，黄芩 10g，防风 10g，防己 10g。

用法：以上 4 剂中药颗粒剂，1 剂混匀分 3 份，每日 2 份分两次鼻饲。

1 周后热退，撤机，转入我科继续治疗，结合中医针灸，推拿，理疗，1 个月后临床治愈出院，3 个月后随访智力、运动均正常。

4. 第 4 期——小续命汤 + 四逆汤 + 真武汤 + 理中汤方证

为心肺功能衰竭期，神经源性肺水肿及肺出血、脑干脑炎，此期病死率高，即使抢救成功，头脑清醒，意识恢复，亦因长期不能撤机，最后还是死亡。在中医介入治疗后，此期病人存活率大为升高，概率达 50%。

辨证：邪入三阴，元气衰竭。

治疗：小续命汤 + 四逆汤 + 真武汤 + 理中汤。

处方：人参、麻黄、川芎、黄芩、白芍、甘草、防风、肉桂、附片、防己、苦杏仁、茯苓、炒白术、干姜、大枣。

方义分析：用四逆汤 + 真武汤 + 理中汤，旨在鼓动肾阳的蒸腾汽化功能，防止阳气衰竭而亡。

病案举例

张某，女，1 岁 3 月，以"发热，呕吐，惊颤 2 天，腹泻 1 天，抽搐 6 小时"为主诉，于 2013 年 6 月 11 日 1 时 10 分收入重症监护室。

现病史：入院前 2 天（2013 - 6 - 9）患儿出现发热，热峰 38.5℃，伴流涕，非喷射性呕吐，5~6 次/日，呕吐物为胃内容物，伴惊颤。外院就诊，诊断为"上呼吸道感染"，于该院门诊输液。入院前 6 小时患儿出现抽搐，表现为双眼上翻，牙关紧闭，伴意识丧失，呼之不应，无肢体强直，无口吐泡沫，间断发作具体次数不详。后因患儿意识不清，急来我院就诊，急诊以"抽搐待查、肺出血、手足口病"，由医护共同护送入监护室。

入院查体：T 38.7℃，P 204 次/分，R 58 次/分，BP 75/45mmHg，SpO_2 74%，GLU 11.3mmol/L，浅昏迷状，双侧瞳孔等大等圆，直径 2mm，对光反射迟钝，左足拇趾有 3 个针尖大小红色皮疹，肛周有散在针尖样大小皮疹。面色发绀，呼吸急促，58 次/分，呼吸节律不规则，有频繁双吸气，口腔可见粉红色泡沫样痰，鼻翼扇动，三凹征阳性，颈强，气管居中，口唇发绀，双肺呼吸音粗，满布中细湿啰音，心音低钝，心率 204 次/分，各瓣膜听诊区未闻及杂音，腹稍胀，肝肋下 2cm，四肢肌张力低。双侧巴氏征阳性，克氏征、布鲁津斯基征阴性。全身皮肤发花，四肢末梢凉，毛细血管充盈时间 4 秒。

入院诊断：①危重型手足口病合并病毒性脑干脑炎；②神经源性肺水肿、肺出血；③心肺功能衰竭。

抢救措施：经鼻气管插管，机械通气，扩容，改善循环，心肺复苏，应用肾上腺素、多巴胺等复苏药品，持续心电监护等综合抢救措施。

2 日后患儿浅昏迷状，体温 38.5℃，面色发绀，呼吸促，40 次/分，呼吸节律齐，三凹征阳性，颈强，双肺呼吸音粗，满布中细湿啰音，心音有力，心率 140 次/分，全身皮肤发花，四肢末梢凉，无自主呼吸，无咳嗽反射，请中医会诊。

辨证：邪气进入三阴，元气衰竭，给予小续命汤＋四逆汤＋真武汤＋理中汤。

处方：人参 10g，麻黄 6g，川芎 6g，黄芩 10g，白芍 10g，甘草 3g，防风 6g，肉桂 3g，附片 6g，防己 10g，苦杏仁 10g，干姜 3g，炒白术 10g，茯苓 10g，大枣 10g。

用法：上药 1 剂混匀，分 1 日半鼻饲。

3日后热退，1周后苏醒，意识清楚，有短暂自主呼吸，持续服药两周后撤机，转入中医科治疗，加用针灸、推拿、理疗等1个月后患儿出院，3个月后随访，有轻度肢体障碍后遗症。

四、小结

现代医学认为，手足口病危重者多合并病毒性脑炎，而脑炎的病理改变为脑微血管的变化，痉挛充血导致脑组织水肿，脑细胞缺氧、变性、坏死。

解决脑组织水肿的关键——改善脑微毛细血管循环——血液流畅——营养物质到达组织间液——供给脑细胞所需营养物质——症状改善。

从现代理论讲，大小续命汤解决了微循环问题，对脑炎特别是手足口病合并脑炎有确切疗效，有时可起到意想不到的效果。笔者认为：普通脑炎，单纯发热为主要表现者，病初多为太阳证、少阳证或太阳少阳合病。病初即见高热昏迷抽搐者以阳明证多见，中后期多见《古今录验》续命汤、小续命汤或四逆汤证。

重症手足口病合并脑炎，病情复杂，进展迅速，初期即表现为六经并病、《古今录验》续命汤方证，中期多表现为《古今录验》续命汤合小续命汤方证，后期多表现为小续命汤方证或小续命汤合四逆汤方证。

主要参考书目

1. 柳文，王玉光. 中医临床思维. 北京：人民卫生出版社，2015.

2. 李国鼎. 中医误诊误治原因及对策. 北京：人民卫生出版社，2003.

3. 赵志强. 中医临床过程中的思维与方法. 北京：人民卫生出版社，2018.

4. 高颖，方祝元，吴伟. 中医内科学. 北京：人民卫生出版社，2015.

5. 沈舒文. 内科难治病辨治思路. 北京：人民卫生出版社，2002.

6. 朱进忠. 中医临床经验与方法. 太原：山西科学技术出版社，2018.

7. 尹国有. 中风眩晕的辨证与辨病治疗. 北京：人民卫生出版社，2013.

8. 史大卓，李立志. 专科专病名医临证经验丛书·心脑血管病. 北京：人民卫生出版社，2002.

9. 盛培秀. 中风医案专辑. 北京：人民卫生出版社，2017.

10. 陈湘君. 中医内科常见病辨证思路与方法. 北京：人民卫生出版社，2003.

11. 叶任高，陆再英. 内科学. 第 6 版. 北京：人民卫生出版社，2004.

12. 尹国有. 脑卒中中医治疗与饮食调养. 北京：金盾出版社，2017.

13. 单兆伟，刘沈林，黄峻. 内科多发病中西医综合治疗. 北京：人民卫生出版社，2003.

14. 王永炎，鲁兆林. 中医内科学. 北京：人民卫生出版社，2005.

15. 田德禄. 中医内科学. 北京：人民卫生出版社，2004.

16. 王琦. 62 种疑难病的中医治疗. 北京：人民卫生出版社，2006.

17. 吴大真，乔模. 现代名中医内科绝技. 北京：科学技术文献出版社，2001.

18. 尹国有. 中医名家心脑病辨治实录. 北京：学苑出版社，2016.

19. 沈敏南，赵亦工，潘锋. 17 常见疑难病治验思路解析. 北京：人民卫生出版社，2006.

20. 张笑平. 中医失误百例分析. 合肥：安徽科学技术出版社，1991.

21. 王永炎. 中医内科学. 上海：上海科学技术出版社，2002.

22. 彭建中. 中医古今医案精粹选. 北京：学苑出版社，1998.

23. 韩振廷. 中风病辨证论治. 北京：中医古籍出版社，2017.

24. 刘振华，陈晓红. 误诊学. 济南：山东科学技术出版社，1998.

25. 尹国有. 中风辨证与成方治疗. 北京：科学技术献出版社，2006.

26. 徐复霖，田维君，吴仕九. 古今救误. 长沙：湖南科学技术出版社，1995.

27. 王新志，李燕梅，刘向哲. 中风脑病诊疗全书. 北京：中国中医药出版社，2017.

28. 李灿东. 中医误诊学. 福州：福建科学技术出版社，2003.

29. 蔡永敏，郭雷，李燕梅. 中西医误诊误治分析与对策. 北京：人民卫生出版社，2001.

30. 宁建武，李永强，秦毅. 李兴培临床经验集. 北京：人民卫生出版社，2016.

31. 吴大真，刘学春，顾漫. 现代名中医高血压中风治疗绝技. 北京：科学技术文献出版社，2003.

32. 董明强. 中医辨证新方法论. 北京：学苑出版社，2004.

33. 尹国有. 中风诊治十六法. 北京：金盾出版社，2001.

34. 胡代禄. 中医治法临证心悟. 北京：人民军医出版社，2015.

35. 陈灏珠. 实用内科学. 第 12 版. 北京：学苑出版社，2005.

36. 靳建华. 医误博典. 北京：华夏出版社，1993.

37. 冉品珍. 冉品珍内科临证辨治录. 北京：人民军医出版社，2015.

38. 凌锡森，王行宽，陈大舜. 中西医结合内科学. 北京：中国中医药出版社，2001.

39. 尹国有. 35 种内科病中医辨治方法与误治分析. 北京：人民卫生出版社，2008.

40. 张纾难，尹英杰. 中医内科临床禁忌手册. 北京：中国协和医科大学出版社，2002.

41. 王付. 经方使用手册. 郑州：河南科学技术出版社，2018.

42. 赵锡武. 赵锡武医疗经验. 北京：人民卫生出版社，1980.

43. 国家中医药管理局医政司. 中医病证诊断疗效标准. 北京：中国中医药出版社，2019.

44. 何运强. 经方实践得失录. 北京：中国中医药出版社，2017.